心血管疾病与危重症处理

XINXUEGUAN JIBING YU

WEIZHONGZHENG CHULI

主编 鹿海旭 高秀珍 周 亚 张为民

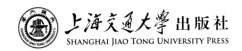

上海交通大学出版社
SHANGHAI JIAO TONG UNIVERSITY PRESS

内容提要

本书共分8章，第一章介绍心血管系统的结构，包括心血管系统的组成、血管吻合及侧支循环、血管的配布规律及其变异和异常。第二至第八章介绍了心血管系统疾病，包括冠状动脉粥样硬化性心脏病、高血压、心脏瓣膜病、心肌疾病、心肌炎与心内膜炎、心包疾病和重症心血管疾病。本书对各级医院临床医师的工作有很好的指导作用和参考价值。

图书在版编目（CIP）数据

　　心血管疾病与危重症处理／鹿海旭等主编. --上海 ：
上海交通大学出版社，2022.9
　　ISBN 978-7-313-26425-1

　　Ⅰ．①心… Ⅱ．①鹿… Ⅲ．①心脏血管疾病－急性病
－诊疗②心脏血管疾病－险症－诊疗 Ⅳ．①R540.579

　　中国版本图书馆CIP数据核字（2022）第117064号

心血管疾病与危重症处理
XINXUEGUAN JIBING YU WEIZHONGZHENG CHULI

主　　编：鹿海旭　高秀珍　周　亚　张为民
出版发行：上海交通大学出版社　　　　　　　地　　址：上海市番禺路951号
邮政编码：200030　　　　　　　　　　　　　电　　话：021-64071208
印　　制：广东虎彩云印刷有限公司
开　　本：710mm×1000mm 1/16　　　　　　经　　销：全国新华书店
字　　数：235千字　　　　　　　　　　　　印　　张：13.5
版　　次：2022年9月第1版　　　　　　　　　插　　页：2
书　　号：ISBN 978-7-313-26425-1　　　　　印　　次：2022年9月第1次印刷
定　　价：198.00元

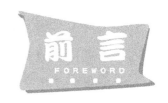

前言
FOREWORD

　　心血管系统由心脏、血管和存在于心腔和血管内的血液组成,在整个生命活动过程中,心脏不停地跳动,推动血液在心血管系统内循环流动,构成了血液循环,为机体细胞输送新陈代谢所需的营养物质和氧气,把代谢产物和二氧化碳输送到排泄器官。心血管疾病就是由于心脏及血管病变而引起的一系列疾病,包括冠状动脉粥样硬化性心脏病、高血压、心肌病等。随着居民不健康生活方式的日益突出,心血管疾病的危险因素对居民健康的影响越加显著,其发病率持续增高,给居民和社会带来的经济负担,已成为重大公共卫生问题。因此,提高临床医师对心血管疾病的防治和诊疗迫在眉睫。

　　随着医学不断发展和新理论、新技术不断出现,心血管疾病的病因及发病机制被不断研究出来。这就要求临床医师要及时掌握新理论和新技术,提高患者的治愈率。为加强临床医师对心血管疾病的诊疗技术,我们特组织临床经验丰富的专家编写了《心血管疾病与危重症处理》一书,为心血管疾病的诊疗提供临床规范。

　　本书共分8章,第一章介绍心血管系统的结构,包括心血管系统的组成、血管吻合及侧支循环、血管的配布规律及其变异和异常。第二至第八章介绍了心血管系统疾病,包括冠状动脉粥样硬化性心脏病、高血压、心脏瓣膜病、心肌疾病、心肌炎与心内膜炎、心包疾病和重症心血管疾病。本书从心血管系统的常见病和多发病入手,对病因、发病机制、临床表现、诊断和治疗等方面进行了详细介绍。本书融合了最新的理论和治疗技术,力求突出"新""精"两个方面,旨在为临床工作者提供最新的参考学习资料。同时内容丰富,条理清晰,章节安排合理有序,对各级医院医师的临床工作有很好的指导作用和参考价值。

　　编者在编写过程中虽竭尽所能,但由于心血管系统疾病新的理论和技术不断出现,不能一一介绍,加之编写经验不足,难免有不完美之处,望读者见谅。

《心血管疾病与危重症处理》编委会

2022 年 6 月

目 录

CONTENTS

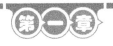

心血管系统的结构

第一节 心血管系统的组成

一、心血管系统的组成

心血管系统由心、动脉、静脉和连于动、静脉之间的毛细血管组成。

(一)心

心主要由心肌组成,是连接动、静脉的枢纽及心血管系统的"动力泵"。心腔被房间隔和室间隔分为互不相通的左、右两半,每半又经房室口分为心房和心室,故心有 4 个腔室:左心房、左心室、右心房、右心室。同侧的心房和心室之间借房室口相通。心房接受静脉,以引流血液回心;心室发出动脉,以输送血液出心。左、右房室口和动脉口处均有瓣膜,它们颇似泵的阀门,可顺血流而开放,逆血流而关闭,以保证血液定向流动。

(二)动脉

动脉是运送血液离心的血管。动脉由心室发出,在行程中不断分支,越分越细,最后移行为毛细血管。动脉内血液压力高,流速较快,因而动脉管壁较厚,富有弹性和收缩性等特点。在活体的某些部位还可扪到动脉随心跳而搏动。

(三)静脉

静脉是引导血液回心的血管。小静脉由毛细血管静脉端汇合而成,在向心回流过程中不断接受属支,越合越粗,最后注入心房。与相应动脉比,静脉管壁薄,管腔大,弹性小,容血量较大。

(四)毛细血管

毛细血管是连接动、静脉的管道,彼此吻合成网。除软骨、角膜、晶状体、毛发、牙釉质和被覆上皮外,遍布全身各处。血液由其动脉端经毛细血管网流至静脉端。毛细血管数量多,管壁薄,通透性大,管内血流缓慢,是血液与组织液进行物质交换的场所。

二、血管壁的一般构造

血管的各级管道,其基本组织成分为内皮、肌组织、结缔组织,并具有共同的排列模式,即组织呈层状同心圆排列。

(一)动、静脉管壁的组织学结构

由于各段血管的功能不同,其管壁的微细结构也有所差异。除毛细血管外,动脉、静脉管壁有着共同的结构特点,从管腔面向外依次分为内膜、中膜和外膜(图 1-1)。

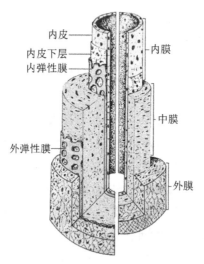

图 1-1　动、静脉管壁结构模式图

1.内膜

内膜为血管壁的最内层,是 3 层中最薄的一层,由内皮、内皮下层和内弹性膜组成。

(1)内皮:是衬贴于血管腔面的一层单层扁平上皮。内皮细胞很薄,含核的部分略厚,细胞基底面附着在基膜上。内皮细胞长轴与血流方向一致,表面光滑,利于血液的流动。电镜观察内皮细胞具有下列结构特征。

胞质突起:为内皮细胞游离面胞质向管腔伸出的突起,大小不等,形态多样,呈微绒毛状、片状、瓣状、细指状或圆柱状等,它们扩大了细胞的表面积,有助于内皮细胞的吸收作用及物质的转运作用。此外,突起还能对血液的流体力学产生影响。

质膜小泡：又称吞饮小泡，是由细胞游离面或基底面的细胞膜内凹，然后与细胞膜脱离形成。质膜小泡可以互相连通，形成穿过内皮的暂时性孔道，称为穿内皮性管。质膜小泡以胞吐的方式，完成血管内、外物质运输的作用；质膜小泡还可作为膜储备，备用于血管的扩张或延长、窗孔、穿内皮性管、内皮细胞微绒毛的形成等。

Weibel-Palad 小体（W-P 小体）：又称细管小体，是内皮细胞特有的细胞器，呈杆状，外包单位膜，长约为 3 μm，直径为 0.1～0.3 μm，内有许多直径约为 15 nm 的平行细管。其功能可能是参与凝血因子Ⅷ相关抗原的合成和储存。

其他：相邻内皮细胞间有紧密连接和缝隙连接，胞质内有发达的高尔基复合体、粗面内质网、滑面内质网等细胞器。还可见微丝，其收缩可改变间隙的宽度和细胞连接紧密程度，影响和调节血管的通透性。

内皮细胞有复杂的酶系统，能合成与分泌多种生物活性物质，如血管紧张素Ⅰ转换酶、血管内皮生长因子（vascular endothelial growth factor，VEGF）、前列环素（prostacyclin，PGI$_2$）、内皮素（endothelin，ET）等。在维持正常的心血管功能方面起重要作用。

（2）内皮下层：是位于内皮和内弹性膜之间的薄层结缔组织，含有少量的胶原纤维和弹性纤维，有时有少许纵行平滑肌。

（3）内弹性膜：由弹性蛋白组成，膜上有许多小孔。在血管横切面上，由于血管壁收缩，内弹性膜常呈波浪状。通常以内弹性膜作为动脉内膜与中膜的分界。

2. 中膜

中膜位于内膜和外膜之间，其厚度及组成成分因血管种类不同而有很大差别。大动脉中膜以弹性膜为主，其间有少许平滑肌；中、小动脉及静脉的中膜主要由平滑肌组成，肌间有弹性纤维和胶原纤维。

血管平滑肌细而有分支，肌纤维间有中间连接和缝隙连接。平滑肌细胞可与内皮细胞形成肌-内皮连接，平滑肌通过该连接，与血液或内皮细胞进行化学信息交流。血管平滑肌可产生胶原纤维、弹性纤维和无定形基质。胶原纤维起维持张力的作用，具有支持功能；弹性纤维具有使扩张的血管回缩的作用；基质中含蛋白多糖，其成分和含水量因血管种类不同而略有不同。

3. 外膜

外膜由疏松结缔组织组成，结缔组织细胞以成纤维细胞为主，当血管损伤时，成纤维细胞具有修复外膜的能力。纤维主要为螺旋状或纵向走行的胶原纤维和弹性纤维,并有小血管和神经分布。有的动脉在中膜和外膜交界处还有外弹性膜,也由弹性蛋白组成,但较内弹性膜薄。

(二)血管壁的营养血管和神经

管径 1 mm 以上的动脉和静脉管壁中都有小血管分布,称为营养血管。其进入外膜后分支形成毛细血管,分布到外膜和中膜。内膜一般无血管,营养由管腔内的血液直接渗透供给。

血管壁上有神经分布,主要分布于中膜与外膜的交界部位。一般而言,动脉神经分布密度较静脉高,以中、小动脉最为丰富。它们能够调节血管的收缩和舒张。毛细血管是否存在神经分布尚有争议。

三、血液循环

在神经体液调节下,血液在心血管系统中循环不息(图 1-2)。

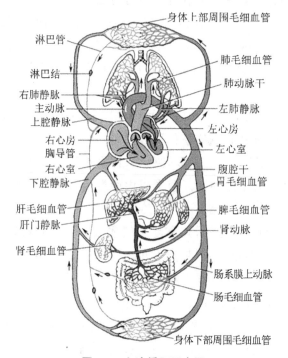

图 1-2 血液循环示意图

体循环,又称大循环。血液由左心室搏出,经主动脉及其分支到达全身毛细血管,血液通过毛细血管壁与周围的组织、细胞进行物质和气体交换,再通过各级静脉回流,最后经上、下腔静脉及心冠状窦回至右心房。体循环的路径:左心室→主动脉→各级动脉→毛细血管→各级静脉→上、下腔静脉→右心房。

肺循环,又称小循环。血液由右心室搏出,经肺动脉干及其各级分支到达肺泡毛细血管进行气体交换,再经肺静脉回至左心房。肺循环路径:右心室→肺动脉→各级肺动脉→肺内毛细血管→各级肺静脉→肺静脉→左心房。

体循环和肺循环同时进行,体循环的路程长,流经范围广,以动脉血滋养全身各部器官,并将全身各部的代谢产物和二氧化碳运回心。肺循环路程较短,只通过肺,主要使静脉血转变成含氧的动脉血。

2个循环途径通过左、右房室口互相衔接。因此,2个循环虽路径不同,功能各异,但都是人体整个血液循环的组成部分。血液循环路径中任何一部分发生病变,如心瓣膜病、房室间隔缺损、肺疾病等都会影响血液循环的正常进行。

第二节 血管吻合及侧支循环

一、血管吻合

人体的血管除经动脉→毛细血管→静脉相通连外,在动脉与动脉、静脉与静脉,甚至动脉与静脉之间,也可凭借血管支(吻合管或交通支)彼此连接,形成血管吻合(图1-3A)。

(一)动脉-动脉吻合

在许多部位或器官的两动脉干之间借交通支相连所形成的吻合(如脑底动脉之间)。此类吻合多在经常活动或易受压部位,其邻近的多条动脉分支互相吻合成动脉网(如关节网),在经常改变形态的器官,两动脉末端或其分支可直接吻合形成动脉弓(如掌浅弓、掌深弓等)。这些吻合都有缩短循环时间和调节血流量的作用。

(二)静脉-静脉吻合

静脉与静脉之间的吻合数量更大,形式更多。除具有和动脉相似的吻合形式外,在某些部位,特别是容积变动大的器官的周围或器官壁内常形成静脉丛,以保证在器官扩大或腔壁受到挤压时局部血流依然畅通。

(三)动脉-静脉吻合

在体内的许多部位,如指尖、趾端、唇、鼻、外耳皮肤、生殖器勃起组织等处,小动脉和小静脉之间可借吻合支直接相连,形成小动静脉吻合。这种吻合具有缩短循环途径,调节局部血流量和体温的作用。

二、侧支循环

较大的动脉主干在行程中常发出侧支,也称侧副管,它与主干血管平行,可与同一主干远侧所发的返支或另一主干的侧支相连而形成侧支吻合。正常状态下,侧支管径比较细小,但当主干阻塞时,侧支血管逐渐增粗,血流可经扩大的侧支吻合到达阻塞以下的血管主干,使血管受阻区的血液循环得到不同程度的代偿性恢复。这种通过侧支吻合重建的循环称为侧支循环或侧副循环。侧支循环的建立体现了血管的适应能力和可塑性,对于保证器官在病理状态下的血液供应具有重要意义(图 1-3B)。

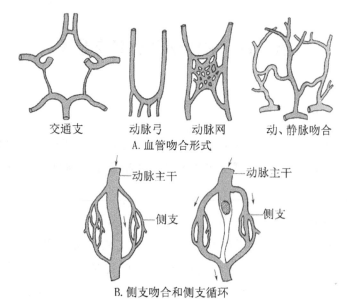

图 1-3　血管吻合和侧支循环示意图

体内少数器官内的相邻动脉之间无吻合,这种动脉称终动脉。终动脉的阻塞易导致其供血区的组织缺血甚至坏死。视网膜中央动脉被认为是典型的终动脉。如果某一动脉与邻近动脉虽有吻合,但当此动脉阻塞后,邻近动脉不足以代偿其血液供应,这种动脉称功能性终动脉,如脑、肾和脾内的一些动脉分支。

第三节　血管的配布规律及其变异和异常

人体每一大的区域都有一条动脉主干,如头颈部的颈总动脉等。动脉、静脉和神经多相互伴行,并被结缔组织鞘包绕,组成血管神经束。一般动脉的位置与静脉相比要更深一些,但也有几支表浅动脉,如颞浅动脉等。静脉按其功能又称为容量性血管。静脉具有分布范围广、属支多、容血量大、血压低等特点。静脉依据位置的深浅可分为浅静脉和深静脉。浅静脉位于皮下的浅筋膜内,不与动脉伴行,最后注入深静脉。临床上常经浅静脉注射、输液、输血、取血和插入导管等。深静脉位于深筋膜的深面或体腔内。大部分深静脉与同名动脉伴行,常为2条,如四肢远侧端的深静脉等。

胚胎时期,血管是在毛细血管网的基础上发展起来的。在发育过程中,由于功能需要及血流动力因素的影响,有些血管扩大形成主干或分支,有些退化或消失,有的则以吻合管的形式存留下来。由于某种因素的影响,血管的起始或汇入、管径、数目和行程等常有不同变化。因此,血管的形态、数值并非所有人一致,有时可出现血管的变异或畸形。

变异血管与正常血管的形态学改变不明显,一般不影响生理功能,这包括血管的来源、分支、数量、行程、管径及形状等。有的血管变异比较简单,如颈内动脉的迂曲;有的相对较复杂,如整条血管的缺如等。血管的异常或畸形则可能造成一定的功能障碍或存在一定的临床风险。而最常见的血管走行变异几乎具有无限的可能性,从微细的变化到巨大的改变,但对于某个血管而言,如髂内动脉的分支闭孔动脉(图 1-4),其大多数的走行变异情况多局限于 2～3 种。

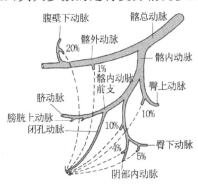

图 1-4　闭孔动脉的变异

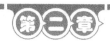

冠状动脉粥样硬化性心脏病

第一节 动脉粥样硬化

动脉粥样硬化是西方发达国家的流行性疾病,随着我国人民生活水平提高和饮食习惯的改变,该病亦成为我国的主要死亡原因。动脉粥样硬化始发于儿童时代且持续进展,通常在中年或中老年出现临床症状。由于动脉粥样硬化斑块表现为脂质和坏死组织的聚集,因此以往被认为是一种退行性病变。目前认为本病变是多因素共同作用的结果,首先是局部平滑肌细胞、巨噬细胞及 T 淋巴细胞的聚集;其次是包括胶原、弹力纤维及蛋白多糖等结缔组织基质和平滑肌细胞的增生;再者是脂质积聚,其中主要含胆固醇结晶及游离胆固醇和结缔组织,粥样硬化斑块中脂质及结缔组织的含量决定斑块的稳定性及是否易导致急性缺血事件的发生。

一、病因与发病机制

本病的病因尚不完全清楚,大量的研究表明本病是多因素作用所致,这些因素称为危险因素。

(一)病因

1.血脂异常

血脂在血液循环中以脂蛋白形式转运,脂蛋白分为乳糜微粒、极低密度脂蛋白(VLDL)、低密度脂蛋白(LDL)、中等密度脂蛋白(IDL)及高密度脂蛋白(HDL)。各种脂蛋白导致粥样硬化的危险程度不同:富含三酰甘油(TG)的脂蛋白如乳糜微粒和 VLDL 被认为不具有致粥样硬化的作用,但它们脂解后的残粒如乳糜微粒残粒和 IDL 能导致粥样硬化。现已明确 VLDL 代谢终末产物 LDL 及脂蛋白(a)[Lp(a)]能导致粥样硬化,而 HDL 则有心脏保护作用。

血脂异常是指循环血液中的脂质或脂蛋白的组成成分浓度异常,可由遗传基因和(或)环境条件引起,使循环血浆中脂蛋白的形成、分解和清除发生改变,血液中的脂质主要包括总胆固醇(TC)和 TG。采用 3-羟甲基戊二酰辅酶 A(HMG-CoA)还原酶抑制剂(他汀类)降低血脂,可以使各种心血管事件的危险性降低 30%。其中心肌梗死危险性下降 60%左右。调整血脂治疗后还可能使部分粥样硬化病灶减轻或消退。

2.高血压

无论地区或人种,血压和心脑血管事件危险性之间的关系连续一致,持续存在并独立于其他危险因素。年龄在 40~70 岁,收缩压在 15.3~24.7 kPa(115~185 mmHg)、舒张压在 10.0~15.3 kPa(75~115 mmHg)的个体,收缩压每增加 2.7 kPa(20 mmHg),舒张压每增加 1.3 kPa(10 mmHg),其心血管事件的危险性增加一倍,临床研究发现,降压治疗能减少 35%~45%的脑卒中、20%~25%的心肌梗死。

3.糖尿病

胰岛素依赖型和非胰岛素依赖型糖尿病是冠心病的重要危险因素,在一项研究中,与无糖尿病者相比,非胰岛素依赖型糖尿病患者的冠心病死亡相对危险度在男性是 1.9,在女性是 3.3。糖尿病患者中粥样硬化发生较早并更为常见,大血管疾病也是糖尿病患者的主要死亡原因,冠心病、脑血管疾病和周围血管疾病在成年糖尿病患者的死亡原因中占75%~80%。

4.吸烟

心脏研究结果显示,平均每天吸烟 10 支,能使男性心血管病死率增加18%,女性心血管病死率增加 31%。此外,对有其他易患因素的人来说,吸烟对冠心病的病死率和致残率有协同作用。

5.遗传因素

动脉粥样硬化有在家族中聚集发生的倾向,家族史是较强的独立危险因素。冠心病患者的亲属比对照组的亲属患冠心病的概率增大 2.0~3.9 倍,双亲中有 70 岁前患心肌梗死的男性发生心肌梗死的相对危险性是 2.2。阳性家族史伴随的危险性增加,可能是基因对其他易患因素介导而起作用,如肥胖、高血压、血脂异常和糖尿病等。

6.体力活动减少

定期体育活动可减少冠心病事件的危险,不同职业的发病率回顾性研究表明,与积极活动的职业相比,久坐的职业人员冠心病的相对危险增加 1.9。从事中等强度体育活动者中,冠心病病死率比活动少的人降低 1/3。

7.年龄和性别

病理研究显示,动脉粥样硬化是从婴儿期开始的缓慢发展的过程;出现临床症状多见于 40 岁以上的中、老年人,49 岁以后进展较快;致死性心肌梗死患者中约 4/5 是 65 岁以上的老年人,高胆固醇血症引起的冠心病病死率随年龄增加而增高。本病多见于男性,男性的冠心病病死率为女性的 2 倍。

8.酒精

大量观察表明,适量饮酒可以降低冠心病的病死率。这种保护作用被认为与酒精对血脂及凝血因子的作用有关,适量饮酒可以升高 HDL 及载脂蛋白并降低纤维蛋白原浓度,另外还可抑制血小板聚集。以上都与延缓动脉粥样硬化发展、降低心脑血管疾病病死率有关。但是大量酒精摄入可导致高血压及出血性脑卒中的发生。

(二)发病机制

曾有多种学说从不同角度来阐述该病的发病机制。最早提出的是脂肪浸润学说,该学说认为血液中增高的脂质侵入动脉壁,堆积在平滑肌细胞、胶原和弹性纤维之间,引起平滑肌细胞增生。后者与来自血液的单核细胞一样可吞噬大量脂质成为泡沫细胞。脂蛋白降解而释放出胆固醇、胆固醇酯、TG 和其他脂质,LDL-C 还和动脉壁的蛋白多糖结合产生不溶性沉淀,都能刺激纤维组织增生,所有这些成分共同组成粥样斑块。其后又提出血小板聚集和血栓形成学说及平滑肌细胞克隆学说。前者强调血小板活化因子(PAF)增多,使血小板黏附和聚集在内膜上,释出血栓素 A_2(TXA$_2$)、血小板源生长因子(PDGF)、成纤维细胞生长因子(FGF)、第Ⅷ因子、血小板第 4 因子(PF4)等,促使内皮细胞损伤、LDL 侵入、单核细胞聚集、平滑肌细胞增生和迁移、成纤维细胞增生、血管收缩、纤溶受抑制等,都有利于粥样硬化形成。后者强调平滑肌细胞的单克隆性增殖,使之不断增生并吞噬脂质,形成动脉粥样硬化。

二、病理解剖

动脉粥样硬化是累及体循环系统动脉内膜的疾病。其特征是动脉内膜散在的斑块形成,严重时这些斑块也可以融合。每个斑块的组成成分不同,脂质是基本成分。内膜增厚严格地说不属于粥样硬化斑块而是血管内膜对机械损伤的一种适应性反应。

正常动脉壁由内膜、中膜和外膜 3 层构成,动脉粥样硬化斑块大体解剖上有的呈扁平的黄斑或线(脂质条纹),有的呈高起内膜表面的白色或黄色椭圆形丘(纤维脂质性斑块)。前者(脂质条纹)见于5~10岁的儿童,后者(纤维脂质性斑块)始见于20岁以后,在脂质条纹基础上形成。根据病理解剖,可将粥样硬化斑块进程分为6期。

(1)第Ⅰ期(初始病变):单核细胞黏附在内皮细胞表面,并从血管腔面迁移到内皮下。

(2)第Ⅱ期(脂质条纹期):主要由含脂质的巨噬细胞(泡沫细胞)在内皮细胞下聚集而成。

(3)第Ⅲ期(粥样斑块前期):Ⅱ期病变基础上出现细胞外脂质池。

(4)第Ⅳ期(粥样斑块期):该期的2个特征是病变处内皮细胞下出现平滑肌细胞及细胞外脂质池融合成脂核。

(5)第Ⅴ期(纤维斑块期):在病变处脂核表面有明显结缔组织沉着形成斑块的纤维帽。有明显脂核和纤维帽的斑块为Ⅴa型病变(图2-1),有明显钙盐沉着的斑块为Ⅴb型病变,主要由胶原和平滑肌细胞组成的病变为Ⅴc型病变。

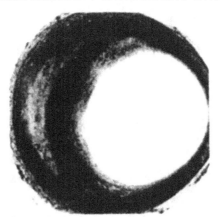

图2-1　动脉粥样硬化Ⅴa型病变
可见薄纤维帽和较大的脂核

(6)第Ⅵ期(复杂病变期):此期又分为3个亚型。Ⅵa型病变为斑块破裂或溃疡,主要由Ⅳ期和Ⅴa型病变破溃而形成;Ⅵb型病变为壁内血肿,是由斑块内出血所致;Ⅵc型病变指伴血栓形成的病变,多由于在Ⅵa型病变的基础上并发血栓形成,可导致管腔完全或不完全堵塞。

三、临床表现

根据粥样硬化斑块的进程可将其临床过程分为4期。

(一)无症状期或隐匿期

其过程长短不一,对应于Ⅰ～Ⅲ期病变及大部分Ⅳ期和Ⅴa型病变,粥样硬化斑块已形成,但尚无管腔明显狭窄,因此无组织或器官受累的临床表现。

(二)缺血期

由于动脉粥样硬化斑块导致管腔狭窄、器官缺血所产生。对应于Ⅴb和Ⅴc及部分Ⅴa型病变。根据管腔狭窄的程度及所累及的靶器官不同,所产生的临床表现也有所不同。冠状动脉狭窄导致心肌缺血可表现为心绞痛,长期缺血可导致心肌冬眠及纤维化。肾动脉狭窄可引起顽固性高血压和肾功能不全。在四肢动脉粥样硬化中以下肢较为多见,尤其是腿部动脉。由于血供障碍,引起下肢发凉、麻木和间歇性跛行,即行走时发生腓肠肌麻木、疼痛以至痉挛,休息后消失,再走时又出现,严重时可持续性疼痛,下肢动脉尤其是足背动脉搏动减弱或消失。其他内脏器官血管狭窄可产生靶器官缺血的相应症状。

(三)坏死期

由于动脉管腔堵塞或血管腔内血栓形成而产生靶器官组织坏死的一系列症状。冠状动脉闭塞表现为急性心肌梗死,下肢动脉闭塞可表现为肢体的坏疽。

(四)纤维化期

组织坏死后可经纤维化愈合,但不少患者可不经坏死期而因长期缺血进入纤维化期,而在纤维化期的患者也可发生缺血期的表现。靶器官组织纤维化、萎缩而引起症状。心脏长期缺血纤维化,可导致心脏扩大、心功能不全、心律失常等表现。长期肾脏缺血可导致肾萎缩并发展为肾衰竭。

主动脉粥样硬化大多数无特异症状,叩诊时可发现胸骨柄后主动脉浊音区增宽,主动脉瓣区第二心音亢进而带金属音调,并有收缩期杂音。收缩期血压升高,脉压增宽,桡动脉触诊可类似促脉。X线检查可见主动脉结向左上方凸出,主动脉影增宽和扭曲,有时可见片状或弧状钙质沉着阴影。主动脉粥样硬化还可形成主动脉瘤,以发生在肾动脉开口以下的腹主动脉处最为多见,其次在主动脉弓和降主动脉。腹主动脉瘤多在体检时因见腹部有搏动性肿块而发现,腹壁上相应部位可听到杂音,股动脉搏动可减弱。胸主动脉瘤可引起胸痛、气急、吞咽困难、咯血、声带因喉返神经受压导致声音嘶哑、气管移位或受压、上腔静脉或肺动脉受压等表现。X线检查可见相应部位血管影增大。

四、实验室检查

(一)实验室检查

本病尚缺乏敏感而又特异的早期实验室诊断方法。血液检查有助于危险因素如脂质或糖代谢异常的检出,其中的脂质代谢异常主要表现为 TC 增高、LDL-C 增高、HDL-C 降低、TG 增高、Apo-A 降低、Apo-B 和 Lp(a)增高。部分动脉的病变(如颈动脉、下肢动脉、肾动脉等)可经体表超声检测到。X 线检查可发现主动脉粥样硬化所导致的血管影增宽和钙化等表现。

(二)特殊检查

CT 或磁共振成像有助于判断脑动脉的功能情况及脑组织的病变情况。电子束 CT 根据钙化的检出来评价冠状动脉病变,而随着技术的进步,多排螺旋 CT 血管造影技术已被广泛用于无创性地评价动脉的病变,包括冠状动脉。静息和负荷状态下的放射性核素心脏检查、超声心动图检查、ECG 检查和磁共振成像技术,有助于诊断冠状动脉粥样硬化所导致的心肌缺血。数字减影血管造影(DSA)可显示动脉粥样硬化病变所累及的血管如冠状动脉、脑动脉、肾动脉、肠系膜动脉和四肢动脉的管腔狭窄或动脉瘤样病变及病变的所在部位、范围和程度,有助于确定介入治疗或外科治疗的适应证和选择施行手术的方式。血管内超声显像(IVUS)和光学相干断层扫描(OCT)是侵入性检查方法,可直接观察粥样硬化病变,了解病变的性质和组成,因而对病变的检出更敏感和准确。血管镜检查在识别粥样病变基础上的血栓形成方面有独特的应用。

五、诊断和鉴别诊断

本病的早期诊断相当困难。当粥样硬化病变发展引起管腔狭窄甚至闭塞或血栓形成,从而导致靶器官出现明显病变时,诊断并不困难。年长患者有血脂异常,动脉造影发现血管狭窄性病变,应首先考虑诊断本病。主动脉粥样硬化引起的主动脉变化和主动脉瘤,需与梅毒性主动脉炎和主动脉瘤鉴别,胸片发现主动脉影增宽还应与纵隔肿瘤相鉴别。其他靶器官的缺血或坏死表现需与其他原因的动脉病变所引起者相鉴别。冠状动脉粥样硬化引起的心绞痛和心肌梗死,需与其他原因引起的冠状动脉病变如冠状动脉炎、冠状动脉畸形、冠状动脉栓塞等相鉴别。心肌纤维化需与其他心脏病特别是原发性扩张型心肌病相鉴别。肾动脉粥样硬化所引起的高血压,需与其他原因的高血压相鉴别,肾动脉血栓形成需与肾结石相鉴别。四肢动脉粥样硬化所产生的症状,需与多发性动脉炎等其他可能导致动脉病变的原因鉴别。

六、防治和预后

首先应积极预防其发生,如已发生应积极治疗,防止病变发展并争取逆转。已发生器官功能障碍者,应及时治疗,防止其恶化,延长患者寿命。血运重建治疗可恢复器官的血供,其效果取决于可逆性缺血的范围和残存的器官功能。

(一)一般预防措施

1.发挥患者的主观能动性配合治疗

经过防治,本病病情可得到控制,病变可能部分消退,患者可维持一定的生活和工作能力。此外,病变本身又可以促使动脉侧支循环的形成,使病情得到改善。因此,说服患者耐心接受长期的防治措施至关重要。

2.合理的膳食

(1)膳食总热量不能过高,以维持正常体重为度,40岁以上者尤应预防发胖。正常体重的简单计算方法:身高(cm)−105=体重(kg)或BMI<24为正常,可供参考。

(2)超过正常标准体重者,应减少每天饮食的总热量,食用低脂、低胆固醇食物,并限制摄入蔗糖及含糖食物。

(3)年过40岁者即使血脂无异常,也应避免经常食用过多的动物性脂肪和含胆固醇较高的食物,如肥肉、肝、脑、肾、肺等内脏、鱿鱼、墨鱼、鳗鱼、骨髓、猪油、蛋黄、蟹黄、鱼子、奶油及其制品、椰子油、可可油等。如血TC、TG等增高,应食用低胆固醇、低动物性脂肪食物,如鱼肉、鸡肉、各种瘦肉、蛋白、豆制品等。

(4)已确诊有冠状动脉粥样硬化者,严禁暴饮暴食,以免诱发心绞痛或心肌梗死。合并有高血压或心力衰竭者,应同时限制盐的摄入。

(5)提倡饮食清淡,多食富含维生素C(如新鲜蔬菜、瓜果)和植物蛋白(如豆类及其制品)的食物,在可能的条件下,尽量以豆油、菜籽油、麻油、玉米油、茶油、米糠油、红花油等为食用油。

3.适当的体力劳动和体育锻炼

一定的体力劳动和体育活动对预防肥胖、锻炼循环系统的功能和调整血脂代谢均有益,是预防本病的积极措施。体力活动量根据个体的身体情况、体力活动习惯和心脏功能状态来规定,以不过多增加心脏负担和不引起不适感觉为原则。体育活动要循序渐进,不宜勉强做剧烈活动。对老年人提倡散步、做保健体操、打太极拳等。

4.合理安排工作和生活

生活要有规律,保持乐观、愉快的情绪,避免过度劳累和情绪激动,注意劳逸结合,保证充分睡眠。

5.积极治疗与本病有关的一些疾病

与本病有关的一些疾病包括高血压、肥胖症、高脂血症、痛风、糖尿病、肝病、肾病综合征和有关的内分泌病等。不少学者认为,本病的预防措施应从儿童期开始,即儿童也应避免摄食过量高胆固醇、高动物性脂肪的饮食,防止肥胖。

(二)药物治疗

1.降血脂药

降血脂药又称调脂药物,血脂异常的患者,经上述饮食调节和进行体力活动后仍未正常者,可按血脂的具体情况选用下列调血脂药物。

(1)HMG-CoA 还原酶抑制剂(他汀类药物):HMG-CoA 还原酶是胆固醇合成过程中的限速酶,他汀类药物部分结构与 HMG-CoA 结构相似,可和 HMG-CoA 竞争酶的活性部位,从而阻碍 HMG-CoA 还原酶的作用,因而抑制胆固醇的合成,血胆固醇水平降低。细胞内胆固醇含量减少又可刺激细胞表面 LDL 受体合成增加,从而促进 LDL、VLDL 通过受体途径代谢降低血清 LDL 含量。常见的不良反应有乏力、胃肠道症状、头痛和皮疹等,少数病例出现肝功能损害和肌病的不良反应,也有横纹肌溶解症致死的个别报道,长期用药要注意监测肝、肾功能和肌酸激酶。常用制剂有洛伐他汀 20～40 mg,普伐他汀 20～40 mg,辛伐他汀 10～40 mg,氟伐他汀 40～80 mg,阿托伐他汀 10～40 mg,瑞舒伐他汀 5～20 mg,均为每天 1 次。一般他汀类药物的安全性高和耐受性好,其疗效远远大于产生不良反应的风险,但对高龄、低体重、基础肾功能不全及严重心功能不全者应密切监测。

(2)氯贝丁酯类:又称贝丁酸或纤维酸类。其降血 TG 的作用强于降总胆固醇,并使 HDL-C 增高,且可减少组织胆固醇沉积。可选用以下药物:非诺贝特 100 mg,3 次/天,其微粒型制剂 200 mg,1 次/天;吉非贝齐 600 mg,2 次/天;苯扎贝特 200 mg,2～3 次/天;环丙贝特 50～100 mg,1 次/天。这类药物有降低血小板黏附性、增加纤维蛋白溶解活性和减低纤维蛋白原浓度、削弱凝血的作用,与抗凝药合用时,要注意抗凝药的用量。少数患者有胃肠道反应、皮肤发痒和荨麻疹及一过性血清转氨酶增高和肾功能改变。宜定期检查肝、肾功能。

(3)烟酸类:烟酸口服,3 次/天,每次剂量从 0.1 g 逐渐增加到最大量 1.0 g,

有降低血三酰甘油和总胆固醇、增高 HDL-C 及扩张周围血管的作用。可引起皮肤潮红和发痒、胃部不适等不良反应,故不易耐受;长期应用还要注意检查肝功能。同类药物有阿昔莫司,口服 250 mg,3 次/天,不良反应较烟酸少,适用于血 TG 水平明显升高、HDL-C 水平明显低者。

(4)胆酸螯合树脂类:为阴离子交换树脂,服后吸附肠内胆酸,阻断胆酸的肠肝循环,加速肝中胆固醇分解为胆酸,与肠内胆酸一起排出体外而使血 TC 下降。常用:考来烯胺(消胆胺)4～5 g,3 次/天;考来替泊 4～5 g,3～4 次/天。胆酸螯合树脂类药物可引起便秘等肠道反应,近年采用微粒型制剂,不良反应减少,患者较易耐受。

(5)其他调节血脂药:①普罗布考 0.5 g,2 次/天,有抗氧化作用并可降低胆固醇,但 HDL-C 也降低,主要的不良反应包括胃肠道反应和 Q-T 间期延长。②不饱和脂肪酸类,包括从植物油提取的亚油酸、亚油酸乙酯等和从鱼油中提取的多价不饱和脂肪酸如 EPA 和 DHA,后两者用量为 3～4 g/d。③维生素类,包括维生素 C(口服至少 1 g/d)、维生素 B_6(口服 50 mg,3 次/天)、泛酸的衍生物泛硫乙胺(口服200 mg,3 次/天)、维生素 E(口服 100 mg,3 次/天)等,其降脂作用较弱。

2.抗血小板药物

抗血小板黏附和聚集的药物,可防止血栓形成,有助于防止血管阻塞性病变病情发展。可选用的药物有以下几种。

(1)阿司匹林:主要抑制 TXA_2 的生成,较少影响前列环素的产生,建议剂量50～300 mg/d。

(2)氯吡格雷或噻氯匹定:通过 ADP 受体抑制血小板内 Ca^{2+} 活性,并抑制血小板之间纤维蛋白原桥的形成,氯吡格雷 75 mg/d,噻氯匹定 250 mg,1～2 次/天,噻氯匹定有骨髓抑制的不良反应,应随访血常规,已较少使用。

(3)血小板糖蛋白Ⅱb/Ⅲa(GPⅡb/Ⅲa)受体阻滞剂,能通过抑制血小板 GPⅡb/Ⅲa 受体与纤维蛋白原的结合而抑制血小板聚集和功能,静脉注射制剂有阿昔单抗、替罗非班等,主要用于 ACS 患者,口服制剂的疗效不肯定。

(4)双嘧达莫 50 mg,3 次/天,可使血小板内环磷酸腺苷增高,抑制 Ca^{2+} 活性,可与阿司匹林合用。

(5)西洛他唑是磷酸二酯酶抑制剂,50～100 mg,2 次/天。

(三)预后

本病的预后随病变部位、程度、血管狭窄发展速度、受累器官受损情况和有无并发症而不同。重要器官如脑、心、肾动脉病变导致脑卒中、心肌梗死或肾衰竭者,预后不佳。

第二节　慢性心肌缺血综合征

慢性心肌缺血综合征主要包括慢性稳定型心绞痛、隐匿型冠心病和缺血性心肌病在内的慢性心肌缺血所致的临床类型。其中最具代表性的是稳定型心绞痛。

一、稳定型心绞痛

心绞痛是因冠状动脉供血不足,心肌发生急剧的、暂时的缺血与缺氧所引起的临床综合征,可伴心功能障碍,但没有心肌坏死。其特点为阵发性的前胸压榨性或窒息样疼痛感觉,主要位于胸骨后,可放射至心前区与左上肢尺侧面,也可放射至右臂和两臂的外侧面或颈与下颌部,持续数分钟,往往经休息或舌下含化硝酸甘油后迅速消失。

(一)分类

有学者根据发作状况和机制将心绞痛分为稳定型、不稳定型和变异型心绞痛3种,而 WHO 根据心绞痛的发作性质进行如下分型。

1.劳力性心绞痛

劳力性心绞痛是由运动或其他心肌需氧量增加情况所诱发的心绞痛,包括3种类型。

(1)稳定型劳力性心绞痛,3个月内心绞痛的发作频率、持续时间、诱发胸痛的劳力程度及含服硝酸酯类后症状缓解的时间保持稳定。

(2)初发型劳力性心绞痛,2个月内初发。

(3)恶化型劳力性心绞痛,一段时间内心绞痛的发作频率增加,症状持续时间延长,含服硝酸甘油后症状缓解所需时间延长或需要更多的药物,或诱发症状的活动量降低。

2.自发性心绞痛

与劳力性心绞痛相比,疼痛持续时间一般较长,程度较重,且口服硝酸甘油后不易缓解,包括4种类型:①卧位型心绞痛;②变异型心绞痛;③中间综合征;

④梗死后心绞痛。

3.混合性心绞痛

劳力性和自发性心绞痛同时存在。一般临床上所指的稳定型心绞痛即指稳定型劳力性心绞痛,常发生于劳力或情绪激动时,持续数分钟,休息或用硝酸酯制剂后消失。本病多见于男性,多数患者在40岁以上,劳力、情绪激动、饱餐、受寒、阴雨天气、急性循环衰竭等为常见诱因。本病多为冠状动脉粥样硬化引起,还可由主动脉瓣狭窄或关闭不全、梅毒性主动脉炎、风湿性冠状动脉炎、肥厚型心肌病、先天性冠状动脉畸形、心肌桥等引起。

(二)发病机制

对心脏予以机械性刺激并不引起疼痛,但心肌缺血、缺氧则引起疼痛。当冠状动脉的供血和供氧与心肌的需氧之间发生矛盾,冠状动脉血流量不能满足心肌代谢的需要,引起心肌急剧的、暂时的缺血缺氧时,即产生心绞痛。

心肌耗氧量的多少由心肌张力、心肌收缩力和心率所决定,故常用"心率×收缩压"(即二重乘积)作为估计心肌耗氧的指标。心肌能量的产生要求大量的氧供,心肌细胞摄取血液氧含量的65%～75%,而身体其他组织则摄取10%～25%。因此,心肌平时对血液中氧的摄取比例已接近于最大,需氧量再增大时,只能依靠增加冠状动脉的血流量来提供。在正常情况下,冠状循环有很大的储备力量,其血流量可随身体的生理情况而有显著的变化:在剧烈体力活动时,冠状动脉适当地扩张,血流量可增加到休息时的6～7倍;缺氧时,冠状动脉也扩张,能使血流量增加4～5倍,动脉粥样硬化而致冠状动脉狭窄或部分分支闭塞时,其扩张性能减弱、血流量减少,且对心肌的供血量相对比较固定。心肌的血液供应减低但尚能应付心脏平时的需要,则休息时可无症状。一旦心脏负荷突然增加,如劳力、激动、左心衰竭等,使心肌张力增加(心腔容积增加、心室舒张末期压力增高)、心肌收缩力增加(收缩压增高、心室压力曲线的最大压力随时间变化率增加)和心率增快等致心肌耗氧量增加时,心肌对血液的需求增加;或当冠状动脉发生痉挛(吸烟过度或神经-体液调节障碍,如肾上腺素能神经兴奋、TXA_2或内皮素增多)或因暂时性血小板聚集、一过性血栓形成等,使冠状动脉血流量进一步减少或突然发生循环血流量减少(如休克、极度心动过速等),冠状动脉血流灌注量突降,心肌血液供求之间矛盾加深,心肌血液供给不足,遂引起心绞痛。严重贫血的患者,在心肌供血量虽未减少的情况下,可因血液携氧量不足而引起心绞痛。慢性稳定型心绞痛心肌缺血的主要发生机制是在心肌因冠状动脉狭窄而供血固定性减少的情况下发生耗氧量的增加。

在多数情况下,劳力诱发的心绞痛常在同一"心率×收缩压"的水平上发生。产生疼痛感觉的直接因素,可能是在缺血缺氧的情况下,心肌内积聚过多的代谢产物如乳酸、丙酮酸、磷酸等酸性物质,或类似激肽的多肽类物质,刺激心脏内自主神经的传入纤维末梢,经1～5胸交感神经节和相应的脊髓段,传至大脑,产生疼痛感觉。这种痛觉反映在与自主神经进入水平相同脊髓段的脊神经所分布的区域,即胸骨后及两臂的前内侧与小指,尤其是在左侧,而多不在心脏部位。有人认为,在缺血区内富有神经供应的冠状血管的异常牵拉或收缩,可以直接产生疼痛冲动。

(三)病理和病理生理

一般来说,至少1支冠状动脉狭窄程度>70%才会导致心肌缺血。稳定型心绞痛的患者,造影显示有1、2或3支冠状动脉狭窄>70%的病变者,分别各有25%左右,5%～10%有左冠状动脉主干狭窄,其余约15%的患者无显著狭窄,可因微血管功能不全或严重的心肌桥所致的压迫导致心肌缺血。

1.心肌缺血、缺氧时的代谢与心肌改变

(1)对能量产生的影响:缺血引起的心肌代谢异常主要是缺氧的结果。在缺氧状态下,有氧代谢受限,从三磷酸腺苷(ATP)、肌酸磷酸(CP)或无氧糖酵解产生的高能磷酸键减少,导致依赖能源活动的心肌收缩和膜内外离子平衡发生障碍。缺氧时无氧糖酵解增强,除了产生的ATP明显减少外,乳酸和丙酮酸不能进入三羧酸循环进行氧化,生成增加,冠状静脉窦乳酸含量增高;而乳酸在短期内骤增,可限制无氧糖酵解的进行,使心肌能源的产生进一步减少,乳酸及其他酸性代谢产物积聚,可导致乳酸性酸中毒,降低心肌收缩力。

(2)心肌细胞离子转运的改变及其对心肌收缩性的影响:正常心肌细胞受激动而除极时,细胞质内释出钙离子,钙离子与原肌凝蛋白上的肌钙蛋白TnC结合后,解除了对肌钙蛋白TnI的抑制作用,促使肌动蛋白和肌浆球蛋白合成肌动球蛋白,引起心肌收缩,这就是所谓兴奋-收缩耦联作用。当心肌细胞受缺血、缺氧损害时,细胞膜对钠离子的渗透性异常增高,钠离子在细胞内积聚过多;加上酸度(氢离子)的增加,减少钙离子从肌浆网释放,使细胞内钙离子浓度降低并可妨碍钙离子对肌钙蛋白的结合作用,使心肌收缩功能发生障碍,因而心肌缺血后可迅速出现收缩力减退。缺氧也使心肌松弛发生障碍,可能因细胞膜上钠-钙离子交换系统的功能障碍及部分肌浆网钙泵对钙离子的主动摄取减少,室壁变得比较僵硬,左心室顺应性减低,充盈的阻力增加。

(3)心肌电生理的改变:心肌细胞在缺血性损伤时,细胞膜上的钠-钾离子泵功能受影响,钠离子在细胞内积聚而钾离子向细胞外漏出,使细胞膜在静止期处于低极化(或部分除极化)状态,在激动时又不能完全除极,产生所谓损伤电流。在体表心电图(ECG)上表现为 ST 段的偏移。心室壁内的收缩期压力在靠心内膜的内半层最高,而同时由于冠状动脉的分支从心外膜向心内膜深入,心肌血流量在室壁的内层较外层为低。因此,在血流供不应求的情况下,心内膜下层的心肌容易发生急性缺血。受到急性缺血性损伤的心内膜下心肌,其电位在心室肌静止期较外层为高(低极化),而在心肌除极后其电位则较低(除极受阻);因此,左心室表面所记录的 ECG 出现 ST 段压低。在少数病例,心绞痛发作时急性缺血可累及心外膜下心肌,则 ECG 上可见相反的 ST 段抬高

2.左心室功能及血流动力学改变

由于粥样硬化狭窄性病变在各个冠状动脉分支的分布并不均匀,因此,心肌的缺血性代谢改变及其所引起的收缩功能障碍也常为区域性的。缺血部位心室壁的收缩功能,尤其在心绞痛发作时,可以明显减弱甚至暂时完全丧失,以致呈现收缩期膨出,正常心肌代偿性收缩增强。如涉及范围较大,可影响整个左心室的排血功能,心室充盈阻力也增加。心室的收缩及舒张障碍都可导致左心室舒张期终末压增高,最后出现肺淤血症状。

以上各种心肌代谢和功能障碍常为暂时性和可逆性的,随着血液供应平衡的恢复,可以缓解或者消失。有时严重的、暂时性缺血虽不引起心肌坏死,但可造成心肌顿抑,心功能障碍可持续 1 周以上,心肌收缩、高能磷酸键储备及超微结构均异常。

(四)临床表现

1.症状

心绞痛以发作性胸痛为主要临床表现,疼痛的特点如下。

(1)部位:主要在胸骨体上段或中段之后,可波及心前区,有手掌大小范围,甚至横贯前胸,界限不很清楚。常放射至左肩、左臂内侧达无名指和小指,或至颈、咽或下颌部(图 2-2)。

(2)性质:胸痛常为压迫、发闷或紧缩感,也可有烧灼感,但不尖锐,不像针刺或刀扎样痛,偶伴濒死的恐惧感。发作时,患者往往不自觉地停止原来的活动,直至症状缓解。

(3)诱因:发作常由体力劳动或情绪激动(如愤怒、焦急、过度兴奋等)所激发,饱食、寒冷、吸烟、心动过速、休克等亦可诱发。疼痛发生于劳力或激动的当时,而不是在一天劳累之后。典型的稳定型心绞痛常在相似的条件下发生。

但有时同样的劳力只有在早晨而不是在下午引起心绞痛,提示与晨间痛阈较低有关。

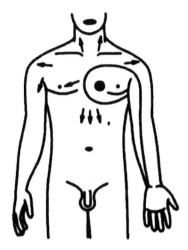

图 2-2　心绞痛发作时的疼痛放射范围

(4)持续时间和缓解方式:疼痛出现后常逐步加重,然后在 3～5 分钟逐渐消失,一般在停止原来诱发症状的活动后即缓解。舌下含用硝酸甘油也能在几分钟内使之缓解。可数天或数星期发作 1 次,亦可 1 天内发作多次。稳定型劳力性心绞痛发作的性质在 1～3 个月并无改变,即每天和每周疼痛发作次数大致相同,诱发疼痛的劳力和情绪激动程度相同,每次发作疼痛的性质和部位无改变,疼痛时限相仿(3～5 分钟),用硝酸甘油后,也在相同时间内缓解。根据心绞痛的严重程度及其对体力活动的影响,加拿大心血管学会(CCS)将稳定型心绞痛分为 4 级(表 2-1)。

表 2-1　稳定型心绞痛的加拿大心血管学会(CCS)分级

分级	心绞痛的严重程度及其对体力活动的影响
Ⅰ	一般体力活动如步行或上楼不引起心绞痛,但可发生于费力或长时间用力后
Ⅱ	体力活动轻度受限。心绞痛发生于快速步行或上楼,或者在寒冷、顶风逆行、情绪激动时。平地行走 2 个街区(200～400 m),或以常速上相当于 3 楼以上的高度时,能诱发心绞痛
Ⅲ	日常体力活动明显受限。可发生于平地行走 1～2 个街区,或以常速上 3 楼以下
Ⅳ	任何体力活动或休息时均可出现心绞痛

2.体征

胸痛发作间隙期体检通常无特殊异常发现,但仔细体检能提供有用的诊断线索,可排除某些引起心绞痛的非冠状动脉疾病如心瓣膜病、心肌病等,并确定患者的冠心病危险因素。胸痛发作期间体检,能帮助发现有无因心肌缺血而产生的暂时性左心室功能障碍,心绞痛发作时常见心率增快、血压升高、表情焦虑、皮肤冷或出汗,有时出现第四或第三心音奔马律。缺血发作时,可有暂时性心尖部收缩期杂音,由乳头肌缺血、功能失调引起二尖瓣关闭不全所致;可有第二心音逆分裂或出现交替脉;部分患者可出现肺部啰音。

(五)辅助检查

1.心电图

ECG 是发现心肌缺血、诊断心绞痛最常用的检查方法。

(1)静息 ECG 检查:稳定型心绞痛患者静息 ECG 一般是正常的,所以静息 ECG 正常并不能除外严重的冠心病。最常见的 ECG 异常是 ST-T 改变,包括 ST 段压低(水平型或下斜型)、T 波低平或倒置,ST 段改变更具特异性。少数可伴有陈旧性心肌梗死的表现,可有多种传导障碍,最常见的是左束支传导阻滞和左前分支传导阻滞。不过,静息 ECG 上 ST-T 改变在普通人群常见,在一项心脏研究中,8.5%的男性和7.7%的女性有 ECG 上 ST-T 改变,并且检出率随年龄增长而增加;在高血压、糖尿病、吸烟者和女性中,ST-T 改变的检出率也增加。其他可造成 ST-T 异常的疾病包括左心室肥大和扩张、电解质异常、神经因素和抗心律失常药物等。然而在冠心病患者中,出现静息 ECG 的 ST-T 异常可能与基础心脏病的严重程度有关,包括病变血管的支数和左心室功能障碍。另外,各种心律失常的出现也增加患冠心病的可能。

(2)心绞痛发作时 ECG 检查:据估计,将近95%的病例心绞痛发作时出现明显的、有相当特征的 ECG 改变,主要为暂时性心肌缺血所引起的 ST 段移位。心内膜下心肌容易缺血,故常见 ST 段压低 0.1 mV 以上,有时出现 T 波倒置,症状缓解后 ST-T 改变可恢复正常,动态变化的 ST-T 对诊断心绞痛的参考价值较大。静息 ECG 上 ST 段压低(水平型或下斜型)或 T 波倒置的患者,发作时可变为无压低或直立的所谓"假性正常化",也支持心肌缺血的诊断。T 波改变虽然对反映心肌缺血的特异性不如 ST 段,但如与平时 ECG 比较有动态变化,也有助于诊断。

(3)ECG 负荷试验:ECG 负荷试验是对疑有冠心病的患者给心脏增加负荷(运动或药物)而激发心肌缺血的 ECG 检查。EGG 负荷试验的指征:临床上怀疑冠心病,对有冠心病危险因素患者的筛选,冠状动脉搭桥及心脏介入治疗前后的评价,陈旧性心肌梗死患者对非梗死部位心肌缺血的监测。禁忌证:急性心肌梗死、心肌炎、心包炎,严重高血压,心功能不全,严重主动脉瓣狭窄,肥厚型梗阻性心肌病,静息状态下有严重心律失常,主动脉夹层。静息状态下 ECG 即有明显 ST 段改变的患者如完全性左束支或右束支传导阻滞,或心肌肥厚继发 ST 段压低等也不适合行 ECG 负荷试验。负荷试验终止的指标:ST-T 降低或抬高 $\geqslant 0.2$ mV、心绞痛发作、收缩压超过 29.3 kPa(220 mmHg)、血压较负荷前下降、室性心律失常(多源性、连续 3 个室性期前收缩和持续性室性心动过速)。

(4)动态 ECG:连续记录 24 小时或 24 小时以上的 ECG,可从中发现 ST-T 改变和各种心律失常,可将出现 ECG 改变的时间与患者的活动和症状相对照。ECG 上显示缺血性 ST-T 改变而当时并无心绞痛症状者,称为无痛性心肌缺血。

2.超声心动图

超声心动图可以观察心室腔的大小、心室壁的厚度及心肌舒缩状态;另外,还可以观察到陈旧性心肌梗死时梗死区域的运动消失及室壁瘤形成。稳定型心绞痛患者的静息超声心动图大部分无异常表现,与静息 ECG 一样。负荷超声心动图可以帮助识别心肌缺血的范围和程度,包括药物负荷(多巴酚丁胺常用)、运动负荷、心房调搏负荷及冷加压负荷。

3.放射性核素检查

(1)静息和负荷心肌灌注显像:心肌灌注显像常用^{201}Tl 或^{99m}Tc-MIBI 静脉注射使正常心肌显影而缺血区不显影的"冷点"显像法,结合运动或药物(双嘧达莫、腺苷或多巴酚丁胺)负荷试验,可查出静息时心肌无明显缺血的患者。

(2)放射性核素心腔造影:用放射性核素标记红细胞或清蛋白行心室血池显影有助于了解室壁运动,可测定 LVEF 及显示室壁局部运动障碍。

4.磁共振成像

可同时获得心脏解剖、心肌灌注与代谢、心室功能及冠状动脉成像的信息。

5.心脏 X 线检查

可无异常发现或见主动脉增宽、心影增大、肺淤血等。

6.CT 检查

电子束 CT(EBCT)可用于检测冠状动脉的钙化、预测冠状动脉狭窄的存在。近年发展迅速的多排螺旋 CT 冠状动脉造影,能建立冠状动脉三维成像以显示其主要分支,并可用于显示管壁上的斑块。随硬件设备和软件的进步,诊断的准确性得到很大的提高,已被广泛地用于无创性地诊断冠状动脉病变。

7.左心导管检查

主要包括冠状动脉造影术和左心室造影术,是有创性检查方法。选择性冠状动脉造影术目前仍是诊断冠状动脉病变并指导治疗方案选择尤其是血运重建术方案的最常用方法,常采用穿刺股动脉或桡动脉的方法,选择性地将导管送入左、右冠状动脉口,注射造影剂使冠状动脉主支及其分支显影,可以准确地反映冠状动脉狭窄的程度和部位。而左心室造影术是将导管送入左心室,用高压注射器将 30~40 mL 造影剂以 12~15 mL/s 的速度注入左心室,以评价左心室整体功能及局部室壁运动状况。

8.其他的有创性检查技术

由于冠状动脉造影只是通过造影剂充填的管腔轮廓反映冠状动脉病变,因此在定性和定量判断管壁上的病变方面存在局限性。而 IVUS 成像是将微型超声探头送入冠状动脉,显示血管的横断面,可同时了解管腔的狭窄程度和管壁上的病变情况,根据病变的回声特性了解病变性质。血管内多普勒血流速度测定技术能测定冠状动脉血流速度及血流储备,评价微循环功能。冠状动脉内压力测定技术得到的血流储备分数可评价狭窄病变导致的机械性梗阻程度。上述有创的技术对冠状动脉病变的形态和冠状动脉循环的功能评价能提供更多有价值的信息。

(六)诊断和鉴别诊断

根据典型的发作特点和体征,休息或含用硝酸甘油后缓解,结合年龄和存在的冠心病危险因素,除外其他疾病所致的心绞痛,即可建立诊断。发作不典型者,诊断要依靠观察硝酸甘油的疗效和发作时 ECG 的变化。未记录到症状发作时 ECG 者,可行 ECG 负荷试验或动态 ECG 监测,如负荷试验出现 ECG 阳性变化或诱发心绞痛时亦有助于诊断。诊断困难者,可行放射性核素检查、冠状动脉 CTA 或选择性冠状动脉造影检查。考虑介入治疗或外科手术者,必须行选择性冠状动脉造影。胸痛患者需考虑多种疾病,见表2-2。稳定型心绞痛尤其需要与以下疾病进行鉴别。

表 2-2　需与稳定型心绞痛相鉴别的疾病

心源性胸痛	肺部疾病	消化道疾病	神经-肌肉疾病	精神性疾病
主动脉夹层	胸膜炎	胃食管反流	肋间神经痛	焦虑性疾病
心包炎	肺栓塞	食管痉挛	肋骨肋软骨病	情感性疾病(如抑郁症)
心肌病	肺炎	食管失弛缓综合征	带状疱疹	躯体性精神病
重度主动脉瓣狭窄	纵隔肿瘤	食管裂孔疝		思维性精神病
心脏神经症	气胸	消化性溃疡		
心肌梗死		胰腺炎		
		胆囊炎		
		胆囊结石		

1.心脏神经症

本病患者常诉胸痛,但为短暂(几秒钟)的刺痛或持久(几小时)的隐痛,患者常喜欢不时地吸一大口气或出现叹息性呼吸。胸痛部位多在左胸乳房下心尖部附近,或经常变动。症状多在疲劳之后出现,而不在疲劳的当时,做轻度体力活动反觉舒适,有时可耐受较重的体力活动而不发生胸痛或胸闷。含用硝酸甘油无效或在10多分钟后才"见效",常伴有心悸、疲乏及其他神经衰弱的症状。

2.不稳定型心绞痛和急性心肌梗死

与稳定型劳力性心绞痛不同,不稳定型心绞痛包括初发型心绞痛、恶化型心绞痛及静息型心绞痛,仔细询问病史有助鉴别。急性心肌梗死临床表现更严重,有心肌坏死的证据。

3.其他疾病引起的心绞痛

其他疾病,包括主动脉瓣严重狭窄或关闭不全、冠状动脉炎引起的冠状动脉口狭窄或闭塞、肥厚型心肌病、X综合征等均可引起心绞痛,要根据其他临床表现来鉴别。其中X综合征多见于女性,ECG负荷试验常阳性,但冠状动脉造影阴性且无冠状动脉痉挛,预后良好,与微血管功能不全有关。

4.肋间神经痛

疼痛常累及1~2个肋间,但并不一定局限在胸前,为刺痛或灼痛,多为持续性而非发作性,咳嗽、用力呼吸和身体转动可使疼痛加剧,沿神经行经处有压痛,手臂上举活动时局部有牵拉疼痛,故与心绞痛不同。

5.不典型疼痛

不典型疼痛还需与包括胃食管反流、食管动力障碍、食管裂孔疝等食管疾病,以及消化性溃疡、颈椎病等鉴别。

(七)治疗

有2个主要目的:一是预防心肌梗死和猝死,改善预后,延长患者的生存期;二是减少缺血发作和缓解症状,提高生活质量。

1.一般治疗

发作时立刻休息,一般在停止活动后症状即可消除;平时应尽量避免各种已知的诱发因素,如过度的体力活动、情绪激动、饱餐等,冬天注意保暖;调节饮食,一次进食不宜过饱,避免油腻饮食,戒烟限酒;调整日常生活与工作量;减轻精神负担;保持适当的体力活动,以不发生疼痛症状为度;治疗高血压、糖尿病、贫血、甲状腺功能亢进等相关疾病。

2.药物治疗

药物治疗首先考虑预防心肌梗死和死亡,其次是减少缺血、缓解症状及改善生活质量。

(1)抗心绞痛和抗缺血治疗如下。

硝酸酯类药物:能降低心肌需氧,同时增加心肌供氧,从而缓解心绞痛。除扩张冠状动脉、降低阻力、增加冠状循环的血流量外,还通过对周围容量血管的扩张作用,减少静脉回流心脏的血量,降低心室容量、心腔内压和心室壁张力,降低心脏前负荷;对动脉系统有轻度扩张作用,减低心脏后负荷和心脏的需氧。①硝酸甘油:即刻缓解心绞痛发作,可使用作用较快的硝酸甘油舌下含片,1~2 片(0.5~1.0 mg),舌下含化,迅速被唾液所溶解而吸收,1~2 分钟即开始起作用,约半小时后作用消失。延迟见效或完全无效者,首先要考虑药物是否过期或未溶解,如属后者可嘱患者轻轻嚼碎后继续含化。服用戊四硝酯片剂,持续而缓慢释放,口服半小时后起作用,持续可达 4~8 小时,每次 2.5 mg。用 2%硝酸甘油油膏或橡皮膏贴片涂或贴在胸前或上臂皮肤而缓慢吸收,适用于预防夜间心绞痛发作。②硝酸异山梨酯:口服3 次/天,每次 5~20 mg,服后半小时起作用,持续 3~5 小时,缓释制剂药效可维持 12 小时,可用 20 mg,2 次/天。本药舌下含化后 2~5 分钟见效,作用维持 2~3 小时,每次可用 5~10 mg。③5-单硝酸异山梨酯:多为长效制剂,每天 20~50 mg,1~2 次。硝酸酯药物长期应用的主要问题是耐药性,其机制尚未明确,可能与巯基利用度下降、RAAS 激活等有关。防止发生耐药的最有效方法是每天保持足够长(8~10 小时)的无药期。硝酸酯药物的不良反应有头晕、头胀痛、头部跳动感、面红、心悸等,偶有血压下降。

β受体阻滞剂:机制是阻断拟交感胺类对心率和心收缩力的刺激作用,减慢心率、降低血压、减低心肌收缩力和氧耗量,从而缓解心绞痛的发作。此外,还减少运动时血流动力的反应,使同一运动量水平上心肌氧耗量减少;使不缺血的心肌区小动脉(阻力血管)缩小,从而使更多的血液通过极度扩张的侧支循环(输送血管)流入缺血区。不良反应有心室射血时间延长和心脏容积增加,这虽然可能使心肌缺血加重或引起心肌收缩力降低,但其使心肌耗氧量减少的作用远超过其不良反应。常用的制剂是美托洛尔 25~100 mg,2~3 次/天,其缓释制剂每天仅需口服 1 次;阿替洛尔 12.5~50 mg,1~2 次/天;比索洛尔 5~10 mg,1 次/天。本药常与硝酸酯制剂联合应用,比单独应用效果好。但要注意:①本药与硝酸酯制剂有协同作用,因而剂量应偏小,开始剂量尤其要注意减少,以免引起直立性低血压等不良反应;②停用本药时应逐步减量,如突然停用有诱发心肌梗死的可能;③支气管哮喘、心动过缓、高度房室传导阻滞者不用为宜;④我国多数患者对本药比较敏感,可能难以耐受大剂量。

钙通道阻滞剂(CCB):本类药物抑制钙离子进入心肌内,也抑制心肌细胞兴奋-收缩耦联中钙离子的作用。因而抑制心肌收缩,减少心肌氧耗;扩张冠状动脉,解除冠状动脉痉挛,改善心内膜下心肌的供血;扩张周围血管,降低动脉压,减轻心脏负荷;还降低血液黏度,抗血小板聚集,改善心肌的微循环。常用制剂包括以下几种。①二氢吡啶类:硝苯地平 10～20 mg,3 次/天,亦可舌下含用,其缓释制剂 20～40 mg,1～2 次/天。非洛地平、氨氯地平为新一代具有血管选择性的二氢吡啶类。同类制剂有尼群地平、尼索地平、尼卡地平、尼鲁地平、伊拉地平等。②维拉帕米:40～80 mg,3 次/天,或缓释剂 120～480 mg/d,同类制剂有噻帕米等。③地尔硫䓬:30～90 mg,3 次/天,其缓释制剂 45～90 mg,1～2 次/天。对于需要长期用药的患者,目前推荐使用控释、缓释或长效剂型。低血压、心功能减退和心力衰竭加重可以发生在长期使用该药期间。该药的不良反应包括周围性水肿和便秘,还有头痛、面色潮红、嗜睡、心动过缓或过速和房室传导阻滞等。CCB 对于减轻心绞痛大体上与 β 受体阻滞剂效果相当。本类药可与硝酸酯联合使用,其中硝苯地平尚可与 β 受体阻滞剂同服,但维拉帕米和地尔硫䓬与 β 受体阻滞剂合用时则有过度抑制心脏的危险。变异型心绞痛首选 CCB 治疗。

代谢类药物:曲美他嗪通过抑制脂肪酸氧化、增加葡萄糖代谢而增加缺氧状态下高能磷酸键的合成,治疗心肌缺血,无血流动力学影响,可与其他药物合用。可作为传统治疗不能耐受或控制不佳时的补充或替代治疗。口服 40～60 mg/d,每次 20 mg,2～3 次/天。

窦房结抑制剂——伊伐布雷定:该药是目前唯一的高选择 If 离子通道抑制剂,通过阻断窦房结起搏电流 If 通道、降低心率,发挥抗心绞痛的作用,对房室传导功能无影响。该药适用于对 β 受体阻滞剂和 CCB 不能耐受、无效或禁忌又需要控制窦性心律的患者。

(2)预防心肌梗死和死亡的药物治疗如下。

抗血小板治疗:稳定型心绞痛患者至少需要服用 1 种抗血小板药物。常用药物如下。①阿司匹林:通过抑制血小板环氧化酶和 TXA_2,抑制血小板在动脉粥样硬化斑块上的聚集,防止血栓形成,同时也通过抑制 TXA_2 导致的血管痉挛,能使稳定型心绞痛的心血管事件的危险性平均降低 33%。在所有急性或慢性缺血性心脏病的患者,无论是否有症状,只要没有禁忌证,就应每天常规应用阿司匹林 75～300 mg。不良反应主要是胃肠道症状,并与剂量有关,使用肠溶剂或缓释剂、抗酸剂可以减少对胃的不良作用。禁忌证包括过敏、严重未经治疗的高血压、活动性消化性溃疡、局部出血和出血体质。②氯吡格雷和噻氯匹定：通过二磷酸腺苷（ADP）受体抑制血小板内钙离子活性，并抑制血小板之间纤维蛋白原桥的形成。氯吡格雷的剂量为 75 mg，每天 1 次；噻氯匹定为 250 mg，1～2 次/天，由于后者胃肠道不适和过敏发生率高，也可以引起白细胞、中性粒细胞（2.4%）和血小板减少，因此要定期做血常规检查，目前已较少使用。前者粒细胞减少的不良反应小并且起效更快，一般不能耐受阿司匹林者可口服氯吡格雷。③其他的抗血小板制剂：西洛他唑是磷酸二酯酶抑制剂，50～100 mg，2 次/天。

降脂药物：降脂（或称调脂）药物在治疗冠状动脉粥样硬化中起重要作用，胆固醇的降低与冠心病病死率和总病死率降低有明显关系。他汀类药物可以进一步改善内皮细胞的功能，抑制炎症、稳定斑块，使部分动脉粥样硬化斑块消退，显著延缓病变进展。慢性稳定型心绞痛患者即使只是出现轻到中度 LDL-C 升高，也建议采用他汀类药物治疗，建议目标是将 LDL-C 水平降到<1 g/L。

血管紧张素转换酶抑制剂（ACEI）：ACEI 并非控制心绞痛的药物，但可降低缺血性事件的发生。ACEI 能逆转左心室肥厚及血管增厚，延缓动脉粥样硬化进展，能减少斑块破裂和血栓形成，另外有利于心肌氧供/氧耗平衡和心脏血流动力学，并降低交感神经活性。可应用于已知冠心病患者的二级预防，尤其是合并有糖尿病者。对收缩压<12.0 kPa（90 mmHg）、肾衰竭、双侧肾动脉狭窄和过敏者禁用。不良反应主要包括干咳、低血压和罕见的血管性水肿。常用药物包括培哚普利 4～8 mg，1 次/天；福辛普利 10～20 mg，1 次/天；贝那普利 10～20 mg，1 次/天；雷米普利 5～10 mg，1 次/天；赖诺普利 10～20 mg，1 次/天；依那普利 5～10 mg，2 次/天；卡托普利 12.5～25 mg，3 次/天。

（3）中医中药治疗：以"活血化瘀"法（常用丹参、红花、川芎、蒲黄、郁金、丹参滴丸或脑心通等）、"芳香温通"法（常用苏合香丸、苏冰滴丸、宽胸丸、保心丸、麝香保心丸等）和"祛痰通络"法（通心络等）最为常用。

3.经皮冠状动脉介入术（PCI）

PCI 已成为冠心病治疗的重要手段，介入治疗的手术数量已超过外科旁路手术，与内科药物保守疗法相比，PCI 能使患者的生活质量明显提高（活动耐量增加），但是总体的心肌梗死发生和病死率无显著差异。随着新技术的出现，尤其是新型支架及新型抗血小板药物的应用，PCI 不仅可以改善生活质量，而且对存在大面积心肌缺血的高危患者可明显降低其心肌梗死的发生率和病死率。PCI 的适应证也从早期的简单单支病变扩展为更复杂的病变，如多支血管病变、慢性完全闭塞病变及左主干病变等。

4.冠状动脉旁路手术(CABG)

使用患者自身的大隐静脉或游离内乳动脉或桡动脉作为旁路移植材料,一端吻合在主动脉,另一端吻合在有病变的冠状动脉段的远端;引主动脉的血流以改善该病变冠状动脉所供肌的血流供应。CABG在冠心病发病率高的国家已成为最普通的择期性心脏外科手术,对缓解心绞痛和改善患者的生存有较好效果。最近的微创冠状动脉旁路手术,采用心脏不停跳的方式进行冠状动脉旁路手术,并发症少、患者恢复快。

手术适应证:①冠状动脉多支血管病变,尤其是合并糖尿病的患者;②冠状动脉左主干病变;③不适合行介入治疗的患者;④心肌梗死后合并室壁瘤,需要进行室壁瘤切除的患者;⑤闭塞段的远段管腔通畅,血管供应区有存活心肌。

5.运动锻炼疗法

谨慎安排进度适宜的运动锻炼,有助于促进侧支循环的发展,提高体力活动的耐受量而改善症状。

(八)预后

心绞痛患者大多数能生存很多年,但有发生急性心肌梗死或猝死的危险,有室性心律失常或传导阻滞者预后较差,但决定预后的主要因素为冠状动脉病变范围和心功能。左冠状动脉主干病变最为严重,左主干狭窄患者第一年的生存率为70%,三支血管病变及心功能减退患者的生存率与左主干狭窄相同,左前降支近段病变较其他两支的病变严重。患者应积极治疗和预防,二级预防的主要措施可总结为所谓的ABCDE方案:A代表阿司匹林和ACEI;B代表β受体阻滞剂和控制血压;C代表控制胆固醇和吸烟;D代表控制饮食和糖尿病;E代表健康教育和运动。

二、隐匿型冠心病

隐匿型冠心病是无临床症状,但有心肌缺血客观证据(心电活动、心肌血流灌注及心肌代谢等异常)的冠心病,亦称无症状性冠心病。其心肌缺血的ECG表现可见于静息时,或在负荷状态下才出现,常为动态ECG记录所发现,又称为无症状性心肌缺血。这些患者经过冠状动脉造影或尸检,大多数证实冠状动脉有明显狭窄病变。

(一)临床表现

隐匿型冠心病有3种临床类型:①患者有因冠状动脉狭窄引起心肌缺血的

客观证据,但从无心肌缺血的症状。②患者曾患心肌梗死,现有心肌缺血但无心绞痛症状。③患者有心肌缺血发作,但有些有症状,有些则无症状,此类患者临床最多见。

心肌缺血而无症状的发生机制尚不清楚,可能与下列因素有关:①生理情况下,血浆或脑脊液中内源性阿片类物质(内啡肽)水平的变化,可能导致痛阈的改变;②心肌缺血较轻或有较好的侧支循环;③糖尿病性神经病变、冠状动脉旁路移植术后、心肌梗死后感觉传入径路中断所引起的损伤及患者的精神状态等,均可导致痛阈的改变。隐匿型冠心病患者可转变为各种有症状的冠心病临床类型,包括心绞痛或心肌梗死,亦可能逐渐演变为缺血性心肌病,个别患者发生猝死。及时发现这类患者,可为他们提供及早治疗的机会。

(二)诊断和鉴别诊断

诊断主要根据静息、动态或负荷试验的 ECG 检查、放射性核素心肌显像,发现患者有心肌缺血的改变,而无其他原因解释,又伴有动脉粥样硬化的危险因素。能确定冠状动脉存在病变的影像学检查(包括多排螺旋 CT 造影、有创性冠状动脉造影或 IVUS 检查),有重要诊断价值。

鉴别诊断要考虑能引起 ST 段和 T 波改变的其他疾病,如各种器质性心脏病,尤其是心肌炎、心肌病、心包病、电解质失调、内分泌病和药物作用等情况,都可引起 ECG 的 ST 段和 T 波改变,诊断时要注意摒除。但根据这些疾病和情况的临床特点,不难作出鉴别。心脏神经症患者可因 β 受体兴奋性增高而在 ECG 上出现 ST 段和 T 波变化,应予鉴别。

(三)防治

采用防治动脉粥样硬化的各种措施,硝酸酯类、β 受体阻滞剂和 CCB 可减少或消除无症状性心肌缺血的发作,联合用药效果更好。药物治疗后仍持续有心肌缺血发作者,应行冠状动脉造影以明确病变的严重程度,并考虑进行血运重建手术治疗。

(四)预后

与冠状动脉病变的范围、程度相关,而与有无症状无关。总缺血负荷,即有症状与无症状缺血之和,可作为预测冠心病患者预后的指标。

三、缺血性心肌病

缺血性心肌病为冠状动脉粥样硬化病变使心肌缺血、缺氧而导致心肌细胞减少、坏死、心肌纤维化、心肌瘢痕形成的疾病。其临床特点是心脏变得僵硬、逐渐扩大,发生心律失常和心力衰竭。因此也被称为心律失常和心力衰竭型冠心病或心肌硬化型冠心病。

(一)病理解剖和病理生理

缺血性心肌病主要由冠状动脉粥样硬化性狭窄、闭塞、痉挛和毛细血管网的病变所引起。心肌细胞的减少和坏死可以是心肌梗死的直接后果,也可因长期慢性心肌缺血累积而造成。心肌细胞坏死,残存的心肌细胞肥大、纤维化或瘢痕形成及心肌间质胶原沉积增加等均可发生,可导致室壁张力增加及室壁硬度异常、心脏扩大及心力衰竭等。病变主要累及左心室肌和乳头肌,也累及起搏和传导系统。心室壁上既可以有块状的成片坏死区,也可以有非连续性多发的灶性心肌损害。

(二)临床表现

1.心脏增大

患者有心绞痛或心肌梗死的病史,常伴有高血压。心脏逐渐增大,以左心室增大为主,可先肥厚,以后扩大,后期则两侧心脏均扩大。部分患者可无明显的心绞痛或心肌梗死病史,由隐匿型冠心病发展而来。

2.心力衰竭

心力衰竭的表现多逐渐发生,大多先出现左心衰竭。在心肌肥厚阶段,心脏顺应性降低,引起舒张功能不全。随着病情的发展,收缩功能也衰竭。然后右心也发生衰竭,出现相应的症状和体征。

3.心律失常

可出现各种心律失常,这些心律失常一旦出现常持续存在,其中以期前收缩(室性或房性)、心房颤动、病态窦房结综合征、房室传导阻滞和束支传导阻滞多见,阵发性心动过速亦时有发现。有些患者在心脏还未明显增大前已发生心律失常。

(三)诊断和鉴别诊断

诊断主要依靠冠状动脉粥样硬化的证据,并且除外可引起心脏扩大、心力衰竭和心律失常的其他器质性心脏病。ECG 检查除可见心律失常外,还可见到冠状动脉供血不足的变化,包括 ST 段压低、T 波平坦或倒置、Q-T 间期延长、QRS 波电压低等;放射性核素检查见心肌缺血;超声心动图可显示室壁的异常运动。如以往有心绞痛或心肌梗死病史,有助于诊断。冠状动脉造影可确立诊断。

鉴别诊断要考虑与心肌病（特别是特发性扩张型心肌病、克山病等）、心肌炎、高血压性心脏病、内分泌病性心脏病等鉴别。

(四)防治

早期的内科防治甚为重要，有助于推迟充血性心力衰竭的发生、发展。积极控制冠心病危险因素，治疗各种形式的心肌缺血，对缺血区域有存活心肌者，血运重建术可显著改善心肌功能。治疗心力衰竭以应用利尿剂和 ACEI（或 ARB）为主。β受体阻滞剂长期应用可改善心功能、降低病死率。能阻滞 β_1、β_2 和 α_1 受体的新一代 β受体阻滞剂卡维地洛 $12.5\sim100$ mg/d，效果较好。正性肌力药可作为辅助治疗，但强心宜选用作用和排泄快速的制剂，如毒毛花苷 K、毛花苷 C、地高辛等。曲美他嗪可改善缺血，解除残留的心绞痛症状并减少对其他辅助治疗的需要。对既往有血栓栓塞史、心脏明显扩大、心房颤动或超声心动图证实有附壁血栓者应给予抗凝治疗。心律失常中的病态窦房结综合征和房室传导阻滞出现阿-斯综合征发作者，宜及早安置永久性人工心脏起搏器；有心房颤动的患者，如考虑转复窦性心律，应警惕同时存在病态窦房结综合征的可能，避免转复窦性心律后心率极为缓慢，反而对患者不利。晚期患者常是心脏移植手术的主要对象。近年来，新的治疗技术如自体骨髓干细胞移植、血管内皮生长因子（VEGF）基因治疗已试用于临床，为缺血性心肌病治疗带来了新的希望。

(五)预后

本病预后不佳，5 年病死率为 $50\%\sim84\%$。心脏显著扩大特别是进行性心脏增大、严重心律失常和射血分数明显降低，为预后不佳的预测因素。死亡原因主要是进行性充血性心力衰竭、心肌梗死和严重心律失常。

第三节　急性冠状动脉综合征

急性冠状动脉综合征（ACS）指心血管疾病中急性发病的临床类型，包括 ST 段抬高型心肌梗死（STEMI）、非 ST 段抬高型心肌梗死（NSTEMI）和不稳定型心绞痛（UA）。近年又将前者称为 ST 段抬高型 ACS，约占 1/4（包括小部分变异型心绞痛），后两者合称为非 ST 段抬高型 ACS，约占 3/4。它们主要涵盖了以往分类中的 Q 波型急性心肌梗死（AMI）、非 Q 波型急性心肌梗死和不稳定型心绞痛。

一、不稳定型心绞痛和非 ST 段抬高型心肌梗死

UA 指介于稳定型心绞痛和急性心肌梗死之间的临床状态,包括了除稳定型劳力性心绞痛以外的初发型、恶化型劳力性心绞痛和各型自发性心绞痛。它是在粥样硬化病变的基础上,冠状动脉内膜下出血、斑块破裂、破损处血小板与纤维蛋白凝集形成血栓、冠状动脉痉挛及远端小血管栓塞引起的急性或亚急性心肌供氧减少。它是 ACS 中的常见类型。若 UA 伴有血清心肌坏死标志物明显升高,此时可确立 NSTEMI 的诊断。

(一)发病机制

ACS 有着共同的病理生理学基础,即在冠状动脉粥样硬化的基础上,粥样斑块松动、裂纹或破裂,使斑块内高度致血栓形成的物质暴露于血流中,引起血小板在受损表面黏附、活化、聚集,形成血栓,导致病变血管完全性或非完全性闭塞。冠状动脉病变的严重程度,主要取决于斑块的稳定性,与斑块的大小无直接关系。不稳定斑块具有如下特征:脂质核较大,纤维帽较薄,含大量的巨噬细胞和 T 淋巴细胞,血管平滑肌细胞含量较少。UA/NSTEMI 的特征是心肌供氧和需氧之间平衡失调,目前发现其最常见病因是心肌血流灌注减少,这是由于粥样硬化斑块破裂发生的非阻塞性血栓导致冠状动脉狭窄。血小板聚集和破裂斑块碎片导致的微血管栓塞,使得许多患者的心肌标志物释放。其他原因包括动力性阻塞(冠状动脉痉挛或收缩)、进行性机械性阻塞、炎症和(或)感染、继发性 UA 即心肌氧耗增加或氧输送障碍的情况(包括贫血、感染、甲状腺功能亢进、心律失常、血液高黏滞状态或低血压等),实际上这 5 种病因相互关联。

(二)病理解剖

冠状动脉病变或粥样硬化斑块的慢性进展,虽然可导致冠状动脉严重狭窄甚至完全闭塞,但是由于侧支循环的逐渐形成,通常不一定产生心肌梗死。若冠状动脉管腔未完全闭塞,仍有血供,临床上表现为 NSTEMI 即非 Q 波型心肌梗死或 UA,心电图仅出现 ST 段持续压低或 T 波倒置。如果冠状动脉闭塞时间短,累计心肌缺血<20 分钟,组织学上无心肌坏死,也无心肌酶或其他标志物的释出,心电图呈一过性心肌缺血改变,临床上就表现为 UA;如果冠状动脉严重阻塞时间较长,累计心肌缺血>20 分钟,组织学上有心肌坏死,血清心肌坏死标志物也会异常升高,心电图上呈持续性心肌缺血改变而无 ST 段抬高和病理性 Q 波出现,临床上即可诊断为 NSTEMI 或非 Q 波型心肌梗死。NSTEMI 虽然心肌坏死面积不大,但心肌缺血范围往往不小,临床上依然高危;这可以是冠状

动脉血栓性闭塞已有早期再通,或痉挛性闭塞反复发作,或严重狭窄的基础上急性闭塞后已有充分的侧支循环建立的结果。NSTEMI 时的冠状动脉内附壁血栓多为白血栓;也可能是由斑块成分或血小板血栓向远端栓塞所致。

(三)临床表现

(1)静息时或夜间发生心绞痛常持续 20 分钟以上。

(2)新近发生的心绞痛(病程在 2 个月内)且程度严重。

(3)近期心绞痛逐渐加重(包括发作的频度、持续时间、严重程度和疼痛放射到新的部位)。发作时可有出汗、皮肤苍白湿冷、恶心、呕吐、心动过速、呼吸困难、出现第三或第四心音等表现。而原来可以缓解心绞痛的措施此时变得无效或不完全有效。UA 患者中约 20% 发生 NSTEMI 需通过血肌钙蛋白和心肌酶检查来判定。UA 和 NSTEMI 患者中很少有严重的左心室功能不全所致的低血压(心源性休克)发生。

(四)危险分层

不同的发病机制造成不同类型 ACS,其近、远期预后有较大的差别,因此正确识别 ACS 的高危人群并给予及时和有效的治疗可明显改善其预后,这具有重要的临床意义。对于 ACS 的危险性评估遵循以下原则:首先是明确诊断,然后进行临床分类和危险分层,最终确定治疗方案。

1.高危非 ST 段抬高型 ACS 患者的评判标准

美国心脏病学会/美国心脏病协会(ACC/AHA)将具有以下临床或心电图情况中的 1 条作为高危非 ST 段抬高型 ACS 患者的评判标准。

(1)缺血症状在 48 小时内恶化。

(2)长时间(>20 分钟)进行性静息性胸痛。

(3)低血压、新出现杂音或杂音突然变化、心力衰竭、心动过缓、心动过速、年龄>75 岁。

(4)心电图改变:静息性心绞痛伴一过性 ST 段改变(>0.05 mV),新出现的束支传导阻滞,持续性室性心动过速。

(5)心肌标志物(TnI、TnT)明显增高(>0.1 μg/L)。

2.中度危险性 ACS 患者的评判标准

中度危险为无高度危险特征但具备下列中的 1 条。

(1)既往有心肌梗死、周围血管或脑血管疾病,或冠状动脉搭桥,既往使用阿司匹林。

（2）长时间（＞20分钟）静息性胸痛已缓解，或过去2周内新发CCS分级Ⅲ级或Ⅳ级心绞痛，但无长时间（＞20分钟）静息性胸痛，并有高度或中度冠状动脉疾病可能；夜间心绞痛。

（3）年龄＞70岁。

（4）心电图改变：T波倒置＞0.2 mV，病理性Q波或多个导联静息ST段压低＜0.1 mV。

（5）TnI或TnT轻度升高（即＜0.1 μg/L，但＞0.01 μg/L）。

3.低度危险性ACS患者的评判标准

低度危险性为无上述高度、中度危险特征，但有下列特征。

（1）心绞痛的频率、程度和持续时间延长，诱发胸痛阈值降低，2周至2个月内新发心绞痛。

（2）胸痛期间心电图正常或无变化。

（3）心脏标志物正常。近年来，在结合上述指标的基础上，将更为敏感和特异的心肌生化标志物用于危险分层，其中最具代表性的是心肌特异性肌钙蛋白、C-反应蛋白、高敏C-反应蛋白（HsCRP）、脑钠肽（BNP）和纤维蛋白原。

（五）实验室检查和辅助检查

1.心电图检查

应在症状出现10分钟内进行。UA发作时心电图有一过性ST段偏移和（或）T波倒置；如心电图变化持续12小时以上，则提示发生NSTEMI。NSTEMI时不出现病理性Q波，但有持续性ST段压低≥0.1 mV（aVR导联有时还有V$_1$导联则ST段抬高），或伴对称性T波倒置，相应导联的R波电压进行性降低，ST段和T波的这种改变常持续存在。

2.心脏标志物检查

UA时，心脏标志物一般无异常增高；NSTEMI时，血CK-MB或肌钙蛋白常有明显升高。TnT或TnI及C-反应蛋白升高是协助诊断和提示预后较差的指标。

3.其他

需施行各种介入性治疗时，可先行选择性冠状动脉造影，必要时行血管内超声或血管镜检查，明确病变情况。

（六）诊断

对年龄＞30岁的男性和＞40岁的女性（糖尿病患者更年轻）主诉符合上述临

床表现的心绞痛时应考虑 ACS,但须先与其他原因引起的疼痛相鉴别。随即进行一系列的心电图和心脏标志物的检测,以判别为 UA、NSTEMI 或是 STEMI。

(七)鉴别诊断

1.急性心包炎

尤其是急性非特异性心包炎,可有较剧烈而持久的心前区疼痛,心电图有 ST 段和 T 波变化。但心包炎患者在疼痛的同时或以前已有发热和血白细胞计数增高,疼痛常于深呼吸和咳嗽时加重,坐位前倾时减轻。体检可发现心包摩擦音。

2.急性肺动脉栓塞

肺动脉大块栓塞常可引起胸痛、咯血、气急和休克,但有右心负荷急剧增加的表现,如发绀、肺动脉瓣区第二心音亢进、三尖瓣区出现收缩期杂音、颈静脉充盈、肝大、下肢水肿等。发热和白细胞增多出现也较早,多在 24 小时内。心电图示电轴右偏,Ⅰ导联出现 S 波或原有的 S 波加深,Ⅲ导联出现 Q 波和 T 波倒置,aVR 导联出现高 R 波,胸导联过渡区向左移,右胸导联 T 波倒置等。血乳酸脱氢酶总值增高,但其同工酶和肌酸磷酸激酶不增高,D-二聚体可升高,其敏感性高但特异性差。肺部 X 线检查、放射性核素肺通气-灌注扫描、CT 和必要时选择性肺动脉造影有助于诊断。

3.急腹症

急性胰腺炎、消化性溃疡穿孔、急性胆囊炎、胆石症等,患者可有上腹部疼痛及休克,可能与 ACS 患者疼痛波及上腹部者混淆。但仔细询问病史和体格检查,不难进行鉴别。心电图检查和血清肌钙蛋白、心肌酶等测定有助于明确诊断。

4.主动脉夹层分离

以剧烈胸痛起病,颇似 ACS。但疼痛一开始即达高峰,常放射到背、肋、腹、腰和下肢,两上肢血压及脉搏可有明显差别,少数有主动脉瓣关闭不全,可有下肢暂时性瘫痪或偏瘫。X 线胸片示主动脉增宽,CT 或 MRI 主动脉断层显像以及超声心动图探测到主动脉壁夹层内的液体,可确立诊断。

5.其他疾病

急性胸膜炎、自发性气胸、带状疱疹等心脏以外疾病引起的胸痛,依据特异性体征、X 线胸片和心电图特征不难鉴别。

(八)治疗

ACS 是内科急症,治疗结局主要受是否迅速诊断和治疗的影响,因此应及早发现和及早住院,并加强住院前的就地处理。UA 或 NSTEMI 的治疗目标是稳定斑块、治疗残余心肌缺血、进行长期的二级预防。溶栓治疗不宜用于 UA 或 NSTEMI。

1.一般治疗

UA 或 NSTEMI 患者应住入冠心病监护病室,卧床休息 12～24 小时,给予持续心电监护。病情稳定或血运重建后症状控制,应鼓励患者早期活动。下肢做被动运动可防止静脉血栓形成。活动量的增加应循序渐进。应尽量对患者进行必要的解释和鼓励,使其能积极配合治疗而又解除焦虑和紧张,可以应用小剂量的镇静剂和抗焦虑药物,使患者得到充分休息和减轻心脏负担。保持大便通畅,便时避免用力,如便秘可给予缓泻剂。有明确低氧血症或存在左心室功能衰竭时才需补充氧气。在最初 2～3 天,饮食应以流质食物为主,以后随着症状减轻而逐渐增加粥、面条等及其他容易消化的半流质食物,宜少量多餐,钠盐和液体的摄入量应根据汗量、尿量、呕吐量及有无心力衰竭而做适当调节。

2.抗栓治疗

抗栓治疗可预防冠状动脉进一步血栓形成、促进内源性纤溶活性溶解血栓和减少冠状动脉狭窄程度,从而可减少事件进展的风险和预防冠状动脉完全阻塞的进程。

(1)抗血小板治疗:主要药物包括以下几种。

环氧化酶抑制剂:阿司匹林可降低 ACS 患者的短期和长期病死率。若无禁忌证,ACS 患者入院时都应接受阿司匹林治疗,起始负荷剂量为 160～325 mg(非肠溶制剂),首剂应嚼碎,加快其吸收,以便迅速抑制血小板激活状态,以后改用小剂量维持治疗。除非对阿司匹林过敏或有其他禁忌证,否则主张长期服用小剂量 75～100 mg/d 维持。

二磷酸腺苷(ADP)受体拮抗剂:氯吡格雷和噻氯匹定能拮抗血小板 ADP 受体,从而抑制血小板聚集,可用于对阿司匹林不能耐受患者的长期口服治疗。氯吡格雷起始负荷剂量为 300 mg,以后 75 mg/d 维持;噻氯匹定起效较慢,不良反应较多,已少用。对于非 ST 段抬高型 ACS 患者不论是否行介入治疗,阿司匹林加氯吡格雷均为常规治疗,应联合应用 12 个月,对于放置药物支架的患者这种联合治疗时间应更长。

血小板膜糖蛋白Ⅱb/Ⅲa(GPⅡb/Ⅲa)受体拮抗剂:激活的 GPⅡb/Ⅲa 受体与纤维蛋白原结合,形成在激活血小板之间的桥梁,导致血小板血栓形成。阿昔单抗是直接抑制 GPⅡb/Ⅲa 受体的单克隆抗体,在血小板激活起重要作用的情况下,特别是患者进行介入治疗时,该药多能有效地与血小板表面的GP Ⅱb/Ⅲa受体结合,从而抑制血小板的聚集;一般使用方法是先静脉注射冲击量0.25 mg/kg,然后10 μg/(kg·h)静脉滴注12~24小时。合成的该类药物还包括替罗非班和依替巴肽。以上3种GP Ⅱb/Ⅲa受体拮抗剂静脉制剂均适用于 ACS 患者急诊 PCI(首选阿昔单抗,因目前其安全性证据最多),可明显降低急性和亚急性血栓形成的发生率,如果在 PCI 前6小时内开始应用该类药物,疗效更好。若未行PCI,GP Ⅱb/Ⅲa受体拮抗剂可用于高危患者,尤其是心脏标志物升高或尽管接受合适的药物治疗症状仍持续存在或两者兼有的患者。GP Ⅱb/Ⅲa受体拮抗剂应持续应用 24~36 小时,静脉滴注结束之前进行血管造影。

(2)抗凝治疗:除非有禁忌证(如活动性出血或已应用链激酶或复合纤溶酶链激酶),否则所有患者应在抗血小板治疗的基础上常规接受抗凝治疗,抗凝治疗药物的选择应根据治疗策略及缺血和出血事件的风险。常用抗凝药包括普通肝素、低分子肝素、磺达肝癸钠和比伐卢定。

3.抗心肌缺血治疗

(1)硝酸酯类药物:硝酸酯类药物可选择口服,舌下含服,经皮肤或经静脉给药。硝酸甘油为短效硝酸酯类,对有持续性胸部不适、高血压、急性左心衰竭的患者,在最初 24~48 小时的治疗中,静脉内应用有利于控制心肌缺血发作。先给予舌下含服 0.3~0.6 mg,继以静脉点滴,开始 5~10 μg/min,每 5~10 分钟增加 5~10 μg,直至症状缓解或平均压降低 10%但收缩压不低于 12.0 kPa(90 mmHg)。目前推荐静脉应用硝酸甘油的患者症状消失 24 小时后,就改用口服制剂或应用皮肤贴剂。药物耐受现象可能在持续静脉应用硝酸甘油 24~48 小时出现。由于在 NSTEMI 患者中未观察到硝酸酯类药物具有降低病死率的临床益处,因此在长期治疗中此类药物应逐渐减量至停用。

(2)镇痛剂:如硝酸酯类药物不能使疼痛迅速缓解,应立即给予吗啡,10 mg稀释成 10 mL,每次 2~3 mL静脉注射。哌替啶 50~100 mg 肌内注射,必要时1~2 小时后再注射 1 次,以后每 4~6 小时可重复应用,注意呼吸功能的抑制。给予吗啡后如出现低血压,可仰卧或静脉滴注生理盐水来维持血压,很少需要用升压药。如出现呼吸抑制,应给予纳洛酮 0.4~0.8 mg。有使用吗啡禁忌证(低血压和既往过敏史)者,可选用哌替啶替代。疼痛较轻者可用罂粟碱,30~60 mg肌内注射或口服。

(3)β受体阻滞剂:β受体阻滞剂可用于所有无禁忌证(如心动过缓、心脏传导阻滞、低血压或哮喘)的 UA 和 NSTEMI 患者,可减少心肌缺血发作和心肌梗死的发展。使用β受体阻滞剂的方案如下：①首先排除有心力衰竭、低血压〔收缩压＜12.0 kPa(90 mmHg)〕、心动过缓(心率＜60 次/分)或有房室传导阻滞(PR间期＞0.24 秒)的患者；②给予美托洛尔，静脉推注每次 5 mg，共 3 次；③每次推注后观察 2～5 分钟，如果心率低于 60 次/分或收缩压低于 13.3 kPa(100 mmHg)，则停止给药，静脉注射美托洛尔的总量为 15 mg；④如血流动力学稳定，末次静脉注射后 15 分钟，开始改为口服给药，每 6 小时 50 mg，持续 2 天，以后渐增为 100 mg，2 次/天。作用极短的β受体阻滞剂艾司洛尔静脉注射 50～250 μg/(kg·min)，安全而有效，甚至可用于左心功能减退的患者，药物作用在停药后 20 分钟内消失，用于有β受体阻滞剂相对禁忌证，而又希望减慢心率的患者。β受体阻滞剂的剂量应调整到患者安静时，心率为 50～60 次/分。

(4)钙通道阻滞剂：钙通道阻滞剂与β受体阻滞剂一样能有效地减轻症状。但所有的大规模临床试验表明，钙通道阻滞剂应用于 UA，不能预防急性心肌梗死的发生或降低病死率，目前仅推荐用于全量硝酸酯和β受体阻滞剂之后仍有持续性心肌缺血的患者或对β受体阻滞剂有禁忌的患者，应选用心率减慢型的非二氢吡啶类钙通道阻滞剂。对心功能不全的患者，应用β受体阻滞剂后再加用钙通道阻滞剂应特别谨慎。

(5)血管紧张素转换酶抑制剂(ACEI)：近年来一些临床研究显示，对 UA 和 NSTEMI 患者，短期应用 ACEI 并不能获得更多的临床益处。但长期应用对预防再发缺血事件和死亡有益。因此，除非有禁忌证(如低血压、肾衰竭、双侧肾动脉狭窄和已知的过敏)，所有 UA 和 NSTEMI 患者都可选用 ACEI。

(6)调脂治疗：所有 ACS 患者应在入院 24 小时之内评估空腹血脂谱。近年的研究表明，他汀类药物可以稳定斑块，改善内皮细胞功能，因此如无禁忌证，无论血基线 LDL-C 水平和饮食控制情况如何，均建议早期应用他汀类药物，使 LDL-C 水平降至＜800 g/L。常用的他汀类药物有辛伐他汀 20～40 mg/d、普伐他汀 10～40 mg/d、氟伐他汀 40～80 mg/d、阿托伐他汀 10～80 mg/d 或瑞舒伐他汀 10～20 mg/d。

4.血运重建治疗

(1)经皮冠状动脉介入术(PCI)：UA 和 NSTEMI 的高危患者，尤其是血流动力学不稳定、心脏标志物显著升高、顽固性或反复发作心绞痛伴有动态 ST 段改变、有心力衰竭或危及生命的心律失常者，应早期行血管造影术和 PCI。PCI 能改善预后，尤其是同时应用 GPⅡb/Ⅲa 受体拮抗剂时。对中危患者及有持续性心肌缺血证据的患者，PCI 可以识别致病的病变、评估其他病变的范围和左心室功能。对中高危患者,PCI 或 CABG 具有明确的潜在益处。但对低危患者,不建议进行常规的介入性检查。

(2)冠状动脉旁路移植术(CABG):对经积极药物治疗而症状控制不满意及高危患者(包括持续 ST 段压低、cTnT 升高等),应尽早(72 小时内)进行冠状动脉造影,根据下列情况选择治疗措施:①严重左冠状动脉主干病变(狭窄＞50％),应及时行外科手术治疗。②有多支血管病变,且有左心室功能不全(LVEF＜50％)或伴有糖尿病者,应进行 CABG。③有两支血管病变合并左前降支近段严重狭窄和左心室功能不全(LVEF＜50％)或无创性检查显示心肌缺血的患者,建议施行CABG。④对 PCI 效果不佳或强化药物治疗后仍有缺血的患者,建议施行CABG。⑤弥漫性冠状动脉远端病变的患者,不适合行 PCI 或 CABG。

二、ST 段抬高型心肌梗死

(一)病理解剖

若冠状动脉管腔急性完全闭塞,血供完全停止,导致所供区域心室壁心肌透壁性坏死,临床上表现为典型的 STEMI,即传统的 Q 波型心肌梗死。在冠状动脉闭塞后 20～30 分钟,受其供血的心肌即有少数坏死,开始了 AMI 的病理过程。1～2 小时绝大部分心肌呈凝固性坏死,心肌间质则充血、水肿,伴多量炎性细胞浸润。以后,坏死的心肌纤维逐渐溶解,形成肌溶灶,随后渐有肉芽组织形成。坏死组织 1～2 周开始吸收,并逐渐纤维化,在 6～8 周进入慢性期形成瘢痕而愈合,称为陈旧性或愈合性心肌梗死。瘢痕大者可逐渐向外凸出而形成室壁膨胀瘤。梗死附近心肌的血供随侧支循环的建立而逐渐恢复。病变可波及心包出现反应性心包炎,波及心内膜引起附壁血栓形成。在心腔内压力的作用下,坏死的心壁可破裂(心脏破裂),破裂可发生在心室游离壁、乳头肌或心室间隔处。

心肌梗死时冠状动脉内血栓既有白血栓(富含血小板),又有红血栓(富含纤维蛋白和红细胞)。STEMI 的闭塞性血栓是白、红血栓的混合物,从堵塞处向近端延伸部分为红血栓。

(二)病理生理

1.左心室功能

冠状动脉急性闭塞时相关心肌依次发生 4 种异常收缩形式:①运动同步失调,即相邻心肌节段收缩时相不一致;②收缩减弱,即心肌缩短幅度减小;③无收缩;④反常收缩,即矛盾运动,收缩期膨出。于梗死部位发生功能异常的同时,正常心肌在早期出现收缩增强。由于非梗死节段发生收缩加强,使梗死区产生矛盾运动。然而,非梗死节段出现代偿性收缩运动增强,对维持左心室整体收缩功能的稳定有重要意义。若非梗死区有心肌缺血,即"远处缺血"存在,则收缩功能也可降低,主要见于非梗死区域冠状动脉早已闭塞,供血主要依靠此次心肌梗死相关冠状动脉者。同样,若心肌梗死区心肌在此次冠状动脉闭塞以前就已有冠状动脉侧支循环形成,则对于心肌梗死区乃至左心室整体收缩功能的保护也有重要意义。

2.心室重构

心肌梗死致左心室节段和整体收缩、舒张功能降低的同时,机体启动了交感神经系统兴奋、肾素血管紧张素-醛固酮系统激活和 Frank-Starling 等代偿机制,一方面通过增强非梗死节段的收缩功能、增快心率、代偿性增加已降低的心搏量(SV)和心排血量(CO),并通过左心室壁伸展和肥厚增加左心室舒张末容积(LVEDV)进一步恢复 SV 和 CO,降低升高的左心室舒张末压(LVEDP);但另一方面,也同时开启了左心室重构的过程。

心肌梗死发生后,左心室腔大小、形态和厚度发生变化,总称为心室重构。重构过程反过来影响左心室功能和患者的预后。重构是左心室扩张和非梗死心肌肥厚等因素的综合结果,使心室变形(球形变)。除了梗死范围以外,另 2 个影响左心室扩张的重要因素是左心室负荷状态和梗死相关动脉的通畅程度。左心室压力升高有导致室壁张力增加和梗死扩张的危险,而通畅的梗死区相关动脉可加快瘢痕形成,增加梗死区组织的修复,减少梗死的扩展和心室扩张的危险。

(三)临床表现

1.诱发因素

本病在春、冬季发病较多,与气候寒冷、气温变化大有关,常在安静或睡眠时发病,以清晨 6 时至午间 12 时发病最多。大约有 1/2 的患者能查明诱发因素,如剧烈运动、过重的体力劳动、创伤、情绪激动、精神紧张或饱餐、急性失血、出血性或感染性休克,主动脉瓣狭窄、发热、心动过速等引起的心肌耗氧增加、血供减少都可能是心肌梗死的诱因。在变异型心绞痛患者中,反复发作的冠状动脉痉挛也可发展为 AMI。

2.先兆

半数以上患者在发病前数天有乏力、胸部不适,活动时心悸、气急、烦躁、心绞痛等前驱症状,其中以新发生心绞痛(初发型心绞痛)或原有心绞痛加重(恶化型心绞痛)最突出。心绞痛发作较以往频繁、性质较剧、持续较久、硝酸甘油疗效差、诱发因素不明显;疼痛时伴有恶心、呕吐、大汗和心动过速,或伴有心功能不全、严重心律失常、血压大幅度波动等;同时心电图示 ST 段一过性明显抬高(变异型心绞痛)或压低,T 波倒置或增高,应警惕近期内发生心肌梗死的可能。发现先兆及时积极治疗,有可能使部分患者避免发生心肌梗死。

3.症状

(1)疼痛:是最先出现的症状,疼痛部位和性质与心绞痛相同,但常发生于安静或睡眠时,疼痛程度较重,范围较广,持续时间可长达数小时或数天,休息或含用硝酸甘油片多不能缓解,患者常烦躁不安、出汗、恐惧,有濒死之感。在我国,$1/6\sim1/3$ 的患者疼痛的性质及部位不典型,如位于上腹部,常被误认为胃溃疡穿孔或急性胰腺炎等急腹症;位于下颌或颈部,常被误认为牙病或骨关节病。部分患者无疼痛,多为糖尿病患者或老年人,一开始即表现为休克或急性心力衰竭;少数患者在整个病程中都无疼痛或其他症状,而事后才发现患过 MI。

(2)全身症状:主要是发热,伴有心动过速、白细胞增高和血细胞沉降率增快等,由坏死物质吸收所引起。一般在疼痛发生后 $24\sim48$ 小时出现,程度与梗死范围常呈正相关,体温一般在 38 ℃上下,很少超过 39 ℃,持续 1 周左右。

(3)胃肠道症状:约 1/3 有疼痛的患者,在发病早期伴有恶心、呕吐和上腹胀痛,与迷走神经受坏死心肌刺激和心排血量降低组织灌注不足等有关;肠胀气也不少见;重症者可发生呃逆(以下壁心肌梗死多见)。

(4)心律失常:见于 $75\%\sim95\%$ 的患者,多发生于起病后 $1\sim2$ 周,尤以24 小时内最多见。各种心律失常中以室性心律失常为最多,尤其是室性期前收缩;如室性期前收缩频发(每分钟 5 次以上),成对出现,心电图上表现为多源性或落在前一心搏的易损期时,常预示即将发生室性心动过速或心室颤动。冠状动脉再灌注后可能出现加速性室性自主心律与室性心动过速,多数历时短暂,自行消失。室上性心律失常则较少,阵发性心房颤动比心房扑动和室上性心动过速更多见,多发生在心力衰竭患者中。窦性心动过速的发生率为 $30\%\sim40\%$,发病初期出现的窦性心动过速多为暂时性,持续性窦性心动过速是梗死面积大、心排血量降低或左心功能不全的反映。各种程度的房室传导阻滞和束支传导阻滞也较多,严重者发生完全性房室传导阻滞。发生完全性左束支传导阻滞时 MI 的心电图表现可被掩盖。前壁 MI 易发生室性心律失常。下壁(膈面)MI 易发生房室传导阻滞,其阻滞部位多在房室束以上,预后较好。前壁 MI 而发生房室传导阻滞时,往往是多个束支同时发生传导阻滞的结果,其阻滞部位在房室束以下,且常伴有休克或心力衰竭,预后较差。

(5)低血压和休克:疼痛期血压下降常见,可持续数周后再上升,但常不能恢复以往的水平,未必是休克。如疼痛缓解而收缩压低于10.7 kPa(80 mmHg),患者烦躁不安、面色苍白、皮肤湿冷、脉细而快、大汗淋漓、尿量减少(<20 mL/h)、神志迟钝,甚至昏厥者,则为休克的表现。休克多在起病后数小时至1周发生,见于20%的患者,主要是心源性,为心肌广泛(40%以上)坏死、心排血量急剧下降所致,神经反射引起的周围血管扩张为次要的因素,有些患者还有血容量不足的因素参与。严重的休克可在数小时内致死,一般持续数小时至数天,可反复出现。

(6)心力衰竭:主要是急性左心衰竭,可在起病最初数天内发生或在疼痛、休克好转阶段出现,为梗死后心脏舒缩力显著减弱或不协调所致,发生率为20%～48%。患者出现呼吸困难、咳嗽、发绀、烦躁等,严重者可发生肺水肿或进而发生右心衰竭的表现,出现颈静脉怒张、肝肿痛和水肿等。右心室MI者,一开始即可出现右心衰竭的表现。

4.体征

AMI时心脏体征可在正常范围内,体征异常者大多数无特征性:心脏可有轻至中度增大;心率增快或减慢;心尖区第一心音减弱,可出现第三或第四心音奔马律。前壁心肌梗死的早期,可能在心尖区和胸骨左缘之间扪及迟缓的收缩期膨出,是由心室壁反常运动所致,常在几天至几周消失。有10%～20%的患者在发病后2～3天出现心包摩擦音,多在1～2天消失,少数持续1周以上。发生二尖瓣乳头肌功能失调者,心尖区可出现粗糙的收缩期杂音;发生心室间隔穿孔者,胸骨左下缘出现响亮的收缩期杂音,常伴震颤。右心室梗死较重者可出现颈静脉怒张,深吸气时更为明显。除发病极早期可出现一过性血压增高外,绝大多数患者在病程中会有血压降低,起病前有高血压者,血压可降至正常;起病前无高血压者,血压可降至正常以下,且可能不再恢复到起病之前的水平。

(四)并发症

并发症可分为机械性、缺血性、栓塞性和炎症性。

1.机械性并发症

(1)心室游离壁破裂:3%的MI患者可发生心室游离壁破裂,是心脏破裂最常见的一种,占MI患者死亡的10%。心室游离壁破裂常在发病1周内出现,早高峰在MI后24小时内,晚高峰在MI后3～5天。早期破裂与胶原沉积前的梗死扩展有关,晚期破裂与梗死相关室壁的扩展有关。心脏破裂多发生在第一次MI、前壁梗死、老年和女性患者中。其他危险因素包括MI急性期的高血压、既往无心绞痛和心肌梗死、缺乏侧支循环、心电图上有Q波、应用糖皮质激素或非甾体抗炎药、MI 症状出现后 14 小时以后的溶栓治疗。心室游离壁破裂的典型表现包括持续性心前区疼痛、心电图 ST-T 改变、迅速进展的血流动力学衰竭、急性心脏压塞和电机械分离。心室游离壁破裂也可为亚急性,即心肌梗死区不完全或逐渐破裂,形成包裹性心包积液或假性室壁瘤,患者能存活数月。

(2)室间隔穿孔:比心室游离壁破裂少见,有 0.5%～2% 的 MI 患者会发生室间隔穿孔,常发生于 AMI 后 3～7 天。AMI 后,胸骨左缘突然出现粗糙的全收缩期杂音或可触及收缩期震颤,或伴有心源性休克和心力衰竭,应高度怀疑室间隔穿孔,此时应进一步作 Swan-Ganz 导管检查与超声心动图检查。

(3)乳头肌功能失调或断裂:乳头肌功能失调总发生率可高达 50%,二尖瓣乳头肌因缺血、坏死等使收缩功能发生障碍,造成不同程度的二尖瓣脱垂或关闭不全,心尖区出现收缩中晚期喀喇音和吹风样收缩期杂音,第二心音可不减弱,可引起心力衰竭。轻症者可以恢复,其杂音可以消失。乳头肌断裂极少见,多发生在二尖瓣后内乳头肌,故在下壁 MI 中较为常见。后内乳头肌大多是部分断裂,可导致严重二尖瓣反流伴有明显的心力衰竭;少数完全断裂者则发生急性二尖瓣大量反流,造成严重的急性肺水肿,约 1/3 的患者迅速死亡。

(4)室壁膨胀瘤:或称室壁瘤。绝大多数并发于 STEMI,多累及左心室心尖部,发生率为 5%～20%。为在心室腔内压力影响下,梗死部位的心室壁向外膨出而形成。见于 MI 范围较大的患者,常于起病数周后才被发现。发生较小室壁瘤的患者可无症状与体征;但发生较大室壁瘤的患者,可出现顽固性充血性心力衰竭以及复发性、难治的致命性心律失常。体检可发现心浊音界扩大,心脏搏动范围较广泛或心尖抬举样搏动,可有收缩期杂音。

2.缺血性并发症

(1)梗死延展:指同一梗死相关冠状动脉供血部位的 MI 范围的扩大,可表现为心内膜下 MI 转变为透壁性 MI 或 MI 范围扩大到邻近心肌,多有梗死后心绞痛和缺血范围的扩大。梗死延展多发生在 AMI 后的 2～3 周,多数原梗死区相应导联的心电图有新的梗死性改变且 CK 或肌钙蛋白升高时间延长。

(2)再梗死:指 AM 4 周后再次发生的 MI,既可发生在原来梗死的部位,也可发生在任何其他心肌部位。如果再梗死发生在 AMI 后 4 周内,则其心肌坏死区一定受另一支有病变的冠状动脉所支配。通常再梗死发生在与原梗死区不同的部位,诊断多无困难;若再梗死发生在与原梗死区相同的部位,尤其是 NSTEM 的再梗死、反复多次的灶性梗死,常无明显的或特征性的心电图改变,可使诊断发生困难,此时迅速上升且又迅速下降的酶学指标如 CK-MB 比肌钙蛋白更有价值。CK-MB恢复正常后又升高或超过原先水平的50%对再梗死具有重要的诊断价值。

3.栓塞性并发症

MI并发血栓栓塞主要是指心室附壁血栓或下肢静脉血栓破碎脱落所致的体循环栓塞或肺动脉栓塞。左心室附壁血栓形成在AMI患者中较多见,尤其在急性大面积前壁MI累及心尖部时,其发生率可高达60%左右,而体循环栓塞并不常见,国外一般发生率在10%左右,我国一般在2%以下。附壁血栓的形成和血栓栓塞多发生在梗死后的第1周内。最常见的体循环栓塞为脑卒中,也可产生肾、脾或四肢等动脉栓塞;如栓子来自下肢深部静脉,则可产生肺动脉栓塞。

4.炎症性并发症

(1)早期心包炎:发生于MI后1~4天,发生率约为10%。早期心包炎常发生在透壁性MI患者中,是梗死区域心肌表面心包并发纤维素性炎症所致。临床上可出现一过性的心包摩擦音,伴有进行性加重的胸痛,疼痛随体位而改变。

(2)后期心包炎(心肌梗死后综合征或Dressier综合征)发病率为1%~3%,于MI后数周至数月内出现,并可反复发生。其发病机制迄今尚不明确,推测为自身免疫反应所致;而Dressier认为它是一种变态反应,是机体对心肌坏死物质所形成的自身抗原的变态反应。临床上可表现为突然起病、发热、胸膜性胸痛、白细胞计数升高和血沉增快,心包或胸膜摩擦音可持续2周以上,超声心动图常可发现心包积液,少数患者可伴有少量胸腔积液或肺部浸润。

(五)实验室和辅助检查

1.心电图检查

(1)特征性改变。在面向透壁心肌坏死区的导联上出现以下特征性改变:①宽而深的Q波(病理性Q波)。②ST段抬高呈弓背向上型。③T波倒置,往往宽而深,两支对称;在背向梗死区的导联上则出现相反的改变,即R波增高,ST段压低,T波直立并增高。

(2)动态性改变:①起病数小时内,可尚无异常,或出现异常高大、两支不对称的T波。②数小时后,ST段明显抬高,弓背向上,与直立的T波连接,形成单向曲线。数小时到2天内出现病理性Q波(又称Q波型MI),同时R波减低,为急性期改变。Q波在3~4天稳定不变,以后70%~80%永久存在。③如不进行治疗干预,ST段抬高持续数天至2周,逐渐回到基线水平,T波则变为平坦或倒置,是为亚急性期改变。④数周至数月以后,T波呈V形倒置,两支对称,波谷尖锐,为慢性期改变,T波倒置可永久存在,也可在数月到数年逐渐恢复。

2.心脏标志物测定

（1）血清酶学检查。以往用于临床诊断 MI 的血清酶学指标，包括肌酸磷酸激酶（CK 或 CPK）及其同工酶 CK-MB、天门冬酸氨基转移酶（AST，曾称 GOT）、乳酸脱氢酶（LDH）及其同工酶，但因 AST 和 IDH 分布于全身许多器官，对 MI 的诊断特异性较差，目前临床已不推荐应用。MI 发病后，血清酶活性随时相而变化。CK 在起病 6 小时内增高，24 小时内达高峰，3～4 天恢复正常。

（2）心肌损伤标志物测定：在心肌坏死时，除了血清心肌酶活性的变化外，心肌内含有的一些蛋白质类物质也会从心肌组织内释放出来，并出现在外周循环血液中，因此可作为心肌损伤的判定指标。这些物质主要包括肌钙蛋白和肌红蛋白。肌钙蛋白（Tn）是肌肉组织收缩的调节蛋白，心肌肌钙蛋白（cTn）与骨骼肌中的 Tn 在分子结构和免疫学上是不同的，因此它是心肌所独有，具有很高的特异性。

3.放射性核素心肌显影

利用坏死心肌细胞中的钙离子能结合放射性锝焦磷酸盐或坏死心肌细胞的肌凝蛋白可与其特异性抗体结合的特点，静脉注射^{99m}Tc-焦磷酸盐或^{111}In-抗肌凝蛋白单克隆抗体进行"热点"显像；利用坏死心肌血供断绝和瘢痕组织中无血管以至^{201}Tl 或^{99m}Tc-MIBI 不能进入细胞的特点，静脉注射这些放射性核素进行"冷点"显像；均可显示 M1 的部位和范围。前者主要用于急性期，后者用于慢性期。用门电路 γ 闪烁显像法进行放射性核素心腔造影（常用^{99m}Tc 标记的红细胞或清蛋白），可观察心室壁的运动和左心室的射血分数。有助于判断心室功能，判断梗死后造成的室壁运动失调和室壁瘤。

（六）诊断

WHO 的 AMI 诊断标准依据典型的临床表现、特征性的心电图改变、血清心肌坏死标志物水平动态改变，3 项中具备 2 项特别是后 2 项即可确诊，一般并不困难。无症状的患者，诊断较困难。凡年老患者突然发生休克、严重心律失常、心力衰竭、上腹胀痛或呕吐等表现而原因未明者，或原有高血压而血压突然降低且无原因可寻者，都应想到 AMI 的可能。此外有较重而持续较久的胸闷或胸痛者，即使心电图无特征性改变，也应考虑本病的可能，都宜先按 AMI 处理，并在短期内反复进行心电图观察和血清肌钙蛋白或心肌酶等测定，以确定诊断。当存在左束支传导阻滞图形时，MI 的心电图诊断较困难，因它与 STEMI 的心电图变化相类似，此时，与 QRS 波同向的 ST 段抬高和至少 2 个胸导联 ST 段抬高＞5 mm，强烈提示 MI。一般来说，有疑似症状并新出现的左束支传导阻滞应按

STEMI 来治疗。无病理性 Q 波的心内膜下 MI 和小的透壁性或非透壁性或微型 MI。

(七)预后

STEMI 的预后与梗死范围的大小、侧支循环产生的情况、有无其他疾病并存及治疗是否及时有关。总病死率约为 30％，住院病死率约为 10％，发生严重心律失常、休克或心力衰竭者病死率尤高，其中休克患者病死率可高达 80％。死亡多在第 1 周内，尤其是在数小时内。出院前或出院 6 周内进行负荷心电图检查，运动耐量好不伴有心电图异常者预后良好，运动耐量差者预后不良。MI 长期预后的影响因素中主要为患者的心功能状况、梗死后心肌缺血及心律失常、梗死的次数和部位及患者的年龄、是否合并高血压和糖尿病等。AMI 再灌注治疗后梗死相关冠状动脉再通与否是影响 MI 急性期良好预后和长期预后的重要独立因素。

(八)治疗

1.再灌注治疗

及早再通闭塞的冠状动脉，使心肌得到再灌注，挽救濒死的心肌或缩小心肌梗死的范围，是一种关键的治疗措施。它还可极有效地解除疼痛。

(1)溶栓治疗：纤维蛋白溶解（纤溶）药物被证明能减小冠状动脉内血栓，早期静脉应用溶栓药物能提高 STEAMI 患者的生存率，其临床疗效已被公认，故明确诊断后应尽早用药，来院至开始用药时间应＜30 分钟。而对于非 ST 段抬高型 ACS，溶栓治疗不仅无益反而有增加 AMI 的倾向，因此标准溶栓治疗目前仅用于 STEAMI 患者。

(2)介入治疗：直接经皮冠状动脉介入术（PCI）是指 AMI 的患者未经溶栓治疗直接进行冠状动脉血管成形术，其中支架植入术的效果优于单纯球囊扩张术。近年试用冠状动脉内注射自体干细胞希望有助于心肌的修复。目前，直接 PCI 已被公认为首选的最安全有效的恢复心肌再灌注的治疗手段，梗死相关血管的开通率高于药物溶栓治疗，尽早应用可恢复心肌再灌注，降低近期病死率，预防远期的心力衰竭发生，尤其对来院时发病时间已超过 3 小时或对溶栓治疗有禁忌的患者。一般要求患者到达医院至球囊扩张时间＜90 分钟。在适宜于做 PCI 的患者中，PCI 之前应给予抗血小板药和抗凝治疗。

(3)冠状动脉旁路移植术（CABG）。下列患者可考虑进行急诊 CABG：①实行了溶栓治疗或 PCI 后仍有持续的或反复的胸痛；②冠状动脉造影显示高危冠状动脉病变(左冠状动脉主干病变);③有 MI 并发症如室间隔穿孔或乳头肌功能不全所引起的严重二尖瓣反流。

2.其他药物治疗

(1)抗血小板治疗:抗血小板治疗能减少 STEMI 患者的主要心血管事件(死亡、再发致死性或非致死性 MI 和卒中)的发生,因此除非有禁忌证,所有患者应给予本项治疗。

(2)抗凝治疗:除非有禁忌证,所有 STEMI 患者无论是否采用溶栓治疗,都应在抗血小板治疗的基础上常规接受抗凝治疗。抗凝治疗能建立和维持梗死相关动脉的通畅,并能预防深静脉血栓形成、肺动脉栓塞以及心室内血栓形成。

(3)硝酸酯类药物:对于有持续性胸部不适、高血压、大面积前壁 MI、急性左心衰竭的患者,在最初24～48 小时的治疗中,静脉内应用硝酸甘油有利于控制心肌缺血发作,缩小梗死面积,降低短期甚至可能长期病死率。

(4)β受体阻滞剂:MI 发生后最初数小时内静脉注射β受体阻滞剂可通过缩小梗死面积、降低再梗死率、降低室颤的发生率和病死率而改善预后。无禁忌证的 STEMI 患者应在 MI 发病的 12 小时内开始β受体阻滞剂治疗。

(5)血管紧张素转换酶抑制剂(ACEI):近来大规模临床研究发现,ACEI 如卡托普利、雷米普利、群多普利等有助于改善恢复期心肌的重构,减少 AMI 的病死率,减少充血性心力衰竭的发生,特别是对前壁 MI 或心力衰竭或心动过速的患者。因此,除非有禁忌证,所有 STEMI 患者都可选用 ACEI。

(6)钙通道阻滞剂:非二氢吡啶类钙通道阻滞剂维拉帕米或地尔硫䓬用于急性期 STEMI,除了能控制室上性心律失常,对减少梗死范围或心血管事件并无益处。因此,不建议对 STEMI 患者常规应用非二氢吡啶类钙通道阻滞剂。但非二氢吡啶类钙通道阻滞剂可用于硝酸酯和β受体阻滞剂之后仍有持续性心肌缺血或心房颤动伴心室率过快的患者。血流动力学表现在 Killip Ⅱ级以上的 MI 患者应避免应用非二氢吡啶类钙通道阻滞剂。

3.心力衰竭治疗

治疗取决于病情的严重性。病情较轻者,给予襻利尿剂(如静脉注射呋塞米20～40 mg,每天 1 次或2 次),它可降低左心室充盈压,一般即可见效。病情严重者,可应用血管扩张剂(如静脉注射硝酸甘油)以降低心脏前负荷和后负荷。治疗期间,常通过带球囊的右心导管(Swan-Ganz 导管)监测肺动脉楔压。只要体动脉收缩压持续>13.3 kPa(100 mmHg),即可用 ACEI。开始治疗最好给予小剂量卡托普利 3.125～6.25 mg,每 4～6 小时一次;如能耐受,则逐渐增加剂量）。一旦达到最大剂量（卡托普利的最大剂量为 50 mg，每天3次），即用长效 ACEI（如福辛普利、赖诺普利、雷米普利）作为长期应用。如心力衰竭持续在 NYHA 心功能分级Ⅱ级或Ⅱ级以上，应加用醛固酮拮抗剂。

4.并发症治疗

对于有附壁血栓形成者，抗凝治疗可减少栓塞的危险，如无禁忌证，治疗开始即静脉应用足量肝素，随后给予华法林 3～6 个月，使 INR 维持在 2～3。当左心室扩张伴弥漫性收缩活动减弱、存在室壁膨胀瘤或慢性心房颤动时，应长期应用抗凝药和阿司匹林。室壁膨胀瘤形成伴左心室衰竭或心律失常时可行外科切除术。AMI 时 ACEI 的应用可减轻左心室重构和降低室壁膨胀瘤的发生率。并发心室间隔穿孔、急性二尖瓣关闭不全都可导致严重的血流动力改变或心律失常，宜积极采用手术治疗，但手术应延迟至 AMI 后 6 周以上，因此时梗死心肌可得到最大程度的愈合。如血流动力学不稳定持续存在，尽管手术死亡危险很高，也宜早期进行。急性的心室游离壁破裂外科手术的成功率极低，几乎都是致命的。假性室壁瘤是左心室游离壁的不完全破裂，可通过外科手术修补。心肌梗死后综合征严重病例必须用其他非甾体抗炎药（NSAIDS）或皮质类固醇药物短程冲击治疗，但大剂量 NSAIDS 或皮质类固醇药物的应用不宜超过数天，因它们可能干扰 AMI 后心室肌的早期愈合。肩手综合征可用理疗或体疗。

5.康复和出院后治疗

出院后最初 3～6 周体力活动应逐渐增加。鼓励患者恢复中等量的体力活动（步行、体操、太极拳等）。如 AMI 后 6 周仍能保持较好的心功能，则绝大多数患者都能恢复其所有正常的活动。与生活方式、年龄和心脏状况相适应的有规律的运动计划可降低缺血事件发生的风险，增强总体健康状况。对患者的生活方式提出建议，进一步控制危险因素，可改善患者的预后。

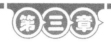

第三章 高血压

第一节 原发性高血压

原发性高血压是以体循环动脉血压升高为主要临床表现,引起心、脑、肾、血管等器官结构和功能异常并导致心脑血管事件或死亡的心血管综合征,占高血压的绝大多数,通常简称为"高血压"。

一、流行病学

高血压是最常见的慢性病,就全球范围来看,高血压患病率和发病率在不同国家、地区或种族之间有差别;发达国家较发展中国家高;无论男女,随着年龄增长,高血压患病率日益上升;男女之间患病率差别不大,青年期男性稍高于女性,中年后女性稍高于男性。

我国18岁以上成人高血压患病率为18.8%,估计目前我国有2亿多高血压患者,每年新增高血压患者约1 000万人。高血压患病率北方高于南方,华北及东北属于高发地区;沿海高于内地;城市高于农村;高原少数民族地区患病率较高。近年来,经过全社会的共同努力,高血压知晓率、治疗率及控制率有所提高,但仍很低。

二、病因

(一)遗传因素

60%的高血压患者有阳性家族史,患病率在具有亲缘关系的个体中较非亲缘关系的个体高,同卵双生子较异卵双生子高,而在同一家庭环境下具有血缘关系的兄妹较无血缘关系的兄妹高;大部分研究提示,遗传因素占高血压发病机制的35%~50%;已有研究报告过多种罕见的单基因型高血压。可能存在主要基因显性遗传和多基因关联遗传2种方式;高血压多数是多基因功能异常,其中每个基因对血压都有一小部分作用(微效基因),这些微效基因的综合作用最终导致了血压的升高。动物试验研究已成功地建立了遗传性高血压大鼠模型,繁殖几代后几乎100％发生高血压。不同个体的血压在高盐膳食和低盐膳食中也表现出一定的差异性,这也提示可能有遗传因素的影响。

(二)非遗传因素

近年来,非遗传因素的作用越来越受到重视,在大多数原发性高血压患者中,很容易发现环境(行为)对血压的影响。重要的非遗传因素如下。

1.膳食因素

日常饮食习惯明显影响高血压患病风险。高钠、低钾膳食是大多数高血压患者发病最主要的危险因素。人群中钠盐摄入量与血压水平和高血压患病率呈正相关,而钾盐摄入量与血压水平呈负相关。我国人群研究表明,膳食钠盐摄入量平均每天增加2克,收缩压和舒张压分别增高0.3 kPa(2.0 mmHg)和0.2 kPa(1.2 mmHg)。进食较少新鲜蔬菜、水果会增加高血压患病风险,可能与钾盐及柠檬酸的低摄入量有关。重度饮酒人群中高血压风险升高;咖啡因可引起瞬时血压升高。

2.超重和肥胖

体质指数(body mass index,BMI)及腰围是反映超重及肥胖的常用临床指标。人群中BMI与血压水平呈正相关:BMI每增加3 kg/m²,高血压风险在男性增加50％,女性增加57％。身体脂肪的分布与高血压发生也相关:腰围男性≥90 cm或女性≥85 cm,发生高血压的风险是腰围正常者的4倍以上。目前,认为50％以上的高血压患者可能是由肥胖所致。

3.其他

长期精神过度紧张、缺乏体育运动、睡眠呼吸暂停及服用避孕药物等也是高血压发病的重要危险因素。

三、发病机制

遗传因素与非遗传因素通过什么途径和环节升高血压,尚不完全清楚。已知影响动脉血压形成的因素包括心脏射血功能、循环系统内的血液充盈及外周动脉血管阻力。目前,主要从以下几个方面阐述高血压的机制。

(一)交感神经系统活性亢进

各种因素使大脑皮质下神经中枢功能发生变化,各种神经递质浓度异常,最终导致交感神经系统活性亢进,血浆儿茶酚胺浓度升高。交感神经系统活性亢进可能通过多种途径升高血压,如儿茶酚胺单独的作用与儿茶酚胺对肾素释放刺激的协同作用,最终导致心排血量增加或改变正常的肾脏压力-容积关系。另外,交感神经系统分布异常在高血压发病机制方面也有重要作用,这些现象在年轻患者中更明显,越来越多的证据表明,交感神经系统亢进与心脑血管病发病率和死亡率呈正相关。它可能导致了高血压患者在晨间的血压增高,引起了晨间心血管病事件的升高。

(二)肾素-血管紧张素-醛固酮系统异常

肾素-血管紧张素-醛固酮系统(rennin-angiotensin-aldosterone system,RAAS)在调节血管张力、水-电解质平衡和在心血管重塑等方面都起着重要的作用。经典的 RAAS:肾小球入球动脉的球旁细胞分泌肾素,激活从肝脏产生的血管紧张素原,生成血管紧张素 I(angiotensin I,Ang I),然后经过血管紧张素转换酶(angiotensin converting enzyme,ACE)生成血管紧张素 II(angiotensin II,Ang II)。Ang II 是 RAAS 的主要效应物质,可以作用于血管紧张素 II 受体,使小动脉收缩;并可刺激醛固酮的分泌,而醛固酮分泌增加可导致水钠潴留;另外,还可以通过交感神经末梢突触前膜的正反馈使去甲肾上腺素分泌增加。这些作用均可导致血压升高,从而参与了高血压的发病及维持。目前,针对该系统研制的降压药在高血压的治疗中发挥着重要作用。此外,该系统除上述作用外,还可能与动脉粥样硬化、心肌肥厚、血管中层硬化、细胞凋亡及心力衰竭等密切相关。

(三)肾脏钠潴留

相当多的详细证据支持钠盐在高血压发生中的作用。目前研究表明,血压随年龄升高直接与钠盐摄入水平的增加有关。给某些人短期内大量钠负荷,血管阻力和血压会上升,而限钠至 100 mmol/d,多数人血压会下降,而利尿剂的降压作用需要一个初始的排钠过程。在大多数高血压患者中,血管组织和血细胞内钠浓度升高;对有遗传倾向的动物给予钠负荷,会出现高血压。

过多的钠盐必须在肾脏被重吸收后才能引起高血压,因此肾脏在调节钠盐方面起着重要作用,研究表明老年高血压患者中盐敏感性增加,推测可能与肾小球滤钠作用下降及肾小管重吸收钠异常增高有关。另外,其他一些原因也可干扰肾单位对过多钠盐的代偿能力,进而可导致血压升高,如获得性钠泵抑制剂或其他影响钠盐转运物质的失调;一部分人群由于各种原因导致入球小动脉收缩或腔内固有狭窄而导致肾单位缺血,这些肾单位分泌的肾素明显增多,增多的肾素干扰了正常肾单位对过多钠盐的代偿能力,从而扰乱了整个血压的自身稳定性。

(四)高胰岛素血症和(或)胰岛素抵抗

高血压与高胰岛素血症之间的关系已被认识多年,高血压患者中约有一半存在不同程度的胰岛素抵抗(insulin resistance,IR),尤其是伴有肥胖者。近年来的一些观点认为胰岛素抵抗是 2 型糖尿病和高血压发生的共同病理生理基础。大多数观点认为,血压的升高继发于高胰岛素血症。高胰岛素血症导致的升压效应机制:一方面导致交感神经活性的增加、血管壁增厚和肾脏钠盐重吸收增加等;另一方面高胰岛素血症也可导致一氧化氮扩血管作用的缺陷,从而升高血压。

(五)其他可能的机制

(1)内皮细胞功能失调:血管内皮细胞可以产生多种调节血管收缩舒张的介质,如一氧化氮、前列环素、内皮素-1 及内皮依赖性收缩因子等。当这些介质分泌失调时,可能导致血管的收缩舒张功能异常。例如:高血压患者对不同刺激引起的一氧化氮释放减少而导致的舒血管反应减弱;内皮素-1 可引起强烈而持久的血管收缩,阻滞其受体后则引起血管舒张,但内皮素在高血压中的作用仍然需要更多研究。

(2)细胞间离子转运失调及多种血管降压激素缺陷等也可能影响血压。

四、病理

高血压的主要病理改变是小动脉的病变和靶器官损害。长期高血压引起全身小动脉病变,主要表现为小动脉中层平滑肌细胞增殖和纤维化,管壁增厚和管腔狭窄,导致心、脑、肾等重要靶器官缺血,以及相关的结构和功能改变。长期高血压可促进大、中动脉粥样硬化的发生和发展。

(一)心脏

左心室肥厚是高血压所致心脏特征性的改变。长期压力超负荷和神经内分泌异常,可导致心肌细胞肥大、心肌结构异常、间质增生、左心室体积和重量增加。早期左心室以向心性肥厚为主,长期病变时心肌出现退行性改变,心肌细胞萎缩伴间质纤维化,心室壁可由厚变薄,左心室腔扩大。左心室肥厚将引起一系列功能失调,包括冠状动脉血管舒张储备功能降低、左心室壁机械力减弱及左心室舒张充盈方式异常等;随着血流动力学变化,早期可出现舒张功能变化,晚期可演变为舒张或收缩功能障碍,发展为不同类型的充血性心力衰竭。高血压在导致心脏肥厚或扩大的同时,常可合并冠状动脉粥样硬化和微血管病变,最终可导致心力衰竭或严重心律失常,甚至猝死。

(二)肾

长期持续性高血压可导致肾动脉硬化及肾小球囊内压升高,造成肾实质缺血、肾小球纤维化及肾小管萎缩,并有间质纤维化;相对正常的肾单位可代偿性肥大。早期患者肾脏外观无改变,病变进展到一定程度时肾表面呈颗粒状,肾体积可随病情的发展逐渐萎缩变小,最终导致肾衰竭。

(三)脑

高血压可造成脑血管从痉挛到硬化的一系列改变,但脑血管结构较薄弱,发生硬化后更为脆弱,加之长期高血压时脑小动脉易形成微动脉瘤,易在血管痉挛、血管腔内压力波动时破裂出血;高血压易促使脑动脉粥样硬化,粥样斑块破裂可并发脑血栓形成。高血压的脑血管病变特别容易发生在大脑中动脉的豆纹动脉、基底动脉的旁正中动脉和小脑齿状核动脉,这些血管直接来自压力较高的大动脉,血管细长而且垂直穿透,容易形成微动脉瘤或闭塞性病变。此外,颅内外动脉粥样硬化的粥样斑块脱落可造成脑栓塞。

(四)视网膜

视网膜小动脉在本病初期发生痉挛,以后逐渐出现硬化,严重时发生视网膜出血和渗出以及视神经盘水肿。高血压视网膜病变分为四期:Ⅰ期和Ⅱ期是视网膜病变早期,Ⅲ和Ⅳ期是严重高血压视网膜病变,对心血管死亡率有很高的预测价值。

五、临床表现

(一)症状

高血压被称作沉默杀手,大多数高血压患者起病隐匿、缓慢,缺乏特殊的临床表现。有的仅在健康体检或因其他疾病就医或在发生明显的心、脑、肾等靶器官损害时才被发现。临床常见症状有头痛、头晕、头胀、失眠、健忘、注意力不集中、易怒及颈项僵直等,症状与血压升高程度可不一致,上述症状在血压控制后可减轻或消失。疾病后期,患者出现高血压相关靶器官损害或并发症时,可出现相应的症状,如:胸闷、气短、口渴、多尿、视野缺损、短暂性脑缺血发作等。

(二)体征

高血压体征较少,除血压升高外,体格检查听诊可有主动脉瓣区第二心音亢进、收缩期杂音或收缩早期喀喇音等。有些体征常提示继发性高血压可能:若触诊肾脏增大,同时有家族史,提示多囊肾可能;腹部听诊收缩性杂音,向腹两侧传导,提示肾动脉狭窄;心律失常、严重低钾及肌无力的患者,常考虑原发性醛固酮增多症。

(三)并发症

1.心力衰竭

长期持续性高血压使左心室超负荷,发生左心室肥厚。早期心功能改变是舒张功能降低,压力负荷增大,可演变为收缩和(或)舒张功能障碍,出现不同类型的心力衰竭。同时高血压可加速动脉粥样硬化的发展,增大了心肌缺血的可能性,使高血压患者心肌梗死、猝死及心律失常发生率较高。

2.脑血管疾病

脑血管并发症是我国高血压患者最常见的并发症,也是最主要的死因;主要包括短暂性脑缺血发作(transient ischemic attack,TIA)、脑血栓形成、高血压脑病、脑出血及脑梗死等。高血压占脑卒中病因的50%以上,是导致脑卒中和痴呆的主要危险因素。在中老年高血压患者中,磁共振成像(nuclear magnetic resonance imaging,MRI)上无症状脑白质病变(白质高密度)提示脑萎缩和血管性痴呆。

3.大血管疾病

高血压患者可合并主动脉夹层(远端多于近端)、腹主动脉瘤和外周血管疾病等,其中大多数腹主动脉瘤起源肾动脉分支以下。

4.慢性肾脏疾病

高血压可引起肾功能下降和(或)尿蛋白排泄增加。血清肌酐浓度升高或估算的肾小球滤过率(estimated glomerular filtration rate,eGFR)降低表明肾脏功能减退;尿蛋白和尿蛋白排泄率增加则意味着肾小球滤过屏障的紊乱。高血压合并肾脏损害大大增加了心血管事件的风险。大多数高血压相关性慢性肾脏病患者在肾脏功能全面恶化需要透析前,常死于心脏病发作或者脑卒中。

六、诊断与分类

(一)诊断

高血压患者的诊断应包括:①确定高血压的诊断;②排除继发性高血压的原

因;③根据患者心血管危险因素、靶器官损害和伴随的临床情况评估患者的心血管风险。需要正确测量血压、仔细询问病史(包括家族史)及体格检查,安排必要的实验室检查。

人群中动脉血压水平呈正态分布,正常血压和高血压的划分是根据临床及流行病学资料人为界定的。根据 2010 年《中国高血压防治指南》规定,18 岁以上的成年人,在未使用降压药物的情况下,非同日 3 次测量诊室血压,收缩压≥18.7 kPa(140 mmHg)和(或)舒张压≥12.0 kPa(90 mmHg),即为高血压。当收缩压≥18.7 kPa(140 mmHg),而舒张压<12.0 kPa(90 mmHg)时,则定义为单纯收缩期高血压。如果患者有高血压病史,在使用降压药物期间,即使收缩压<18.7 kPa(140 mmHg)和(或)舒张压<12.0 kPa(90 mmHg),也应诊断为高血压。由于收缩压处于 16.0～18.6 kPa(120～139 mmHg)和(或)舒张压处于10.7～11.9 kPa(80～89 mmHg)的个体,未来发生高血压的风险是血压低于此水平者的 2 倍,因此,将未使用降血压药物时诊室测得的收缩压在 16.0～18.6 kPa(120～139 mmHg)和(或)舒张压在 10.7～11.7 kPa(80～89 mmHg)者,定义为正常高值血压(表 3-1)。

表 3-1　血压水平的定义与分类

类别	收缩压(mmHg)		舒张压(mmHg)
正常血压	<120	和	<80
正常高值血压	120～139	和(或)	80～89
高血压	≥140	和(或)	≥90
1 级(轻度)	140～159	和(或)	90～99
2 级(中度)	160～179	和(或)	100～109
3 级(重度)	≥180	和(或)	≥110

注:1 mmHg=0.13 kPa

临床上有时会发生高血压急症和高血压亚急症。高血压急症是指高血压患者在某些诱因的作用下,血压突然明显升高,伴有进行性的心、脑和肾等重要靶器官功能不全。高血压亚急症是指血压明显升高但不伴靶器官损害,患者伴有血压明显升高造成的症状,如头痛、胸闷和烦躁不安等。血压升高的程度不是区别高血压急症与高血压亚急症的标准,两者鉴别的标准是有无急性进行性的靶器官损害。此外,一些患者在改善生活方式的基础上,应用足量且合理联合的3 种降压药物(包括利尿剂)进行治疗,血压水平仍难以降至目标水平,这种高血压称为难治性高血压,或称顽固性高血压。

随着高血压诊断及防治的进展,家庭血压监测和 24 小时动态血压监测得到了较为广泛的应用。人们发现,一些患者在诊室内血压升高,而家庭自测血压及 24 小时动态监测血压均为正常,这种现象被定义为白大衣高血压。相反,有些患者诊室血压低于 18.7/12.0 kPa(140/90 mmHg),但 24 小时动态监测血压升高[白天平均血压高于 18.0/11.3 kPa(135/85 mmHg)],被称为隐蔽性高血压。24 小时动态血压监测不仅有利于诊断白大衣高血压和隐蔽性高血压,而且对查明难治性高血压的原因,评估血压升高程度、短时变异和昼夜节律均具有重要意义。

(二)分类

根据发病原因,高血压可分成原发性高血压和继发性高血压;根据高血压患者病变进展的快慢,高血压可分成良性高血压和恶性高血压;根据高血压患者血压升高的水平,高血压又可分为 1、2、3 级,当收缩压和舒张压分别属于不同级别时,则以较高的级别为准(表 3-1)。

因为大部分高血压患者存在血压升高以外的心血管危险因素,所以高血压的诊断和治疗不能只依据患者的血压水平,必须对患者其他心血管危险因素进行评估。故根据心血管危险因素(如血脂异常、早发心血管疾病家族史、无症状靶器官损害、心脑血管疾病、肾脏病和糖尿病等),高血压患者可分为低危、中危、高危和很高危 4 个层次。

七、实验室检查

(一)血压测量

1.诊室血压测量

诊室血压是指由医护人员在标准状态下测量得到的血压,是目前诊断、治疗、评估高血压常用的方法,准确性好。正确的诊室血压测量规范如下:测定前患者应坐位休息 3～5 分钟;至少测定 2 次,间隔 1～2 分钟,如果 2 次测量数值相差很大,应增加测量次数;合并心律失常,尤其是心房颤动的患者,应重复测量以改善精确度;使用标准气囊(宽 12～13 cm,长 35 cm),上臂围＞32 cm 应使用大号袖带,上臂较瘦的应使用小号的袖带;无论患者体位如何,袖带应与心脏同水平;采用听诊法时,使用柯氏第 I 音和第 V 音(消失音)分别作为收缩压和舒张压。第一次应测量双侧上臂血压以发现不同,以后测量血压较高一侧;老年人、合并糖尿病或其他易发生直立性低血压者第一次测量血压时,应测定站立后 1 分钟和 3 分钟的血压。

2.诊室外血压测量

诊室外血压通常指动态血压监测或家庭自测血压。诊室外血压是传统诊室血压的重要补充,最大的优势在于提供大量医疗环境以外的血压值,较诊室血压更能代表真实的血压。

(1)家庭自测血压:可监测常态下白天血压,获得短期和长期血压信息,用于评估血压变化和降压疗效。适用于老年人、妊娠妇女、糖尿病、可疑白大衣高血压、隐蔽性高血压和难治性高血压等,有助于提高患者治疗的依从性。

测量方法:目前,推荐国际标准认证的上臂式电子血压计,一般不推荐指式、手腕式电子血压计,肥胖患者或寒冷地区可用手腕式电子血压计。测量方法为每天早晨和晚上检测血压,测量后马上将结果记录在标准的日记上,连续3～4天,最好连续监测7天,在医师的指导下,去除第1天监测的血压值后,取其他读数的平均值解读结果。

(2)24小时动态血压:可监测日常生活状态下全天血压,获得多个血压参数,不仅可用于评估血压升高程度、血压晨峰、短时血压变异和昼夜节律,还有助于评估降压疗效,鉴别白大衣高血压和隐蔽性高血压,识别真性或假性顽固性高血压等。患者可通过佩戴动态血压计进行动态血压监测,通常佩戴在非优势臂上,持续24～25小时,以获得白天活动时和夜间睡眠时的血压值。医师指导患者动态血压测量方法及注意事项,设置定时测量,日间一般每15～30分钟测1次,夜间睡眠时30～60分钟测1次。袖带充气时,患者尽量保持安静,尤其佩戴袖带的上肢。嘱咐患者提供日常活动的日记,除了服药时间,还包括饮食及夜间睡眠的时间和质量。

(二)心电图(ECG)

可诊断高血压患者是否合并左心室肥厚、左心房负荷过重及心律失常等。心电图诊断左心室肥厚的敏感性不如超声心动图,但对评估预后有帮助。心电图提示有左心室肥厚的患者病死率较对照组增高2倍以上;左心室肥厚并伴有复极异常图形者心血管病死率和病残率更高。心电图上出现左心房负荷过重亦提示左心受累,还可作为左心室舒张顺应性降低的间接证据。

(三)X线胸片

心胸比率>0.5提示心脏受累,多由于左心室肥厚和扩大,胸片上可显示为靴型心。主动脉夹层、胸主动脉及腹主动脉缩窄亦可从X线胸片中找到线索。

(四)超声心动图

超声心动图(ultrasound cardiogram,UCG)能评估左、右心房室结构,以及心脏收缩、舒张功能。更为可靠地诊断左心室肥厚,其敏感性较心电图高。测定计算所得的左心室质量指数(left ventricular mass index,LVMI),是一项反映左心室肥厚及其程度的较为准确的指标,与病理解剖的符合率和相关性好。如疑有颈动脉、股动脉、其他外周动脉和主动脉病变,应做血管超声检查;疑有肾脏疾病者,应做肾脏超声。

(五)脉搏波传导速度

大动脉变硬及波反射现象已被确认为是单纯收缩性高血压和老龄化脉压增加的最重要病理生理影响因素。颈动脉-股动脉脉搏波传导速度(pulse wave velocity,PWV)是检查主动脉僵硬度的"金标准",主动脉僵硬对高血压患者中的致死性和非致死性心血管事件具有独立预测价值。

(六)踝肱指数

踝肱指数(ankle brachial index,ABI)可采用自动化设备或连续波多普勒超声和血压测量计测量。踝肱指数低(即≤0.9)可提示外周动脉疾病,是影响高血压患者心血管预后的重要因素。

八、治疗

(一)治疗目的

大量的临床研究证据表明,抗高血压治疗可降低高血压患者心脑血管事件,尤其在高危患者中获益更大。高血压患者发生心脑血管并发症往往与血压严重程度有密切关系,因此降压治疗应该确立控制的血压目标值,同时高血压患者合并的多种危险因素也需要给予综合干预措施降低心血管风险。高血压治疗的最终目的是降低高血压患者心脑血管事件的发生率和病死率。

(二)治疗原则

(1)治疗前应全面评估患者的总体心血管风险,并在风险分层的基础上做出治疗决策。①低危患者:对患者进行数月的治疗性生活方式改变观察,测量血压不能达标者,决定是否开始药物治疗;②中危患者:进行数周治疗性生活方式的改变观察,然后决定是否开始药物治疗;③高危、很高危患者:立即开始对高血压及并存的危险因素和临床情况的药物治疗。

(2)降压治疗应该确立控制的血压目标值,通常在<60岁的一般人群中,包

括糖尿病或慢性肾脏病合并高血压患者,血压控制目标值<18.7/12.0 kPa(140/90 mmHg);≥60岁人群中血压控制目标水平<20.0/12.0 kPa(150/90 mmHg),80岁以下老年人如果能够耐受血压可进一步降至18.7/12.0 kPa(140/90 mmHg)以下。

(3)大多数患者需长期,甚至终生坚持治疗。所有的高血压患者都需要非药物治疗,在非药物治疗基础上若血压未达标可进一步药物治疗,大多数患者需要药物治疗才能达标。

(三)高血压治疗方法

1.非药物治疗

非药物治疗主要指治疗性生活方式干预,即去除不利于身体和心理健康的行为和习惯。它不仅可以预防或延迟高血压的发生,而且还可以降低血压,提高降压药物的疗效及患者依从性,从而降低心血管风险。

(1)限盐:钠盐可显著升高血压和高血压的发病风险,所有高血压患者应尽可能减少钠盐的摄入量,建议摄盐<6 g/d。主要措施:尽可能减少烹调用盐,减少味精、酱油等含钠盐的调味品用量,少食或不食含钠盐量较高的各类加工食品。

(2)增加钙和钾盐的摄入:多食用蔬菜、低乳制品和可溶性纤维、全谷类及植物源性蛋白(减少饱和脂肪酸和胆固醇),同时也推荐摄入水果,因为其中含有大量钙及钾盐。

(3)控制体重:超重和肥胖是导致血压升高的重要原因之一。最有效的减重措施是控制能量摄入和增加体力活动;在饮食方面要遵循平衡膳食的原则,控制高热量食物的摄入,适当控制主食摄入量;在运动方面,规律的、中等强度的有氧运动是控制体重的有效方法。

(4)戒烟:吸烟可引起血压和心率的骤升,血浆儿茶酚胺和血压同步改变,以及压力感受器受损都与吸烟有关。长期吸烟还可导致血管内皮损害,显著增加高血压患者发生动脉粥样硬化性疾病的风险。因此,除了对血压值的影响外,吸烟还是一个动脉粥样硬化性心血管疾病的重要危险因素,戒烟是预防心脑血管疾病(包括卒中、心肌梗死和外周血管疾病)的有效措施;戒烟的益处十分肯定,而且任何年龄戒烟均能获益。

(5)限制饮酒:饮酒、血压水平和高血压患病率之间呈线性相关。长期大量饮酒可导致血压升高,限制饮酒量则可显著降低高血压的发病风险。每天酒精摄入量男性不应超过25 g,女性不应超过15 g。不提倡高血压患者饮酒,饮酒则应少量:白酒、葡萄酒(或米酒)与啤酒的量分别少于50 mL、100 mL、300 mL。

（6）体育锻炼：定期的体育锻炼可产生重要的治疗作用，可降低血压及改善糖代谢等。因此，建议进行规律的体育锻炼，即每周多于 4 天且每天至少 30 分钟的中等强度有氧锻炼，如步行、慢跑、骑车、游泳、做健美操、跳舞和非比赛性划船等。

2.药物治疗

1）常用降压药物的种类和作用特点

常用降压药物包括钙通道阻滞剂（calcium channel blocker，CCB）、血管紧张素转换酶抑制剂（angiotensin converting enzyme inhibitor，ACEI）、血管紧张素 II 受体阻滞剂（angiotensin II receptor blocker，ARB）、β 受体阻滞剂及利尿剂 5 类，以及由上述药物组成的固定配比复方制剂。五类降压药物及其固定配比复方制剂均可作为降压治疗的初始用药或长期维持用药。

（1）钙通道阻滞剂（CCB）：主要包括二氢吡啶类及非二氢吡啶类，临床上常用于降压的 CCB 主要是二氢吡啶类。二氢吡啶类 CCB 有明显的周围血管舒张作用，而对心脏自律性、传导或收缩性几乎没有影响。根据药物作用持续时间，该类药物又可分为短效和长效。长效包括长半衰期药物，如氨氯地平、左旋氨氯地平；脂溶性膜控型药物，如拉西地平和乐卡地平；缓释或控释制剂，如非洛地平缓释片、硝苯地平控释片。已发现该类药物对老年高血压患者卒中的预防特别有效，在延缓颈动脉动脉粥样硬化和降低左心室肥厚方面优于 β 受体阻滞剂，但心动过速与心力衰竭患者应慎用。常见不良反应包括血管扩张导致头疼、面部潮红及踝部水肿等。非二氢吡啶类 CCB 主要有维拉帕米和地尔硫章，主要影响心肌收缩和传导功能，不宜在心力衰竭、窦房结传导功能低下或心脏传导阻滞患者中使用，同样是有效的抗高血压药物，它们很少引起与血管扩张有关的不良反应，如潮红和踝部水肿。

（2）血管紧张素转换酶抑制剂（ACEI）：作用机制是抑制血管紧张素转换酶从而阻断肾素-血管紧张素系统发挥降压作用。尤其适用于伴慢性心力衰竭、冠状动脉缺血、糖尿病和（或）非糖尿病肾病、蛋白尿或微量蛋白尿患者。干咳是其中一个主要不良反应，可在中断 ACEI 数周后仍存在，可用 ARB 取代；皮疹、味觉异常和白细胞减少等罕见。肾功能不全或服用钾或保钾制剂的患者有可能发生高钾血症。禁忌证为双侧肾动脉狭窄、高钾血症及妊娠妇女等。

（3）血管紧张素 II 受体阻滞剂（ARB）：作用机制是阻断血管紧张素 II（1 型）受体与血管紧张素受体（T$_1$）结合，发挥降压作用。尤其适用于应该接受 ACEI，但通常因为干咳不能耐受的患者。禁忌证同 ACEI。

(4)β受体阻滞剂:该类药物可抑制过度激活的交感活性,尤其适用于伴快速性心律失常、冠心病(尤其是心肌梗死后)、慢性心力衰竭、交感神经活性增高及高动力状态的高血压患者。常见的不良反应是疲乏,可能增加糖尿病发病率并常伴有脂代谢紊乱。β受体阻滞剂预防卒中的效果略差,可能归因于其降低中心收缩压和脉压能力较小。老年、慢性阻塞型肺疾病、运动员、周围血管病或糖耐量异常者慎用;高度心脏传导阻滞、哮喘为禁忌证,长期应用者突然停药可发生反跳现象。β₁受体阻滞剂具有高心脏选择性,且脂类和糖类代谢紊乱较小及患者治疗依从性较好。

(5)利尿剂:主要有噻嗪类利尿剂、襻利尿剂和保钾利尿剂等。起始降压均通过增加尿钠的排泄,并通过降低血浆容量、细胞外液容量和心排血量而发挥降压作用。低剂量的噻嗪类利尿剂对于大多数高血压患者应是药物治疗的初始选择之一。噻嗪类利尿剂常和保钾利尿剂联用,保钾利尿剂中醛固酮受体拮抗剂是比较理想的选择,后者主要用于原发性醛固酮增多症、难治性高血压。襻利尿剂用于肾功能不全或难治性高血压患者,其不良反应与剂量密切相关,故通常应采用小剂量。此外,噻嗪类利尿剂可引起尿酸升高,痛风及高尿酸血症患者慎用。

(6)其他类型降压药物:包括交感神经抑制剂,如利血平、可乐定;直接血管扩张剂,如肼屈嗪;α₁受体阻滞剂,如哌唑嗪、特拉唑嗪;中药制剂等。这些药物一般情况下不作为降压治疗的首选,但在某些复方制剂或特殊情况下可以使用。

2)降压药物选择

应根据药物作用机制及适应证,并结合患者具体情况选药。①一般人群(包括糖尿病患者):初始降压治疗可选择噻嗪类利尿剂、CCB、ACEI 或 ARB。②大于和(或)等于 18 岁的慢性肾脏疾病患者:无论其人种及是否伴糖尿病,初始(或增加)降压治疗应包括 ACEI 或 ARB,以改善肾脏预后。③高血压合并稳定性心绞痛患者:首选 β 受体阻滞剂,也可选用长效 CCB;急性冠状动脉综合征的患者,应优先使用 β 受体阻滞剂和 ACEI;陈旧性心肌梗死患者,推荐使用 ACEI、β 受体阻滞剂和醛固酮拮抗剂。④无症状但有心功能不全的患者:建议使用 ACEI 和 β 受体阻滞剂。

3)药物滴定方法及联合用药推荐

(1)药物滴定方法:以下 3 种药物治疗策略均可考虑。①在初始治疗高血压时,先选用 1 种降压药物,逐渐增加至最大剂量,如果血压仍不能达标则加用第2 种药物;②在初始治疗高血压时,先选用 1 种降压药物,血压不达标时不增加该种降压药物的剂量,而是联合应用第 2 种降压药物;③若基线血压≥21.3/13.3 kPa (160/100 mmHg),或患者血压超过目标值2.7/1.3 kPa(20/10 mmHg),可直接启用 2 种药物联合治疗(自由处方联合或单片固定剂量复方制剂)。

若经上述治疗血压未能达标,应指导患者继续强化生活方式改善,同时视患者情况尝试增加药物剂量或种类(仅限于噻嗪类利尿剂、ACEI、ARB 和 CCB 4 种药物,但不建议 ACEI 与 ARB 联合应用)。经上述调整血压仍不达标时,可考虑增加其他药物(如 β 受体阻滞剂、醛固酮受体拮抗剂等)。

(2)联合用药的意义:采用单一药物的明显优点是能够将疗效和不良反应都归因于该种药物,但任何 2 种高血压药物的联用可增加血压的降低幅度,并远大于增加 1 种药物剂量所降压的幅度。初始联合疗法的优点:对血压值较高的患者来说,帮助其实现目标血压的可能性更大,以及因多种治疗改变而影响患者依从性的可能性较低。其他优点:不同种类的药物间具有生理学和药理学的协同作用,不仅有较大的血压降幅,还可能不良反应更少,并且可能提供大于单一药物所提供的益处。

利尿剂加 ACEI 或 ARB:长期使用利尿剂可能导致交感神经系统及 RAAS 激活,联合使用 ACEI 或 ARB 后可抵消这种不良反应,增强降压效果。此外,由于 ACEI 和 ARB 可使血钾水平稍上升,故能防止利尿剂长期应用所致的电解质紊乱,尤其是低血钾等不良反应。

CCB 加 ACEI 或 ARB:前者具有直接扩张动脉的作用,后者通过阻断 RAAS 和降低交感活性,既扩张动脉,又扩张静脉,故两药在扩张血管上有协调降压作用;二氢吡啶类 CCB 常见产生的踝部水肿可被 ACEI 或 ARB 消除;两药在心肾和血管保护、抗增殖和减少蛋白尿上亦有协同作用;此外,ACEI 或 ARB 可阻断 CCB 所致反射性交感神经张力增加和心率加快的不良反应。

CCB 加 β 受体阻滞剂:前者具有的扩张血管和轻度增加心排血量作用,正好抵消 β 受体阻滞剂的缩血管及降低心排血量作用;两药对心率的相反作用可使患者心率不受影响。不推荐 2 种 RAAS 拮抗剂的联合使用。

第二节　继发性高血压

继发性高血压是病因明确的高血压,当查出病因并有效去除或控制病因后,作为继发症状的高血压可被治愈或明显缓解。其在高血压人群中占 5%～10%。临床常见由肾性、内分泌性、主动脉缩窄、阻塞性睡眠呼吸暂停、低通气综合征及药物性等因素引起的高血压，由于精神心理问题而引发的高血压也时常可以见到。提高对继发性高血压的认识，及时明确病因并积极针对病因治疗将会大大降低因高血压及并发症造成的高致死率及致残率。

一、肾性高血压

(一)肾实质性

肾实质性疾病是继发性高血压的常见病因，占 2%～5%。由于慢性肾小球肾炎已不太常见，高血压性肾硬化和糖尿病肾病已成为慢性肾病中最常见的原因。病因为原发性或继发性肾脏实质病变，是最常见的继发性高血压之一。常见的肾脏实质性疾病包括急、慢性肾小球肾炎，多囊肾，慢性肾小管-间质病变，痛风性肾病，糖尿病肾病及狼疮性肾炎等；也少见于遗传性肾脏疾病(Liddle 综合征)、肾脏肿瘤等。

临床有时鉴别肾实质性高血压与高血压引起的肾脏损害较为困难。一般情况下，前者肾脏病变的发生常先于高血压或与其同时出现，血压水平较高且较难控制、易进展为恶性高血压，蛋白尿/血尿发生早、程度重、肾脏功能受损明显。常用的实验室检查包括血、尿常规，血电解质、肌酐、尿酸、血糖、血脂的测定，24 小时尿蛋白定量或尿白蛋白/肌酐比值、12 小时尿沉渣检查，行肾脏 B 超以了解肾脏大小、形态及有无肿瘤，如发现肾脏体积及形态异常，或发现肿物，则需进一步做肾脏计算机断层/磁共振以确诊并查明病因；必要时应在有条件的医院行肾脏穿刺及病理学检查，这是诊断肾实质性疾病的"金标准"。

肾实质性高血压应低盐饮食(每天<6 g)；大量蛋白尿及肾功能不全者，宜摄入高生物效价蛋白；在针对原发病进行有效的治疗的同时，积极控制血压[<18.7/12.0 kPa(140/90 mmHg)]，有蛋白尿的患者应首选 ACEI 或 ARB 作为降压药物，必要时联合其他药物。透析及肾移植用于终末期肾病。

(二)肾血管性

肾血管性高血压是继发性高血压最常见的病因。引起肾动脉狭窄的主要原因：动脉粥样硬化(90%)，主要是出现了其他系统性动脉硬化相关临床症状的老年患者；肌纤维发育不良(不到 10%)，主要是健康状况较好的年轻女性，常有吸烟史；还有比较少见的多发性大动脉炎。单侧肾动脉狭窄时，患侧肾分泌肾素，激活 RAAS，导致水潴钠留。另外，健侧肾高灌注，产生压力性利尿，进一步导致

RAAS 激活,形成肾素依赖性高血压的恶性循环。双侧肾动脉狭窄时,同样存在 RAAS 激活,但无压力性利尿,因而血容量扩张使得肾素分泌抑制,因此产生容量依赖性高血压。当血容量减少时,容量依赖性高血压可再转变为肾素依赖性高血压,比如使用利尿剂治疗后容量减少,肾素再次分泌增多,可导致利尿剂抵抗性高血压。

以下临床证据有助于肾血管性高血压的诊断:①所有需要住院治疗的急性高血压;②反复发作的"瞬时"肺水肿;③腹部或肋脊角处闻及血管杂音;④血压长期控制良好的高血压患者病情在近期加重;⑤年轻患者或 50 岁以后出现的恶性高血压;⑥不明原因低钾血症;⑦使用 ACEI 或 ARB 类药物后产生的急进性肾衰竭;⑧左右肾脏大小不等;⑨全身性动脉粥样硬化疾病。

彩色多普勒超声检查是一种无创检查,为诊断肾动脉狭窄的首选方法。造影剂增强性计算机断层X线照相术(contrast-enhanced computed tomography, CTA)及磁共振血管造影(magnetic resonance angiography, MRA)亦常用于肾动脉狭窄的检查。肌纤维发育异常产生的肾动脉狭窄往往会在肾动脉中部形成一个"串珠样"改变;而动脉硬化导致的肾动脉狭窄其病变一般在动脉近端,且不连续。侵入性肾血管造影是肾动脉狭窄诊断的"金标准"。

治疗方法包括药物治疗、介入治疗和手术治疗,应根据病因来选择。肌纤维发育不良性肾动脉狭窄常选用球囊血管成形术(PTCA),总体来说预后较好。对于动脉硬化性肾动脉狭窄来说,控制血压及相关动脉硬化危险因素是首选治疗手段,推荐 AECI/ARB 作为首选,但双侧肾动脉狭窄,肾功能已受损或非狭窄侧肾功能较差者禁用,此外 CCB、β 受体阻滞剂及噻嗪类利尿剂等也能用于治疗。目前,进行球囊血管成形术的指征仅包括真性药物抵抗性高血压及进行性肾衰竭(缺血性肾病)。大多数动脉硬化造成的肾血管损伤并不会导致高血压或进行性肾衰竭,而肾脏血运重建(球囊血管成形术或支架术)对于多数患者来说并无益处,反而存在一些潜在的并发症风险。

二、内分泌性高血压

内分泌组织增生或肿瘤所致的多种内分泌疾病,由于其相应激素如醛固酮、儿茶酚胺及皮质醇等分泌过度增多,导致机体血流动力学改变而使血压升高。这种由内分泌激素分泌增多导致的高血压称为内分泌性高血压,也是较常见的继发性高血压,如能切除肿瘤,去除病因,高血压可被治愈或缓解。临床常见继发性高血压如下。

(一)原发性醛固酮增多症

原发性醛固酮增多症(primary hyperaldosteronism,PHA)通常简称原醛症,是由肾上腺自主分泌过多醛固酮导致水钠潴留、高血压、低血钾和血浆肾素活性受抑制的临床综合征,常见原因是肾上腺腺瘤、单侧或双侧肾上腺增生,少见原因为腺癌和糖皮质激素可调节性醛固酮增多症。近年的报告显示该病在高血压中占5%～15%,在难治性高血压中接近20%。

诊断原发性醛固酮增多症的步骤分为3步:①筛查;②盐负荷试验;③肾上腺静脉取血。筛查包括测量血浆肾素和醛固酮水平。尽管用醛固酮/肾素比率测定法来筛选所有高血压患者的前景乐观,但这种方法的应用还有很多局限性,比率升高完全可能仅由低肾素引起。阳性结果应该基于血浆醛固酮水平升高(>415.5 pmol/L)和被抑制的低肾素水平。因此,筛查仅被推荐用于以下高度可能患有原发性醛固酮增多症的高血压患者:一是没有原因的难以解释的低血钾;二是由利尿剂引发的严重的低钾血症,但对保钾药有抵抗;三是有原发性醛固酮增多症的家族史;四是对合适的治疗有抵抗,而这种抵抗又难以解释;五是高血压患者中偶然发现的肾上腺腺瘤。

如果需检测血浆醛固酮和肾素水平的话,无论是口服还是静脉都应进行盐抑制试验以明确自主性醛固酮增多症。如果存在,则应行肾上腺静脉取样,区分单侧性的腺瘤和双侧增生,并确定需经腹腔镜手术切除的腺体。CT 或 MRI 影像学可以帮助鉴别肾上腺腺瘤和双侧肾上腺增生症。

一旦诊断原发性醛固酮增多症并确立病理类型,治疗方法的选择就相当明确:单发腺瘤应通过腹腔镜行肿瘤切除术;双侧肾上腺增生的患者可予以醛固酮受体拮抗剂治疗,如螺内酯或依普利酮,必要时还可给予噻嗪类利尿剂和其他降压药。腺瘤切除后,有半数患者血压会恢复正常,而另一些尽管有所改善但仍是高血压状态,这可能与原来就存在的原发性高血压或长期继发性高血压引起的肾脏损害有关。

(二)库欣综合征

库欣综合征又称皮质醇增多症,是由多种病因引起肾上腺皮质长期分泌过量皮质醇所产生的一组症候群。80%的库欣综合征患者均有高血压,如不治疗,可引起左心室肥厚和充血性心力衰竭等,存在时间越长,病因去除后血压恢复正常的可能性也越小。

推荐对以下人群进行库欣综合征的筛查:①年轻患者出现骨质疏松、高血压等与年龄不相称的临床表现;②具有库欣综合征的临床表现,且进行性加重,特别是有典型的症状如肌病、多血质、紫纹、瘀斑和皮肤变薄的患者;③体重增加而身高百分位下降,生长停滞的肥胖儿童;④肾上腺意外瘤患者。如果临床特点符合,则通过测定 24 小时尿游离皮质醇或血清皮质醇昼夜节律检测进行筛查。当初步检测结果异常时,则应行小剂量地塞米松抑制试验进行确诊。当存在有异常筛查结果时,多数学者建议行另一项额外的大剂量地塞米松抑制试验,即每 6 小时口服 2 mg 地塞米松共服 2 天,然后测定尿液中游离皮质醇和血浆皮质醇水平。如果库欣综合征是由垂体 ACTH 过度分泌所致双侧肾上腺增生,那么尿游离皮质醇与对照组 2 mg 剂量相比将被抑制到 50% 以下,而异位 ACTH 综合征对此负反馈机制不敏感。血浆 ACTH 测定有助于区分 ACTH 依赖性和 ACTH 非依赖性库欣综合征。肾上腺影像学包括 B 超、CT、MRI 检查。推荐首选双侧肾上腺 CT 薄层(2～3 mm)增强扫描。对促皮质激素释放激素的反应及下颞骨岩下窦取样可用来确定库欣综合征的垂体病因。治疗主要采用手术、放射治疗(以下简称放疗)及药物方法治疗基础疾病,降压治疗可采用利尿剂或与其他降压药物联用。

(三)嗜铬细胞瘤

嗜铬细胞瘤是一种少见的由肾上腺嗜铬细胞组成的分泌儿茶酚胺的肿瘤,副神经节瘤是更加罕见的发生于交感神经和迷走神经神经节细胞的一种肾上腺外肿瘤。在临床上,嗜铬细胞瘤泛指分泌儿茶酚胺的肿瘤,包括了肾上腺嗜铬细胞瘤和功能性的肾上腺外的副神经节瘤。嗜铬细胞瘤大部分是良性肿瘤。嗜铬细胞瘤可发生在所有年龄段,主要沿交感神经链分布,较少发生在迷走区域。约 15% 的嗜铬细胞瘤是肾上腺外的,即副神经节瘤。

剧烈的血压波动和发作性的临床症状,常提示嗜铬细胞瘤的可能。然而,在 50% 的患者中,高血压可能是持续性的。高血压可能合并头痛、出汗、心悸等症状。在以分泌肾上腺素为主的嗜铬细胞瘤患者中,由于血容量的下降和交感反射减弱易发生直立性低血压。如果在弯腰、运动、腹部触诊、吸烟或深吸气时引起血压反复骤升并在数分钟内骤降,应高度怀疑嗜铬细胞瘤。在发作期间可测定血或尿儿茶酚胺或血、尿间羟肾上腺素类似物,主要包括血浆甲氧基肾上腺素、血浆甲氧去甲肾上腺素和尿甲氧肾上腺素、尿甲氧去甲肾上腺素。应用 CT 或 MRI 进行肿瘤定位。

嗜铬细胞瘤多数为良性肿瘤,约 10% 的嗜铬细胞瘤为恶性。手术切除效果较好,手术前应使用 α 受体拮抗剂,手术后血压多能恢复正常。手术前或恶性病变已多处转移无法手术者,可选用 α 和 β 受体拮抗剂联合治疗。

三、主动脉缩窄

主动脉缩窄多数为先天性,少数由多发性大动脉炎所致。先天性主动脉缩窄可发生在胸主动脉或腹主动脉,常起源于左锁骨下动脉起始段远端或动脉导管韧带的远端。主动脉缩窄的典型特征有上臂高血压、股动脉搏动微弱或消失、背部有响亮杂音。二维超声可检测到病变,诊断需依靠主动脉造影。治疗主要为介入扩张支架植入或血管手术。病变纠正后患者可能仍然有高血压,应该仔细监测并治疗。

四、妊娠期高血压疾病

妊娠合并高血压的患病率占孕妇的 5%～10%,妊娠合并高血压分为慢性高血压、妊娠期高血压和先兆子痫/子痫 3 类;慢性高血压指的是妊娠前即证实存在或在妊娠的前 20 周即出现的高血压;妊娠期高血压为妊娠 20 周以后发生的高血压,不伴有明显蛋白尿,妊娠结束后血压可以恢复正常;先兆子痫定义为发生在妊娠 20 周后首次出现高血压和蛋白尿,常伴有水肿与高尿酸血症,可分为轻、重度,如出现抽搐可诊断为子痫。对于妊娠高血压,非药物措施(限盐、富钾饮食、适当活动、情绪放松)是安全有效的,应作为药物治疗的基础。由于所有降压药物对胎儿的安全性均缺乏严格的临床验证,而且动物试验中发现一些药物具有致畸作用,因此,药物选择和应用受到限制。妊娠期间的降压用药不宜过于积极,治疗的主要目的是保证母子安全和妊娠的顺利进行。必要时谨慎使用降压药,常用的静脉降压药物有甲基多巴、拉贝洛尔和硫酸镁等;口服药物包括β 受体阻滞剂和钙通道阻滞剂。妊娠期间禁用 ACEI 或 ARB。

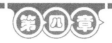

心脏瓣膜病

第一节　二尖瓣关闭不全

一、病因

二尖瓣关闭不全(mitral incompetence,MI)严格来说不是一种原发病而是一种临床综合征。任何引起二尖瓣复合装置(包括二尖瓣环、瓣膜、腱索、乳头肌)病变的因素都可导致二尖瓣关闭不全,其诊断容易但确定原发病因难。按病程进展的速度和病程的长短可分为急性和慢性。

(一)慢性病变

慢性二尖瓣关闭不全进展缓慢、病程较长,病因包括以下几点。

(1)风湿性心脏病,在不发达国家风湿性心脏病引起者占首位,其中半数以上合并二尖瓣狭窄。

(2)退行性病变,在发达国家,二尖瓣脱垂为最多见原因;二尖瓣黏液样退行性变、二尖瓣环及环下区钙化等退行性病变也是常见原因。

(3)冠心病,常见于心肌梗死致乳头肌功能不全。

(4)其他少见原因:先天性畸形、系统性红斑狼疮、风湿性关节炎、心内膜心肌纤维化等。

(二)急性病变

急性二尖瓣关闭不全进展快、病情严重、病程短,病因包括以下几点。

(1)腱索断裂,可由感染性心内膜炎、二尖瓣脱垂、急性风湿热及外伤等原因引起。

(2)乳头肌坏死或断裂,常见于急性心肌梗死致乳头肌缺血坏死而牵拉作用减弱。

（3）瓣膜毁损或破裂，多见于感染性心内膜炎。

（4）心瓣膜替换术后人工瓣膜裂开。

二、病理生理

由于风湿性炎症使二尖瓣瓣膜纤维化、增厚、萎缩、僵硬、畸形，甚至累及腱索和乳头肌使之变粗、粘连、融合缩短，致使瓣膜在心室收缩期不能正常关闭，血液由左心室向左心房反流，病程长者尚可见钙质沉着。

（一）慢性病变

慢性二尖瓣关闭不全者，依病程进展可分为左心室代偿期、左心室失代偿期和右心衰竭期3个阶段（图4-1）。

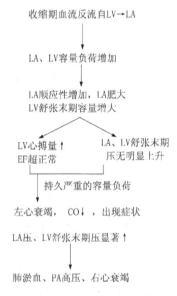

图 4-1　慢性二尖瓣关闭不全血流动力学图解

二尖瓣关闭不全时，在心室收缩期左心室内的血流存在两条去路，即通过主动脉瓣流向主动脉和通过关闭不全的二尖瓣流向左心房。这样，在左心房舒张期，左心房血液来源除通过四条肺静脉回流外，还包括左心室反流的血液而使其容量和压力负荷增加。由于左心房顺应性好，在反流血液的冲击下，左心房肥大，缓解了左心房压力的增加，且在心室舒张期，左心房血液迅速注入左心室而使容量负荷迅速下降，延缓了左心房压力的上升，这实际上是左心房的一种代偿机制，体积增大而压力正常（见图4-2），可使肺静脉与肺毛细血管压长期维持正常。与急性二尖瓣关闭不全相比，肺淤血发生晚、较轻，患者主述乏力而呼吸困难。

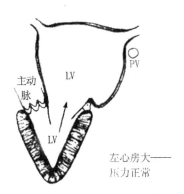

图 4-2 慢性二尖瓣关闭不全

对于左心室,在心室收缩期由于反流,使得在舒张期时由左心房流入左心室的血液除了正常肺循环回流外还包括反流的部分,从而增加了左心室的容量负荷。早期左心室顺应性好,代偿性扩大而使左心室舒张末期压力上升不明显,且收缩时左心室压力迅速下降,减轻了室壁紧张度和能耗而有利于代偿。左心室这种完善的代偿机制,可在相当长时间(>20年)无明显左心房肥大和肺淤血,左心排血量维持正常而无临床症状。但一旦出现临床症状说明病程已到一定阶段,心排血量迅速下降而致头晕、困倦、乏力,迅速出现左心衰竭、肺水肿、肺动脉高压和右心衰竭,心功能达Ⅳ级,成为难治性心力衰竭,病死率高,患者出现呼吸困难、体循环淤血症状。

(二)急性病变

急性二尖瓣关闭不全早期反流量大,进展迅速,左心房、左心室容量和压力负荷迅速增加,没有经过充分的代偿即出现急性左心衰竭,使得心排血量迅速下降,心室压力上升,左心房及肺静脉压迅速上升,导致肺淤血和肺间质水肿。患者早期即出现呼吸困难、咯血等左心衰竭和肺淤血症状,病程进展迅速,多较快死于急性左心衰竭。由于来不及代偿,左心房、左心室肥大不明显(见图4-3、图4-4),X线检查示左心房、左心室大小正常,反流严重者可见肺淤血和肺间质水肿征象。

三、临床表现

(一)症状

1.慢性病变

患者由于左心良好的代偿功能而使病情有无症状期长、有症状期短的特点。

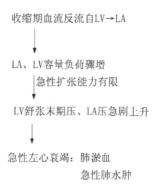

收缩期血流反流自LV→LA

↓

LA、LV容量负荷骤增
急性扩张能力有限

LV舒张末期压、LA压急剧上升

↓

急性左心衰竭：肺淤血
急性肺水肿

图 4-3　急性二尖瓣关闭不全血流动力学图解

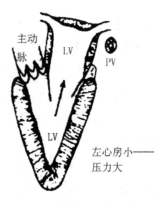

图 4-4　急性二尖瓣关闭不全

（1）代偿期：左心代偿功能良好，心排血量维持正常，左心房压力及肺静脉压也无明显上升，患者可多年没有明显症状，偶有因左心室舒张末期容量增加而引起的心悸。

（2）失代偿期：患者无症状期长，通常情况下，从初次感染风湿热到出现明显二尖瓣关闭不全的症状，时间可长达 20 年之久。但一旦出现临床症状即说明已进入失代偿期。随着左心功能的失代偿，心排血量迅速下降，患者出现疲劳、头晕、乏力等症状。左心室舒张末期压力迅速上升，左心房、肺静脉及肺毛细血管压上升，引起肺淤血及间质水肿，出现劳力性呼吸困难，开始为重体力劳动或剧烈运动时出现，随着左心衰竭的加重，出现夜间阵发性呼吸困难及端坐呼吸等。

（3）右心衰竭期：肺淤血及肺水肿使肺小动脉痉挛硬化而出现肺动脉高压，继而引起右心衰竭，患者出现体循环淤血症状，如肝大、上腹胀痛、下肢水肿等。

2.急性病变

轻度二尖瓣反流仅有轻度劳力性呼吸困难。严重反流，病情常短期内迅速加重,患者出现呼吸困难,不能平卧,咯粉红色泡沫痰等急性肺水肿症状,随后可出现肺动脉高压及右心衰竭征象。处理不及时,则心排血量迅速下降出现休克,患者常迅速死亡。

(二)体征

1.慢性病变

(1)代偿期。心尖冲动:呈高动力型,左心室肥大时向左下移位。

心音:①瓣叶缩短所致的重度关闭不全(如风湿性心脏病),S_1 常减弱。②S_2 分裂,代偿期无肺动脉高压时,由于左心室射血时间缩短,主动脉瓣提前关闭,产生 S_2 分裂,吸气时明显;失代偿产生肺动脉高压后,肺动脉瓣延迟关闭可加重 S_2 分裂。③心尖区可闻及 S_3,出现在第二心音后 0.10～0.18 秒,是中重度二尖瓣关闭不全的特征性体征,卧位时明显,其产生是由于血液大量快速流入左心室使之充盈过度,引起肥大的左心室壁振动所致。

心脏杂音:心尖区全收缩期吹风样杂音,是二尖瓣关闭不全的典型体征。其强度取决于瓣膜损害程度、反流量,以及左心房、室压差,可以是整个收缩期强度均等,也可以是收缩中期最强,然后减弱。杂音在左心衰竭致反流量小时可减弱,在吸气时由于膈下降,心脏顺时针转位,回左心血流量减少,杂音相应减弱,呼气时相反。

杂音一般音调高、粗糙、呈吹风样、时限长,累及腱索或乳头肌时呈乐音样。其传导与前后瓣的解剖位置结构和血液反流方向有关,在前交界和前瓣损害时,血液反流至左心房的左后方,杂音可向左腋下和左肩胛间区传导;后交界区和后瓣损害时,血液冲击左心房的右前方,杂音可传导至肺动脉瓣区和主动脉瓣区;前后瓣均损害时,血液反流至左心房前方和左、右侧,杂音向整个心前区和左肩胛间部传导。

心尖区舒张中期杂音,是由于发生相对性二尖瓣狭窄。通过变形的二尖瓣口血液的速度和流量增加,产生一短促、低调的舒张中期杂音,多在 S_3 之后,无舒张晚期增强,S_3 和它的出现提示二尖瓣关闭不全为中至重度。

(2)失代偿期(左心衰竭期):心前区可触及弥散性搏动,心尖区可闻及舒张期奔马律,全收缩期杂音减弱。

(3)右心衰竭期:三尖瓣区可闻及收缩期吹风样杂音。由于右心衰竭,体静脉血回流障碍产生体循环淤血,患者可有颈静脉怒张、搏动,肝大,肝颈静脉回流征阳性,腹水及下垂性水肿等。

2.急性病变

患者迅速出现左心衰竭,甚至出现肺水肿或心源性休克,常迅速死亡。

四、辅助检查

(一)心电图检查

病情轻者无明显异常,重者 P 波延长,可有双峰,同时左心室肥大、电轴左偏,病程长者心房颤动较常见。急性者,心电图可正常,窦性心动过速常见。

(二)X 线检查

慢性二尖瓣关闭不全早期,左心房、左心室形态正常,晚期左心房、左心室显著增大且与病变严重程度成比例,有不同程度肺淤血及间质水肿,严重者有巨大左心房,肺动脉高压和右心衰竭征象。偶可见瓣膜瓣环钙化,随心脏上下运动,透视可见收缩时左心房膨胀性扩大。

急性者心脏大小正常,反流严重者可有肺淤血及间质水肿征象,1～2 周内左心房、左心室开始扩大,一年还存活者,其左心房、左心室扩大已达慢性患者程度。

(三)超声心动图检查

(1)M 型 UCC:急性者心脏大小正常,慢性者可见左心房、左心室肥大,左心房后壁与室间隔运动幅度增强。

(2)二维 UCG 检查:可确定左心室容量负荷,评价左心室功能和确定大多数病因,可见瓣膜关闭不全,有裂隙,瓣膜增厚变形、回声增强,左心房、左心室肥厚,肺动脉增宽。

(3)多普勒 UCG 检查:可见收缩期血液反流,并可测定反流速度,估计反流量。

(四)心导管检查

一般没有必要,但可评估心功能和二尖瓣关闭不全的程度,确定大多数病因。

五、并发症

急性者较快出现急性左心衰竭,慢性者与二尖瓣狭窄相似,以左心衰竭为主,但出现晚,一旦出现则进展迅速。感染性心内膜炎较常发生($>20\%$),体循环栓塞少见,常由感染性心内膜炎引起,心房颤动发生率高达 75%,此时栓塞较常见。

六、诊断与鉴别诊断

(一)诊断

根据典型的心尖区全收缩期吹风样杂音伴有左心房、左心室肥大,诊断应不困难。但应结合起病急缓、患者年龄、病情严重程度、房室肥大情况及相应辅助检查来确定诊断并明确病因。

(二)鉴别诊断

1.相对性二尖瓣关闭不全

由扩大的左心室及二尖瓣环所致,但瓣叶本身活动度好,无增厚、粘连等。杂音柔和,多出现在收缩中晚期。常有高血压、各种原因的主动脉瓣关闭不全或扩张型心肌病、心肌炎、贫血等病因。

2.二尖瓣脱垂

可出现收缩中期喀喇音-收缩晚期杂音综合征。喀喇音是由于收缩中期,拉长的腱索在二尖瓣脱垂到极点时骤然拉紧,瓣膜活动突然停止所致。杂音是由于收缩晚期,瓣叶明显突向左心房,不能正常闭合所致。轻度脱垂时可仅有喀喇音,较重时喀喇音和杂音均有,严重时可只有杂音而无喀喇音。

3.生理性杂音

杂音一般为1~2级,柔和,短促,位于心尖和胸骨左缘。二尖瓣关闭不全的临床表现及实验室检查与血流动力学变化密切相关,血流动力学发展的每一阶段,均可引起相应的临床表现及实验室检查结果。

七、治疗

(一)内科治疗

急性者一旦确诊,经药物改善症状后应立即采取人工瓣膜置换术,以防止变为慢性而影响预后,积极的内科治疗仅为手术争取时间。

慢性患者由于长期无症状,一般仅需定期随访,避免过度的体力劳动及剧烈运动,限制钠盐摄入,保护心功能,对风心病患者积极预防链球菌感染与风湿活动及感染性心内膜炎。如出现心功能不全的症状,应合理应用利尿剂、ACE抑制剂、洋地黄、β受体阻滞剂和醛固酮受体拮抗剂。血管扩张剂,特别是减轻后负荷的血管扩张剂,通过降低左心室射血阻力,可减少反流量,增加前向心排血量,从而产生有益的血流动力学作用。慢性患者可用ACE抑制剂,急性者可用硝普钠、硝酸甘油或酚妥拉明静脉滴注。洋地黄类药物宜用于心功能Ⅱ、Ⅲ、

Ⅳ级的患者,对伴有快心室率心房颤动者更有效。晚期的心力衰竭患者可用抗凝药物防止血栓栓塞。心律失常的处理参见相关章节。

(二)外科治疗

人工瓣膜替换术是几乎所有二尖瓣关闭不全病例的首选治疗。对慢性患者,应在左心室功能尚未严重损害和不可逆改变之前考虑手术,过分推迟可增加手术死亡率和并发症。手术指征:①心功能Ⅲ～Ⅳ级,Ⅲ级为理想指征,Ⅳ级病死率高,预后差,内科疗法准备后应行手术。②心功能Ⅱ级或以下,缺乏症状者,若心脏进行性肥大,左心功能下降,应行手术。③EF＞50％,左心室舒张末期直径＜8.0 cm,收缩末期直径＜5.0 cm,心排指数＞2.0 L/(min·m²),左心室舒张末压＜1.6 kPa(12 mmHg),收缩末容积指数＜50 mL/m² 患者,适于手术,效果好。④中度以上二尖瓣反流。

八、预后

慢性二尖瓣关闭不全患者代偿期较长,可达 20 年。一旦失代偿,病情进展迅速,心功能恶化,成为难治性心力衰竭。

二尖瓣关闭不全患者内科治疗后 5 年生存率为 80％,10 年生存率近 60％,而心功能Ⅳ级患者,内科治疗 5 年生存率仅 45％。

急性二尖瓣关闭不全患者多较快死于急性左心衰竭。

第二节　二尖瓣狭窄

一、病因与病理

(一)风湿热

虽然近几十年来风湿性心脏瓣膜病的发生率逐年降低,但仍是临床上二尖瓣狭窄(mitral stenosis,MS)的常见病因。风湿性心脏病患者中约 25％为单纯二尖瓣狭窄,40％为二尖瓣狭窄并二尖瓣关闭不全。其中女性患者占 2/3。一般而言,从急性风湿热发作到形成重度二尖瓣狭窄,至少需要 2 年,在温带气候大多数患者能保持 10 年以上的无症状期。风湿热反复多次发作者易罹患二尖瓣狭窄。

风湿性二尖瓣损害,早期病理变化为瓣膜交界处和基底部发生水肿、炎症及赘生物形成,随后由于纤维蛋白的沉积和纤维性变,发生瓣叶交界处粘连、融合、瓣膜增粗、硬化、钙化,腱索缩短并相互粘连,限制瓣膜的活动与开放,致使瓣口狭窄,与鱼嘴或钮孔相似。一般后瓣病变程度较前瓣重,后瓣显著增厚、变硬、钙化、缩短,甚至完全丧失活动能力,而前瓣仍能上下活动者并不罕见。

(二)二尖瓣环及环下区钙化

常见于老年人退行性变。尸检发现,50 岁以上人群中约 10％有二尖瓣环钙化,其中糖尿病患者尤为多见,女性比男性多 2～3 倍,超过 90 岁的女性患者二尖瓣环钙化率高达 40％以上。偶见于年轻人,可能与合并马凡综合征或钙代谢异常有关。

瓣环钙化可影响二尖瓣的正常启闭,引起狭窄和(或)关闭不全。钙化通常局限于二尖瓣的瓣环处,多累及后瓣。然而,最近研究表明,老年人二尖瓣环钙化,其钙质沉着主要发生于二尖瓣环的前方及后方,而非真正的瓣环处,钙化延伸至膜部室间隔或希氏束及束支时,可引起心脏传导功能障碍。

(三)先天性发育异常

单纯先天性二尖瓣狭窄甚为少见。

(四)其他罕见病因

如结缔组织疾病、恶性类癌瘤、多发性骨髓瘤等。

二、病理生理

正常人二尖瓣开放时瓣口面积为 4～6 cm²,当瓣口面积＜2.5 cm² 时,才会出现不同程度的临床症状。临床上根据瓣口面积缩小程度不同,将二尖瓣狭窄分为轻度(2.5～1.5 cm²)、中度(1.5～1.0 cm²)、重度(＜1.0 cm²)狭窄。根据二尖瓣狭窄程度和代偿状态分为如下 3 期(见图 4-5)。

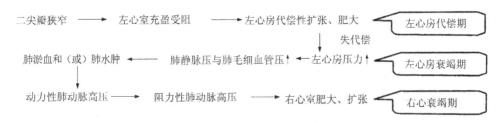

图 4-5　二尖瓣狭窄血流动力学图解

（一）左心房代偿期

轻度二尖瓣狭窄时，只需在心室快速充盈期、心房收缩期存在压力梯度，血液便可由左心房充盈左心室。因此，左心房发生代偿性扩张及肥大以增强收缩力，延缓左心房压力的升高。此期内，临床上可在心尖区闻及典型的舒张中、晚期递减型杂音，收缩期前增强（左心房收缩引起）。患者无症状，心功能完全代偿，但有二尖瓣狭窄的体征（心尖区舒张期杂音）和超声心动图改变。

（二）左心房衰竭期

随着二尖瓣狭窄程度的加重，左心房代偿性扩张、肥大及收缩力增强难以克服瓣口狭窄所致血流动力学障碍时，房室压力梯度必须存在于整个心室舒张期，房室压力阶差在 2.7 kPa（20 mmHg）以上，才能维持安静时心排血量，因此左心房压力升高。由于左心房与肺静脉之间无瓣膜存在，当左心房压力升至 3.3～4.0 kPa（25～30 mmHg）时，肺静脉与肺毛细血管压力亦升至 3.3～4.0 kPa（25～30 mmHg），超过血液胶体渗透压水平，引起肺毛细血管渗出。若肺毛细血管渗出速度超过肺淋巴管引流速度，可引起肺顺应性下降，发生呼吸功能障碍和低氧血症，同时，血浆及血细胞渗入肺泡内，可引起急性肺水肿，出现急性左心房衰竭表现。本期患者可出现劳力性呼吸困难，甚至端坐呼吸、夜间阵发性呼吸困难，听诊肺底可有湿啰音，胸部 X 线检查常有肺淤血和（或）肺水肿征象。

（三）右心衰竭期

长期肺淤血可使肺顺应性下降。早期，由于肺静脉压力升高，可反射性引起肺小动脉痉挛、收缩，肺动脉被动性充血而致动力性肺动脉高压，尚可逆转。晚期，因肺小动脉长期收缩、缺氧，致内膜增生、中层肥厚，肺血管阻力进一步增高，加重肺动脉高压。肺动脉高压虽然对肺毛细血管起着保护作用，但明显增加了右心负荷，使右心室壁肥大、右心腔扩大，最终引起右心衰竭。此时，肺淤血和左心房衰竭的症状反而减轻。

三、临床表现

（一）症状

1.呼吸困难和乏力

当二尖瓣狭窄进入左心房衰竭期时，可产生不同程度的呼吸困难和乏力，是二尖瓣狭窄的主要症状。前者由肺淤血引起，后者是心排血量减少所致。早期仅在劳动、剧烈运动或用力时出现呼吸困难，休息即可缓解，常不引起患者注意。

随狭窄程度的加重,日常生活甚至静息时也感气促,夜间喜高枕,甚至不能平卧,须采取半卧位或端坐呼吸,上述症状常因感染(尤其是呼吸道感染)、心动过速、情绪激动、心房颤动诱发或加剧。

2.心悸

心慌和心前区不适是二尖瓣狭窄的常见早期症状。早期与偶发的房性期前收缩有关,后期发生心房颤动时心慌常是患者就诊的主要原因。自律性或折返活动引起的房性期前收缩,可刺激左心房易损期而引起心房颤动,由阵发性逐渐发展为持续性。而心房颤动又可引起心房肌的弥漫性萎缩。导致心房增大及不应期、传导速度的更加不一致,最终导致不可逆心房颤动。快心室率心房颤动时,心室舒张期缩短,左心室充盈减少,左心房压力升高,可诱发急性肺水肿的发生。

3.胸痛

15%的患者主诉胸痛,其产生原因:①心排血量下降,引起冠状动脉供血不足,或伴冠状动脉粥样硬化和(或)冠状动脉栓塞。②右心室压力升高,冠状动脉灌注受阻,致右心室缺血。③肺动脉栓塞,常见于右心衰竭患者。

4.咯血

咯血发生于10%的患者。二尖瓣狭窄并发的咯血有如下几种。

(1)突然出血,出血量大,有时称为肺卒中,却很少危及生命。因为大出血后,静脉压下降,出血可自动停止。此种咯血是由于突然升高的左心房和肺静脉压,传至薄而扩张的支气管静脉壁使其破裂所致,一般发生于病程早期。晚期,因肺动脉压力升高,肺循环血流量有所减少,该出血情况反而少见。

(2)痰中带血,二尖瓣狭窄患者,因支气管水肿罹患支气管炎的机会增多,若支气管黏膜下层微血管破裂,则痰中带有血丝。

(3)粉红色泡沫痰,急性肺水肿的特征性表现,是肺泡毛细血管破裂,血液、血浆与空气互相混合的缘故。

(4)暗红色血液痰,病程晚期,周围静脉血栓脱落引起肺栓塞时的表现。

5.血栓栓塞

左心房附壁血栓脱落引起动脉栓塞,是二尖瓣狭窄常见的并发症。在抗凝治疗和手术治疗时代前,二尖瓣病变患者中,约1/4的死亡继发于栓塞,其中80%见于心房颤动患者。若为窦性心律,则应考虑一过性心房颤动及潜在感染性心内膜炎的可能。35岁以上的患者合并心房颤动,尤其伴有心排血量减少和左心耳扩大时是形成栓子的最危险时期,主张接受预防性抗凝治疗。

6.吞咽困难、声嘶

增大的左心房压迫食管,扩张的左肺动脉压迫左喉返神经所致。

7.感染性心内膜炎

增厚、钙化的瓣膜少发。

8.其他

肝大、体静脉压增高、水肿、腹水,均为重度二尖瓣狭窄伴肺血管阻力增高及右心衰竭的症状。

(二)体征

重度二尖瓣狭窄患者常有"二尖瓣面容"——双颧呈绀红色。右心室肥大时,心前区可扪及抬举性搏动。

1.二尖瓣狭窄的心脏体征

(1)心尖冲动正常或不明显。

(2)心尖区 S_1 亢进是二尖瓣狭窄的重要特点之一,二尖瓣狭窄时,左心房压力升高,舒张末期左心房室压力阶差仍较大,且左心室舒张期充盈量减少,二尖瓣前叶处于心室腔较低位置,心室收缩时,瓣叶突然快速关闭,可产生亢进的拍击样 S_1。S_1 亢进且脆,说明二尖瓣前叶活动尚好,若 S_1 亢进且闷,则提示前叶活动受限。

(3)开瓣音,亦称二尖瓣开放拍击音,由二尖瓣瓣尖完成开放动作后瓣叶突然绷紧而引起,发生在二尖瓣穹隆进入左心室的运动突然停止之际。

(4)心尖部舒张中、晚期递减型隆隆样杂音,收缩期前增强,是诊断二尖瓣狭窄的重要体征。心室舒张二尖瓣开放的瞬间,左心房室压力梯度最大,产生杂音最响,随着左心房血液充盈到左心室,房室压力梯度逐渐变小,杂音响度亦逐渐减轻,最后左心房收缩将 15%～25% 的血液灌注于左心室,产生杂音的收缩期前增强部分。心房颤动患者,杂音收缩期前增强部分消失。但据 Criley 氏报道,此时若左心房压力超过左心室压力 1.3 kPa(10 mmHg)或更高,则可有收缩期前增强部分。

二尖瓣狭窄的舒张期杂音于左侧卧位时最易听到,对于杂音较轻者,可嘱运动、咳嗽、用力呼气或吸入亚硝酸异戊酯等方法使杂音增强。拟诊二尖瓣狭窄而又听不到舒张期杂音时,可嘱患者轻微运动(仰卧起坐 10 次)后左侧卧位,或左侧卧位后再深呼吸或干咳数声,杂音可于最初 10 个心动周期内出现。杂音响度还与瓣口狭窄程度及通过瓣口的血流量和血流速度有关。在一定限度内,狭窄越重,杂音越响,但若狭窄超过某一范围,以致在左心室形成漩涡不明显或不引起漩涡,反而使杂音减轻或消失,后者即所谓的"无声性二尖瓣狭窄"。

2.肺动脉高压和右心室肥大的体征

(1)胸骨左缘扪及抬举性搏动。

(2)P_2 亢进、S_2 分裂,肺动脉高压可引起 S_2 的肺动脉瓣成分亢进,肺动脉压进一步升高时,右心室排血时间延长,S_2 分裂。

(3)肺动脉扩张,于胸骨左上缘可闻及短的收缩期喷射性杂音和递减型高调哈气性舒张早期杂音(Graham-Steell 杂音)。

(4)右心室肥大伴三尖瓣关闭不全时,胸骨左缘 4～5 肋间有全收缩期吹风样杂音,吸气时增强。

四、辅助检查

(一)心电图检查

中、重度二尖瓣狭窄,可显示特征性改变。左心房肥大(P 波时限大于 0.12 秒,并呈双峰波形,即所谓"二尖瓣型 P 波",见图 4-6),是二尖瓣狭窄的主要心电图特征,可见于 90% 的显著二尖瓣狭窄伴窦性心律者。心房颤动时,V_1 导联颤动波幅超过 0.1 mV,也提示存在心房肥大。

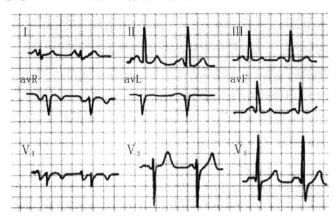

图 4-6　左心房肥大:二尖瓣型 P 波

右心室收缩压低于 9.3 kPa(70 mmHg)时右心室肥大少见;介于 9.3～13.3 kPa(70～100 mmHg)时,约 50% 的患者可有右心室肥大的心电图表现;超过 13.3 kPa(100 mmHg)时,右心室肥大的心电图表现一定出现(见图 4-7)。

心律失常在二尖瓣狭窄患者早期可表现为房性期前收缩,频发和多源房性期前收缩往往是心房颤动的先兆,左心房肥大的患者容易出现心房颤动。

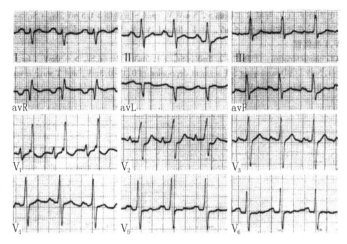

图 4-7　左心房肥大，右心室肥大

(二)X 线检查

轻度二尖瓣狭窄心影可正常。

左心房肥大时，正位片可见增大的左心房在右心室影后面形成一密度增高的圆形阴影，使右心室心影内有双重影。食管吞钡检查，在正位和侧位分别可见食管向右向后移位。

肺动脉高压和右心室肥大时，正位片示心影呈"梨形"，即"二尖瓣型"心，尚可见左主支气管上抬。肺部表现主要为肺淤血，肺门阴影加深。由于肺静脉血流重新分布，常呈肺上部血管阴影增多而下部减少。肺淋巴管扩张，在正位及左前斜位可见右肺外下野及肋膈角附近有水平走向的纹状影，即 Kerley B 线，偶见 Kerley A 线(肺上叶向肺门斜行走行的纹状影)。此外，长期肺淤血尚可引起肺野内含铁血黄素沉积点状影。

严重二尖瓣狭窄和老年性瓣环及环下区钙化者，胸片相应部位可见钙化影。

(三)超声心动图(UCG)检查

UCG 是诊断二尖瓣狭窄较有价值的无创伤性检查方法，有助于了解二尖瓣的解剖和功能情况。

(1)M 型 UCG：①直接征象，二尖瓣前叶活动曲线和 EF 斜率减慢，双峰消失，前后叶同向运动，形成所谓"城墙样"图形。②间接征象，左心房肥大，肺动脉增宽，右心房、右心室肥大。

(2)二维 UCG：①直接征象，二尖瓣叶增厚，回声增强，活动僵硬，甚至钙化，二尖瓣舒张期开放受限，瓣口狭窄，交界处粘连。②间接征象，瓣下结构钙化，左心房附壁血栓。

（3）多普勒 UCG：二尖瓣口可测及舒张期高速射流频谱，左心室内可有湍流频谱，测定跨二尖瓣压力阶差可判定狭窄的严重程度。彩色多普勒检查可显示舒张期二尖瓣口高速射流束及多色镶嵌的反流束。

经食道 UCG：采用高频探头，直接在左心房后方探查，此法在探查左心房血栓方面更敏感，可达 90% 以上。

(四)心导管检查

仅在决定是否行二尖瓣球囊扩张术或外科手术治疗前，需要精确测量二尖瓣口面积及跨瓣压差时才做心导管检查。

(五)其他检查

抗链球菌溶血素 O(ASO)滴度 1：400 以上、血沉加快、C-反应蛋白阳性等，尤见于风湿活动期患者。长期肝淤血患者可有肝功能指标异常。

二尖瓣狭窄的临床表现及实验室检查与血流动力学变化密切相关，血流动力学发展的每一阶段，均可引起相应的临床表现及实验室检查结果改变。

五、并发症

(一)心房颤动

心房颤动见于晚期患者，左心房肥大是心房颤动持续存在的解剖学基础。出现心房颤动后，心尖区舒张期隆隆样杂音可减轻，且收缩期前增强消失。心房颤动早期可能是阵发性的，随着病程发展多转为持续性心房颤动。

(二)栓塞

栓塞多见于心房颤动患者，以脑梗死多见，栓子也可到达全身其他部位。

(三)急性肺水肿

这是重度二尖瓣狭窄严重而紧急的并发症，病死率高。往往由剧烈体育活动、情绪激动、感染、妊娠或分娩、快心室率心房颤动等诱发，可导致左心室舒张充盈期缩短，左心房压升高，进一步引起肺毛细血管楔压升高，致使血浆渗透到组织间隙或肺泡，引起急性肺水肿。患者突发呼吸困难、不能平卧、发绀、大汗、咳嗽及咯粉红色泡沫样浆液痰，双肺布满湿啰音，严重者昏迷或死亡。

(四)充血性心力衰竭

晚期 50%～75% 的患者可发生右心充血性心力衰竭，是此病常见的并发症及主要致死原因。呼吸道感染为心力衰竭常见诱因,年轻女性妊娠、分娩常为主要诱因。临床上主要表现为肝区疼痛、食欲缺乏、黄疸、水肿、尿少等症状,体检有颈静脉怒张、肝大、腹水及下肢水肿等。

(五)呼吸道感染

二尖瓣狭窄患者,常有肺静脉高压、肺淤血,因此易合并支气管炎、肺炎。

(六)感染性心内膜炎

单纯二尖瓣狭窄较少发生。风湿性瓣膜病患者在行牙科手术或其他能引起菌血症的手术时,应行抗生素预防治疗。

六、诊断与鉴别诊断

根据临床表现,结合有关实验室检查,尤其是超声心动图检查多能做出诊断。但应与其他引起心尖部舒张期杂音的疾病相鉴别(见表 4-1)。

表 4-1　其他疾病引起的心尖部舒张期杂音特点

相对性二尖瓣狭窄	严重的二尖瓣关闭不全左向右分流的先天性心脏病,如 VSD、PDA 等此杂音的产生是由于血容量增加,致二尖瓣相对狭窄所致
Carey-Coombs 杂音	急性风湿热时活动性二尖瓣瓣膜炎征象,该杂音柔和,发生于舒张早期,变化较大,比器质性二尖瓣狭窄的音调高,可能由严重的二尖瓣反流通过非狭窄的二尖瓣口所致,也可能是一短的紧随 S_3 的杂音
Austin-Flint 杂音	见于主动脉瓣关闭不全等疾病,该杂音历时短,性质柔和,吸入亚硝酸异戊酯后杂音减轻,应用升压药后杂音可增强
三尖瓣狭窄	慢性肺心病患者,由于右心室肥大,心脏顺时针转位可在心尖部听到三尖瓣相对性狭窄所致的杂音
左心房黏液瘤	左心房黏液瘤部分堵塞二尖瓣口所致,与体位有关

七、治疗

狭窄程度轻、无明显临床症状者,无须治疗,应适当避免剧烈运动,风湿热后遗症者应预防风湿热复发。有症状的二尖瓣患者,应予以积极治疗。

(一)内科治疗

1.一般治疗

适当休息,限制钠盐入量(2 g/d),使用利尿剂,通过减轻心脏前负荷改善肺淤血症状。

急性肺水肿的处理(详见心力衰竭):应用洋地黄需谨慎,因洋地黄可增强右心室收缩力,有可能使右心室射入肺动脉内的血量增多,导致肺水肿的加重。但可应用常规负荷量的1/2～2/3,其目的是减慢心率而非增加心肌收缩力,以延长舒张期,改善左心室充盈,提高左心室搏出量。适合于合并快心室率心房颤动和室上性心动过速者。

栓塞性并发症的处理:有体循环栓塞而不能手术治疗的患者,可口服抗凝剂,如华法林等。对于有栓塞危险的患者,包括心房颤动、40岁以上伴巨大左心房者,也应接受口服抗凝药治疗。

心律失常的处理:快心室率心房颤动应尽快设法减慢心室率,可使用洋地黄类药物,若疗效不满意,可联合应用地尔硫䓬、维拉帕米或β受体阻滞剂。对于轻度二尖瓣狭窄患者不伴巨大左心房、心房颤动<6个月时,可考虑药物复律或电复律治疗。

2.介入治疗

经皮球囊二尖瓣成形术(PBMV)是治疗二尖瓣狭窄划时代的进展,患者无须开胸手术,痛苦小,康复快,且具有成功率高、疗效好的特点。

(1)PBMV的适应证:①中、重度单纯二尖瓣狭窄,瓣叶柔软,无明显钙化,心功能Ⅱ、Ⅲ级是PBMV最理想的适应证;轻度二尖瓣狭窄有症状者亦可考虑;心功能Ⅳ级者需待病情改善,能平卧时才考虑。②瓣叶轻、中度钙化并非禁忌,但若严重钙化且与腱索、乳头肌融合者,易并发二尖瓣关闭不全,因此宜做瓣膜置换手术。③合并慢性心房颤动患者,心腔内必须无血栓。④合并重度肺动脉高压,不宜外科手术者。⑤合并轻度二尖瓣关闭不全,左心室无明显肥大者。⑥合并轻度主动脉瓣狭窄或关闭不全,左心室无明显肥大者。

(2)PBMV的禁忌证:①合并中度以上二尖瓣关闭不全;②心腔内有血栓形成;③严重钙化,尤其瓣下装置病变者;④风湿活动期;⑤合并感染性心内膜炎;⑥妊娠期,因放射线可影响胎儿,除非心功能Ⅳ级危及母子生命安全;⑦全身情况差或合并其他严重疾病;⑧合并中度以上的主动脉狭窄和(或)关闭不全。

(二)外科治疗

目的在于解除瓣口狭窄,增加左心搏出量,改善肺血循环。

(1)手术指征:凡诊断明确,心功能Ⅱ级以上,瓣口面积小于1.2 cm² 而无明显禁忌证者,均适合手术治疗。严重二尖瓣狭窄并发急性肺水肿患者,如内科治疗效果不佳,可行急诊二尖瓣扩张术。

(2)手术方式:包括闭式二尖瓣分离术、直视二尖瓣分离术、瓣膜修补术或人工瓣膜替换术。

八、预后

疾病的进程差异很大,从数年至数十年不等。预后主要取决于狭窄程度及心脏肥大程度,是否多瓣膜损害及介入、手术治疗的可能性等。

一般而言,首次急性风湿热发作后,患者可保持 10～20 年无症状。然而,出现症状后如不积极进行治疗,其后 5 年内病情进展非常迅速。研究表明,有症状的二尖瓣狭窄患者 5 年死亡率为 20％,10 年死亡率为 40％。

第三节　三尖瓣关闭不全

一、病因

三尖瓣关闭不全多为功能性,常继发于左心瓣膜病变致肺动脉高压和右心室扩张,器质性病变者多见于风湿性心脏病,常为联合瓣膜病变。单纯性三尖瓣关闭不全非常少见,见于先天性三尖瓣发育不良、外伤、右心感染性心内膜炎等。

二、病理生理

先天性三尖瓣关闭不全可有以下病变:①瓣叶发育不全或阙如;②腱索、乳头肌发育不全、阙如或延长;③瓣叶、腱索发育尚可,瓣环过大。

后天性单独的三尖瓣关闭不全可发生于类癌综合征。

三尖瓣关闭不全引起的病理变化与二尖瓣关闭不全相似,但代偿期较长;病情若逐渐进展,最终可导致右心室、右心房肥大,右心室衰竭。如肺动脉高压显著,则病情发展较快。

三、临床表现

(一)症状

二尖瓣关闭不全合并肺动脉高压时,出现心排血量减少和体循环淤血的症状。三尖瓣关闭不全合并二尖瓣疾病者,肺淤血的症状可由于三尖瓣关闭不全的发展而减轻,但乏力和其他心排血量减少的症状更为加重。

(二)体征

主要体征为胸骨左下缘全收缩期杂音,吸气及压肝后可增强;如不伴肺动脉高压,杂音难以闻及。反流量很大时,有第三心音及三尖瓣区低调舒张中期杂音。颈静脉脉波图 V 波(又称回流波,为右心室收缩时,血液回到右心房及大静脉所致)增大;可扪及肝脏搏动。瓣膜脱垂时,在三尖瓣区可闻及非喷射性喀喇音。其淤血体征与右心衰竭相同。

四、辅助检查

(一)X 线检查

可见右心室、右心房增大。右心房压升高者,可见奇静脉扩张和胸腔积液;有腹水者,横膈上抬。透视时可看到右心房收缩期搏动。

(二)心电图检查

无特征性改变。可示右心室肥厚、劳损右心房肥大,并常有右束支阻滞。

(三)超声心动图检查

可见右心室、右心房增大,上、下腔静脉增宽及搏动;二维超声心动图声学造影可证实反流,多普勒超声检查可判断反流程度。

五、诊断及鉴别诊断

根据典型杂音,右心室、右心房增大及体循环淤血的症状及体征一般不难做出诊断。应与二尖瓣关闭不全、低位室间隔缺损相鉴别。超声心动图声学造影及多普勒超声检查可确诊,并可帮助进行病因诊断。

六、治疗

(1)针对病因的治疗。

(2)由于右心压力低,三尖瓣口血流缓慢,易产生血栓,且三尖瓣置换有较高的手术病死率并且远期存活率低,一般尽量采用三尖瓣成形术来纠正三尖瓣关闭不全。如单纯瓣环扩大、瓣叶病变轻、外伤性乳头肌断裂等可行三尖瓣成形术治疗,成形方法包括瓣环成形术和瓣膜成形术。

第四节　三尖瓣狭窄

一、病因

三尖瓣狭窄病变较少见,大多数由风湿病所致,小部分病因有三尖瓣闭锁、右心房肿瘤。临床特征为症状进展迅速,类癌综合征常同时伴有三尖瓣反流;偶尔,右心室流出道梗阻可由心包缩窄、心外肿瘤及赘生物引起。

风湿性三尖瓣狭窄绝大多数同时伴有二尖瓣病变,在多数患者中主动脉瓣亦可受累。

二、病理生理

风湿性三尖瓣狭窄的病理变化与二尖瓣狭窄相似,腱索有融合和缩短,瓣叶尖端融合,形成一隔膜样孔隙。

当运动或吸气使三尖瓣血流量增加时及当呼气使三尖瓣血流减少时,右心房和右心室的舒张期压力阶差增大。若平均舒张期压力阶差超过 0.7 kPa(5 mmHg)时,足以使平均右心房压升高而引起体静脉淤血,表现为颈静脉充盈、肝大、腹水和水肿等体征。

三、临床表现

(一)症状

三尖瓣狭窄致低心排血量可引起疲乏,体静脉淤血可引起恶心、呕吐、食欲缺乏等消化道症状及全身不适感,由于颈静脉搏动的巨大"a"波,使患者感到颈部有搏动感。

(二)体征

主要体征为胸骨左下缘低调隆隆样舒张中晚期杂音,也可伴舒张期震颤,可有开瓣拍击音。增加体静脉回流方法可使之更明显,呼气及 Valsalva 动作可使之减弱。

四、辅助检查

(一)X 线检查

主要表现为右心房明显扩大,下腔静脉和奇静脉扩张,但无肺动脉扩张。

(二)心电图检查

示 II、V_1 导联电压增高;由于多数三尖瓣狭窄患者同时合并有二尖瓣狭窄,故心电图常提示双侧心房肥大。

(三)超声心动图检查

其变化与二尖瓣狭窄时观察到的相似,M 型超声心动图常显示瓣叶增厚,前叶的 EF 斜率减慢,舒张期与隔瓣示矛盾运动、三尖瓣钙化和增厚;二维超声心动图对诊断三尖瓣狭窄较有帮助,其特征为舒张期瓣叶呈圆顶状,增厚、瓣叶活动受限。

五、诊断及鉴别诊断

根据典型杂音、心房扩大及体循环淤血的症状和体征,一般即可做出诊断,对诊断有困难者可行右心导管检查,若三尖瓣平均跨瓣舒张压差低于 0.3 kPa (2 mmHg),即可诊断为三尖瓣狭窄。应注意与右心房黏液瘤、缩窄性心包炎等疾病相鉴别。

六、治疗

限制钠盐摄入及应用利尿剂,可改善体循环淤血的症状和体征;如狭窄显著,可行三尖瓣分离术或经皮球囊扩张瓣膜成形术。

第五节　主动脉瓣关闭不全

一、病理生理

主动脉瓣关闭不全引起的基本血流动力学障碍是舒张期左心室内压力大大低于主动脉,故大量血液反流回左心室,使左心室舒张期负荷加重,左心室舒张期末容积逐渐增大,容量负荷过度。早期收缩期左心室每搏量增加,射血分数正常,晚期左心室进一步扩张,心肌肥厚,当左心室收缩减弱时,每搏量减少,左心室舒张期末压力升高,最后导致左心房、肺静脉和肺毛细血管压力升高,出现肺淤血。主动脉瓣反流明显时,主动脉舒张压明显下降,冠状动脉灌注压降低,心肌供血减少,进一步使心肌收缩力减弱。

(一)左心室容量负荷过度

主动脉瓣关闭不全时,左心室在舒张期除接纳从左心房流入的血液外,还接受从主动脉反流的血液,造成左心室舒张期充盈量过大,容量负荷过度。左心室的代偿能力是影响病理生理改变的重要因素,也决定了急、慢性主动脉瓣关闭不全血流动力学障碍的明显差异。

1.急性主动脉瓣关闭不全

左心室顺应性及心腔大小正常,面对舒张期急剧增加的充盈量,左心室来不及发生代偿性扩张和肥大,导致舒张期充盈压显著增高,迫使左心房压、肺静脉压和肺毛细血管压力升高,引起呼吸困难和肺水肿,并导致肺动脉高压和右心功能障碍,此时患者表现出体循环静脉压升高和右心衰竭的症状和体征。

当左心室舒张末期压力超过 5.3 kPa(40 mmHg)时,可使二尖瓣提前关闭,对肺循环有一定的保护作用,但效力有限。由于急性者左心室舒张末期容量仅能有限地增加,即使左心室收缩功能正常或增加,并有代偿性心动过速,心排血量仍减少。

2.慢性主动脉瓣关闭不全

主动脉反流量逐渐增大,左心室充分发挥代偿作用,通过 Frank-Starling 定律调节左心室容量-压力关系,使总的左心室心搏量增加。长期左心室舒张期充盈过度,使心肌纤维被动牵张,刺激左心室发生离心性心肌肥大,心脏重量明显增加,心腔明显扩大。

代偿期扩张肥大的心肌收缩力增强,能充分将心腔内血液排出,每搏量明显增加,前向血流量、射血分数及收缩末期容量正常。

由于主动脉反流血量过大及肥大心肌退行性变和纤维化,左心室舒张功能受损。当左心室容量负荷超过心肌的代偿能力时,进入失代偿期。此时,心肌顺应性降低,心室舒张速度减慢,左心室舒张末压升高,左心房压和肺循环压力升高,引起肺淤血和呼吸困难。同时,心肌收缩力减弱,每搏量减少,前向血流量及射血分数降低。左心室收缩末期容量增加是左心收缩功能障碍的敏感指标之一。

(二)脉压增宽

慢性主动脉瓣关闭不全时,因左心室充盈量增加,每搏量增加,主动脉收缩压升高,而舒张期血液向左心室反流又使主动脉舒张压降低,脉压增宽。当主动脉舒张压＜6.7 kPa(50 mmHg)时,提示有严重的主动脉瓣关闭不全。急性主动脉瓣关闭不全时,因心肌收缩功能受损,主动脉收缩压不高,甚至降低,而左心室舒张末压明显升高,主动脉舒张压正常或轻度降低,脉压可接近正常。

(三)心肌供血减少

由于主动脉舒张压降低和左心室舒张压升高,冠状动脉灌注压降低;左心室壁张力增加压迫心肌内血管,使心肌供血减少。交感神经兴奋反射性引起心率加快及心肌肥大和室壁张力增加再次增加心肌耗氧量,故主动脉瓣关闭不全患者可出现心肌缺血和心绞痛,多出现在主动脉瓣关闭不全的晚期。

二、临床表现

(一)症状

主动脉瓣关闭不全患者一旦出现症状(表 4-2),往往有不可逆的左心功能不全。

表 4-2　重度主动脉瓣关闭不全典型体征

视诊及触诊	
de Musset 征	伴随每次心搏的点头征,由于动脉搏动过强所致
Muller 征	腭垂的搏动或摆动
Quincke 征	陷落脉或水冲脉,即血管突然短暂的充盈及塌陷
听诊	
Hill 征	袖带测压时,上、下肢收缩压相差 8.0 kPa(60 mmHg),正常时<2.7 kPa(20 mmHg)
Traube 征	股动脉收缩音及舒张音增强,即枪击音
Duroziez 征	用听诊器轻压股动脉产生的杂音
De tambour 杂音	第二心音增强,带有铃声特点,常见于梅毒性主动脉瓣反流

1.心悸和头部搏动

心脏冲动的不适感可能是最早的主诉,由于左心室明显增大,左心室每搏量明显增加,患者常感受到强烈的心悸。情绪激动或体力活动引起心动过速时,每搏量增加明显,此时症状更加突出。由于脉压显著增大,患者常感身体各部位有强烈的动脉搏动感,尤以头颈部为甚。

2.呼吸困难

劳力性呼吸困难出现表示心脏储备能力已经降低,以后随着病情进展,可出现端坐呼吸和夜间阵发性呼吸困难,在合并二尖瓣病变时此症状更加明显。

3.胸痛

由于冠状动脉灌注主要在舒张期,所以主动脉舒张压决定了冠状动脉流量。重度主动脉瓣关闭不全患者舒张压明显下降,特别是夜间睡眠时心率减慢,舒张压下降进一步加重,冠状动脉血流更加减少。此外,胸痛发作还可能与左心室射血时引起升主动脉过分牵张或心脏明显增大有关。

4.眩晕

当快速变换体位时,可出现头晕或眩晕,晕厥较少见。

5.其他

如疲乏、过度出汗,尤其在夜间心绞痛发作时出现,可能与自主神经系统改变有关。晚期右心衰竭时可出现食欲缺乏、腹胀、下肢水肿、胸腔积液、腹水等。

(二)体征

1.视诊

颜面较苍白,头部随心脏搏动频率上下摆动(de-Musset 征);指(趾)甲床可见毛细血管搏动征;心尖冲动向左下移位,范围较广,且可见有力的抬举样搏动;右心衰竭时可见颈静脉怒张。

2.触诊

(1)颈动脉搏动明显增强,并呈双重搏动。

(2)主动脉瓣区及心底部可触及收缩期震颤,并向颈部传导。胸骨左下缘可触及舒张期震颤。

(3)颈动脉、桡动脉可触及水冲脉(Corrigan's pulse),即脉搏呈现高容量并迅速下降的特点,尤其是将患者前臂突然高举时更为明显。

(4)肺动脉高压和右心衰竭时,可触及增大的肝脏,肝颈静脉回流征可阳性,下肢指凹性水肿。

3.叩诊

心界向左下扩大。

4.听诊

(1)主动脉舒张期杂音,为与第二心音同时开始的高调叹气样递减型舒张早期杂音,前倾坐位和深呼气时明显。一般主动脉瓣关闭不全越严重,杂音的时间越长,响度越大。轻度反流时,杂音限于舒张早期,音调高。中度或重度反流时,杂音粗糙,为全舒张期。

(2)心底部及主动脉瓣区常可闻及收缩期喷射性杂音,较粗糙,强度 2/6～4/6 级,可伴有震颤,向颈部及胸骨上凹传导,为极大的每搏量通过畸形的主动脉瓣膜所致,并非由器质性主动脉瓣狭窄所致。

(3)Austin-Flint 杂音:心尖区常可闻及一柔和、低调的隆隆样舒张中期或收缩前期杂音,即Austin-Flint杂音。此由主动脉瓣大量反流,冲击二尖瓣前叶,使其振动和移位,引起相对性二尖瓣狭窄;同时主动脉瓣反流与左心房回流血液发生冲击、混合,产生涡流所致。此杂音在用力握拳时增强,吸入亚硝酸异戊酯时减弱。

(4)当左心室明显扩大时,由于乳头肌外移引起功能性二尖瓣反流,可在心尖区闻及全收缩期吹风样杂音,向左腋下传导。

(5)心音:第一心音减弱,第二心音主动脉瓣成分减弱或阙如,但梅毒性主动脉炎时常亢进。由于舒张早期左心室快速充盈增加,心尖区常有第三心音。

(6)周围血管征听诊:股动脉枪击音(Traube 征)、股动脉收缩期和舒张期双重杂音(Duroziez 征)、脉压增大(Hill 征)。

三、辅助检查

(一)X 线检查

急性期心影多正常,常有肺淤血或肺水肿征。慢性主动脉瓣关闭不全常有以下特点。

(1)左心室明显增大,心脏呈主动脉型。

(2)升主动脉普遍扩张,可以波及主动脉弓。

(3)透视下主动脉搏动明显增强,与左心室搏动配合呈"摇椅样"摆动。

(4)左心房可增大,肺动脉高压或右心衰竭时,右心室增大并可见肺静脉充血、肺间质水肿。

(二)心电图检查

轻度主动脉瓣关闭不全者心电图可正常。严重者可有左心室肥大和劳损,电轴左偏。Ⅰ、aVL、$V_{5\sim6}$ 导联 Q 波加深,ST 段压低和 T 波倒置;晚期左心房增大,也可有束支阻滞(图 4-8)。

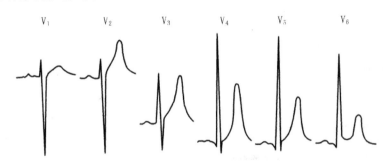

图 4-8　主动脉关闭不全示心电图改变

V_5、V_6 导联出现深 Q 波,R 波增大,ST 段抬高,T 波增大

(三)超声心动图检查

对主动脉瓣关闭不全及左心室功能评价很有价值,还可显示二叶式主动脉瓣、瓣膜脱垂、破裂或赘生物形成及升主动脉夹层等,有助于病因的判断。

1.M 型超声检查

显示舒张期二尖瓣前叶和室间隔纤细扑动,为主动脉瓣关闭不全的可靠诊断征象,但敏感度低。

2.二维超声检查

二维超声检查可显示瓣膜和升主动脉根部的形态改变,可见主动脉瓣增厚,舒张期关闭对合不佳,有助于病因确定。

3.彩色多普勒超声

由于舒张早期主动脉压和左心室舒张压间的高压差,主动脉瓣反流导致很高流速(>4 m/s)的全舒张期湍流。彩色多普勒超声探头在主动脉瓣的心室侧可探及全舒张期高速血流,为最敏感的确定主动脉瓣反流方法,并可通过计算反流量与每搏量的比例,判断其严重程度。

(四)主动脉造影

当无创技术不能确定反流程度并且考虑外科治疗时,可行选择性主动脉造影,可半定量反流程度。

升主动脉造影提示:舒张期造影剂反流至左心室,可以显示左心室扩大。根据造影剂反流量可以估计关闭不全的程度。①Ⅰ度:造影剂反流仅限于主动脉口附近,一次收缩即可排出。②Ⅱ度:造影剂反流于左心室中部,一次收缩即可排出。③Ⅲ度:造影剂反流于左心室全部,一次收缩不能全部排出。

(五)磁共振显像

磁共振显像诊断主动脉疾病(如主动脉夹层)极准确。可目测主动脉瓣反流射流,可半定量反流程度,并能定量反流量和反流分数。

四、诊断和鉴别诊断

发现典型的主动脉瓣关闭不全的舒张期杂音伴周围血管征即可诊断,超声心动图可明确诊断。主动脉瓣舒张早期杂音应与下列杂音和疾病鉴别。

(一)Graham-Steell 杂音

见于严重肺动脉高压伴肺动脉扩张所致肺动脉瓣关闭不全者,常有肺动脉高压体征,如胸骨左缘抬举样搏动、第二心音肺动脉瓣成分亢进等。

(二)肺动脉瓣关闭不全

胸骨左缘舒张期杂音吸气时增强,用力握拳时无变化。颈动脉搏动正常,肺动脉瓣区第二心音亢进,心电图示右心房和右心室肥大,X线检查示肺动脉主干突出。多见于二尖瓣狭窄及房间隔缺损的患者。

(三)冠状动静脉瘘

可闻及主动脉瓣区舒张期杂音,但心电图及X线检查多正常,主动脉造影可见主动脉与右心房、冠状窦或右心室之间有交通。

(四)主动脉窦瘤破裂

杂音与主动脉瓣关闭不全相似,但有突发性胸痛,进行性右心功能衰竭,主动脉造影及超声心动图检查可确诊。

五、并发症

(1)充血性心力衰竭:主动脉瓣关闭不全的主要死亡原因。一旦出现心功能不全的症状,往往在2～3年死亡。

(2)感染性心内膜炎:较常见。

(3)室性心律失常:较常见。

六、治疗

(一)内科治疗

1.预防感染性心内膜炎

避免上呼吸道感染及全身感染,防止发生心内膜炎。

2.控制充血性心力衰竭

避免过度的体力劳动及剧烈运动,限制钠盐摄入。无症状患者出现左心室扩大,特别是EF降低时,应给予地高辛。

3.控制高血压

控制高血压至关重要,因为它可加重反流程度。当伴发升主动脉根部扩张时,高血压也可促进主动脉夹层的发生。目前研究证实,应用血管扩张药特别是血管紧张素转换酶抑制药(ACEI)能防止或延缓左心扩大,逆转左心室肥厚,防止心肌重构。

(二)外科治疗

主动脉瓣关闭不全,一旦心脏失去代偿功能,病情将急转直下,多数在出现心力衰竭后2年内死亡。主动脉瓣关闭不全的彻底治疗方法是主动脉瓣置换术。最佳的手术时机为左心室功能衰竭刚刚开始,即严重心力衰竭发生之前手术,或虽无症状,但左室射血分数低于正常和左心室舒张末期内径＞60 mm时,应进行手术治疗。

对于左心室功能正常而无症状的患者,心脏结构改变不明显的应密切随诊,每 6 个月复查超声心动图及时发现手术时机。一旦出现症状或出现左心室功能衰竭或左心室明显增大时应及时手术。

1.人工瓣膜置换术

风湿性和绝大多数其他病因引起的主动脉瓣关闭不全均宜施行瓣膜置换术。该手术分机械瓣和生物瓣两种。心脏明显扩大、长期左心功能不全的患者，手术死亡率约为 10%。尽管如此，由于药物治疗的预后较差，即使有左心衰竭也应考虑手术治疗。

2.瓣膜修复术

瓣膜修复术较少用，通常不能完全消除主动脉瓣反流，仅适用于感染性心内膜炎主动脉瓣赘生物或穿孔、主动脉瓣与其瓣环撕裂的情况。由升主动脉动脉瘤使瓣环扩张所致的主动脉瓣关闭不全，可行瓣环紧缩成形术。

3.急性主动脉瓣关闭不全的治疗

严重急性主动脉瓣关闭不全迅速发生急性左心功能不全、肺水肿和低血压时，极易导致死亡，故应在积极内科治疗的同时，及早采用手术治疗，以挽救患者的生命。术前应静脉滴注正性肌力药物（如多巴胺或多巴酚丁胺）和血管扩张药（如硝普钠），以维持心功能和血压。

第六节　主动脉瓣狭窄

一、病理生理

正常主动脉瓣口面积超过 3.5 cm²，当瓣口面积减小 1.5 cm² 时，为轻度狭窄，面积 1.0 cm² 时为中度狭窄，面积 <1.0 cm² 时为重度狭窄。主动脉瓣狭窄引起的基本血流动力学改变是收缩期左心室血液流出受阻，进而左心室压力增高，严重时左心房压、肺动脉压、肺毛细血管楔压及右心室压均可上升，心排血量减少，造成心力衰竭和心肌缺血。

(一)左心室壁增厚

主动脉瓣严重狭窄时收缩期左心室血液流出受阻，左心室压力负荷增加，左心室代偿性通过进行性室壁向心性肥厚以平衡左心室收缩压升高，维持正常收缩期室壁应力和左心室心排血量。

(二)左心房肥厚

左心室舒张末压进行性升高后,左心房后负荷增加,左心房代偿性肥厚,肥厚的左心房在舒张末期的强有力收缩有利于左心室的充盈,使左心室舒张末容量增加,达到左心室有效收缩时所需水平,以维持心搏量正常。左心房有力收缩也可避免肺静脉和肺毛细血管内压力持续性增高。

(三)左心室功能衰竭

主动脉瓣狭窄晚期,左心室壁增厚失代偿,左心室舒张末容量增加,最终由于室壁应力增高、心肌缺血和纤维化等导致左心室功能衰竭。

(四)心肌缺血

严重主动脉瓣狭窄引起心肌缺血。机制:①左心室壁增厚、心室收缩压升高和射血时间延长,增加心肌耗氧。②左心室肥厚,心肌毛细血管密度相对减少。③舒张期心腔内压力增高,压迫心内膜下冠状动脉。④左心室舒张末压升高致舒张期主动脉-左心室压差降低,减少冠状动脉灌注压。

二、临床表现

(一)症状

主动脉瓣狭窄症状出现晚,由于左心室代偿能力较强,相当长的时间内患者可无明显症状,直至瓣口面积<1 cm² 才出现临床症状,主要表现为呼吸困难、心绞痛、晕厥三联征,有 15%～20% 的患者可发生猝死。

1.呼吸困难

劳力性呼吸困难为晚期肺淤血引起的常见首发症状,见于 90% 有症状的患者,主要由左心室顺应性降低和左心室扩大,左心室舒张期末压力和左心房压力上升,引起肺毛细血管楔压和肺动脉高压所致,以后随着病程发展,可发生夜间阵发性呼吸困难、端坐呼吸和急性肺水肿。

2.心绞痛

心绞痛见于 60% 有症状的患者,常由运动诱发,休息后缓解,多为劳力性心绞痛。主要由于瓣口严重狭窄,心排血量下降,平均动脉压降低,冠状动脉血流量减少,活动时不足以代偿增加的耗氧量,从而造成心肌缺血缺氧。极少数由瓣膜的钙质栓塞冠状动脉引起。

3.晕厥

轻者为黑蒙,可为首发症状。多发生于直立、运动中或运动后即刻,由于脑缺血引起。机制:运动时周围血管扩张,而狭窄的主动脉瓣口限制心排血量的增加;运动致心肌缺血加重,使左心室收缩功能降低,心排血量减少;运动时左心室收缩压急剧上升,过度激活心室内压力感受器,通过迷走神经传入纤维兴奋血管减压反应,导致外周血管阻力降低;运动停止后回心血量减少,左心室充盈量及心排血量进一步减少;休息后由于心律失常导致心排血量骤减也可导致晕厥。

4.其他症状

主动脉瓣狭窄晚期可出现心排血量降低的各种表现,如明显的疲乏、虚弱、周围性发绀。血栓栓塞及胃肠道出血主要多见于老年退行性主动脉瓣钙化男性患者,妇女少见。

(二)体征

1.视诊

心尖冲动位置正常或在腋中线以内,为缓慢的抬举样心尖冲动,若心尖冲动很活跃,则提示同时合并有主动脉瓣或二尖瓣关闭不全。

2.触诊

心尖区可触及收缩期抬举样搏动,左侧卧位时可呈双重搏动,第1次为心房收缩以增加左心室充盈,第2次为心室收缩,持续而有力。心底部可触及收缩期震颤,在坐位、胸部前倾、深呼气后屏气时易触及,胸骨上窝、颈动脉和锁骨下动脉处也可触及。

脉搏较特殊,为细脉或迟脉,与强有力的心尖冲动不相称,脉率较低,在心力衰竭时可低于70次/分。

3.叩诊

心浊音界正常,心力衰竭时向左扩大。

4.听诊

(1)胸骨右缘第2肋间可听到低调、粗糙、响亮的喷射性收缩期杂音,呈递增、递减型,第一心音后出现,收缩中期达到最响,以后逐渐减弱,主动脉瓣关闭前终止。胸骨右缘第2肋间或胸骨左缘第3肋间最响,杂音向颈动脉及锁骨下动脉传导,有时向胸骨下端或心尖区传导。通常杂音越长、越响,收缩高峰出现越迟,主动脉瓣狭窄越严重。合并心力衰竭时,通过瓣口的血流速度减慢,杂音变轻而短促。主动脉瓣狭窄杂音在吸入亚硝酸异戊酯或平卧时增强,在应用升压药或站立时减轻。

(2)瓣膜活动受限或钙化明显时,主动脉瓣第二心音减弱或消失,也可出现第二心音逆分裂。

(3)左心室扩大和左心衰竭时可闻及第三心音(舒张期奔马律)。

(4)左心室肥厚和舒张期末压力升高时,肥厚的左心房强有力收缩产生心尖区明显的第四心音。

三、辅助检查

(一)X线检查

左心缘圆隆,心影不大。升主动脉根部发生狭窄后扩张,透视下可见主动脉瓣钙化。晚期心力衰竭时出现左心室明显扩大,左心房扩大,肺动脉主干突出,肺静脉增宽及肺淤血的征象。

1.左心室增大

心尖部下移和(或)左心室段圆隆是左心室增大的轻度早期征象。由于左心室增大,心脏向右呈顺钟向转位,心脏呈"主动脉"型。

2.升主动脉扩张

升主动脉根部因长期血流的急促喷射而发生狭窄后梭形扩张,使右上纵隔膨凸,侧位透视下可见主动脉钙化。

3.肺淤血征象

晚期心力衰竭可出现左心室明显扩大,左心房扩大,肺动脉主干突出,肺静脉增宽及肺淤血的征象,表现为肺纹理普遍增多、增粗、边缘模糊,以中下肺野明显;肺门影增大,上肺门影增宽明显;肺野透光度降低;肺内含铁血黄素沉着、钙化。

(二)心电图检查

大约85%的患者有左心室肥厚的心电图表现,伴有继发性ST-T改变,在左心房肥厚、房室阻滞、室内阻滞(左束支传导阻滞或左前分支阻滞)、心房颤动及室性心律失常患者中常见。

多数患者左胸导联中T波倒置,并有轻度ST段压低,是左心室收缩期负荷过重的表现。左胸导联中的ST段压低超过0.3 mV,提示存在严重的左心室肥厚。左心房肥厚心电图表现为V_1导联P波的负性部分明显延迟(图4-9)。其他心电图表现如房室阻滞主要是钙化浸润范围从主动脉瓣扩大到传导系统,在男性主动脉瓣钙化中较多见。

(三)超声心动图检查

M型超声诊断此病不敏感和缺乏特异性。二维超声心动图探测主动脉瓣异常敏感,有助于显示瓣叶数目、大小、增厚、钙化、瓣环大小、瓣口大小和形状等。彩色多普勒超声检查测定通过主动脉瓣的最大血流速度,可计算平均和跨膜压差及瓣口面积,对瓣膜狭窄程度进行评价。

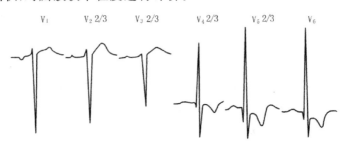

图 4-9　主动脉狭窄时心电图改变

$V_{4\sim6}$ 导联 R 波异常增大;ST 段呈下斜型下降;T 波倒置

1.M 型超声检查

可见主动脉瓣叶增厚、钙化、开放受限,瓣膜开放幅度<15 mm,瓣叶回声增强提示瓣膜钙化。

2.二维超声检查

可观察左心室向心性肥厚,主动脉瓣收缩呈向心性穹形运动,并能明确先天性瓣膜畸形、鉴别瓣膜狭窄原因。

3.多普勒超声检查

多普勒超声可准确测定主动脉瓣口流速,计算跨瓣压力阶差,评价瓣膜狭窄程度。彩色多普勒超声可帮助区别二尖瓣反流和主动脉狭窄的血流。连续多普勒超声提示主动脉瓣流速超过 2 m/s,又无过瓣血流增加(如主动脉瓣反流、动脉导管未闭等)时,是诊断主动脉瓣狭窄的根据之一。

(四)心导管检查

当超声心动图不能确定狭窄程度并考虑人工瓣膜置换时,应行心导管检查。将导管经股动脉置于主动脉根部及左心室,可探测左心室腔与主动脉收缩期压力阶差,并可推算出主动脉瓣口面积,从而明确狭窄程度。但对于重度主动脉瓣狭窄患者,应将导管经股静脉送入右心,经房间隔穿刺进入左心室,测左心室-主动脉收缩期峰压差。如怀疑合并冠状动脉病变,应同时行冠状动脉造影。

四、诊断及鉴别诊断

发现主动脉瓣狭窄典型的心底部喷射样收缩期杂音及震颤,即可诊断主动脉瓣狭窄。超声心动图检查可明确诊断。

(一)主动脉瓣收缩期杂音与下列疾病相鉴别

1.二尖瓣关闭不全

心尖区全收缩期吹风样杂音,向左腋下传导;吸入亚硝酸异戊酯后杂音减弱。第一心音减弱,主动脉瓣第二心音正常。

2.三尖瓣关闭不全

胸骨左缘下端闻及高调的全收缩期杂音,吸气时回心血量增加可使杂音增强,呼气时减弱。

3.肺动脉瓣狭窄

于胸骨左缘第 2 肋间可闻及粗糙响亮的收缩期杂音,常伴收缩期喀喇音,肺动脉瓣区第二心音减弱并分裂,主动脉瓣区第二心音正常。

4.主动脉扩张

见于各种原因(如高血压、梅毒)所致的主动脉扩张。可在胸骨右缘第 2 肋间闻及短促的收缩期杂音,主动脉瓣区第二心音正常或亢进,无第二心音分裂。

(二)主动脉瓣狭窄还应与其他左心室流出道梗阻性疾病相鉴别

1.先天性主动脉瓣上狭窄

杂音最响在右锁骨下,杂音和震颤明显传导至胸骨右上缘和右颈动脉,喷射音少见。

2.先天性主动脉瓣下狭窄

常合并轻度主动脉瓣关闭不全,无喷射音,第二心音非单一性。

3.肥厚梗阻性心肌病

杂音为收缩中晚期喷射性杂音,胸骨左缘最响,不向颈部传导。

五、并发症

(一)感染性心内膜炎

多见于先天性二叶式主动脉瓣狭窄,老年妇女钙化性主动脉瓣狭窄发病率较男性低,合并感染性心内膜炎危险性亦较低。

(二)心律失常

10%患者可发生心房颤动,致左心房压升高和心排血量明显减少,可致严重低血压、晕厥或肺水肿。左心室肥厚、心内膜下心肌缺血或冠状动脉栓塞可致室性心律失常。

(三)充血性心力衰竭

50％～70％的患者死于心力衰竭。发生左心衰竭后,自然病程明显缩短,因此终末期的右心衰竭少见。

(四)心脏性猝死

多发生于先前有症状者,无症状者发生猝死少见。

(五)胃肠道出血

15％～25％的患者有胃肠道血管发育不良,可合并胃肠道出血。多见于老年患者,出血为隐匿性或慢性。人工瓣膜置换术后出血停止。

六、治疗

无症状的轻度狭窄患者每2年复查一次,应包括超声心动图定量测定,中重度狭窄的患者应避免体力活动,每6～12个月复查一次。

(一)内科并发症治疗

1.心律失常

因左心房增大,约10%的患者可发生房性心律失常,如有频发房性期前收缩,应积极给予抗心律失常药物以预防心房颤动的发生。主动脉瓣狭窄的患者不能耐受心房颤动,一旦出现,病情会迅速恶化,发生低血压、心绞痛或心电图显示心肌缺血,故应及时用电转复或药物转复为窦性心律。其他有症状或影响血流动力学的心律失常也应积极治疗。

2.感染性心内膜炎

对于风湿性心脏病患者,应积极预防风湿热。如已合并亚急性或急性感染性心内膜炎,治疗同二尖瓣关闭不全。

3.心力衰竭

应限制钠盐摄入,使用洋地黄制剂和利尿剂。利尿剂使用需慎重,因过度利尿使血容量减少,降低主动脉瓣狭窄患者心排血量,导致严重的直立性低血压。扩张小动脉药物也应慎用,以防血压过低。

(二)介入治疗——经皮球囊主动脉瓣成形术(PBAV)

由于PBAV操作死亡率3%,1年死亡率45%,故临床上应用远远不如经皮球囊二尖瓣成形术,它主要治疗对象为高龄、有心力衰竭和手术高危患者,对于不适于手术治疗的严重钙化性主动脉瓣狭窄的患者仍可改善左心室功能和症状。

适应证:①儿童和青年的先天性主动脉瓣狭窄;②不能耐受手术者;③重度

狭窄危及生命;④明显狭窄伴严重左心衰竭的手术过渡;⑤手术禁忌的老年主动脉瓣狭窄钙化不重的患者。

常用方法是经皮股动脉穿刺后将球囊导管沿动脉逆行送至主动脉瓣,用生理盐水与造影剂各半的混合液体充盈球囊,裂解钙化结节,伸展主动脉瓣环和瓣叶,撕裂瓣叶和分离融合交界处,减轻狭窄和症状。成形术后主动脉瓣口面积一般可比术前增加 0.2~0.4 cm^2,术后再狭窄率为 42%~83%。

(三)外科治疗

治疗关键是解除主动脉瓣狭窄,降低跨瓣压力阶差。常用有 2 种手术方法:一是人工瓣膜置换术,二是直视下主动脉瓣交界分离术。

1.人工瓣膜置换术

人工瓣膜置换术为治疗成人主动脉瓣狭窄的主要方法。重度狭窄[瓣口面积<0.75 cm^2 或平均跨瓣压差>6.7 kPa(50 mmHg)]伴心绞痛、晕厥或心力衰竭症状为手术的主要指征。无症状的重度狭窄患者,如伴有进行性心脏增大和明显左心室功能不全,也应考虑手术。术前多常规做冠状动脉造影,如合并冠心病,需同时做冠状动脉旁路移植术(CABG)。

手术适应证:①有症状,重度主动脉瓣狭窄,或跨瓣压差>6.7 kPa(50 mmHg)。②重度主动脉瓣狭窄合并冠心病需冠状动脉旁路移植术治疗。③重度主动脉瓣狭窄,同时合并升主动脉或其他心脏瓣膜病变需手术治疗。④冠心病、升主动脉或心脏瓣膜病变需手术治疗,同时合并中度主动脉瓣狭窄[平均压差4.0~6.7 kPa(30~50 mmHg),或流速 3~4 m/s](分级Ⅱa)。⑤无症状,重度主动脉瓣狭窄,同时有左心室收缩功能受损表现(分级Ⅱa)。⑥无症状,重度主动脉瓣狭窄,但活动后有异常表现,如低血压(分级Ⅱa)。

手术禁忌证:晚期合并重度右心衰竭,经内科治疗无效;心功能 4 级及75 岁以上高龄患者;严重心力衰竭合并冠状动脉病变者。

手术死亡率<2%,主动脉瓣机械瓣替换术后,患者平均年龄 57 岁时,5 年生存率 80% 左右,10 年生存率在 60%。生物瓣替换术后,患者平均年龄74 岁时,5 年生存率70%,10 年生存率 35%。术后的远期预后优于二尖瓣疾病和主动脉瓣关闭不全的换瓣患者。

2.直视下主动脉瓣交界分离术

适用于儿童和青少年先天性主动脉瓣狭窄且无钙化者。妇女主动脉瓣狭窄患者多行介入治疗及换瓣术,行直视下主动脉瓣交界分离术者少见。

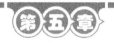

心肌疾病

第一节　原发性心肌疾病

一、扩张型心肌病

扩张型心肌病(dilated cardiomyopathy,DCM)是一种以左心室或双心室心腔扩大,心肌收缩功能受损为特征的心肌病,主要表现为进行性心力衰竭,也可发生心律失常、血栓栓塞及猝死。本病是原发性心肌病的常见类型,死亡率高,5 年病死率为 5%～50%。近年来,DCM 的发病呈明显上升趋势,我国新近调查的患病率约为 19/10 万。

(一)病因

病因尚未完全明确,可能的主要原因包括遗传因素、感染因素、自身免疫。

1.遗传因素

家系研究表明,大约有 1/3 的 DCM 患者有阳性家族史,说明遗传性基因缺陷是 DCM 发病的重要原因之一,其中以常染色体显性遗传最为常见,也可表现为常染色体隐性遗传或 X-连锁遗传。DCM 的致病基因主要编码细胞骨架蛋白和肌节蛋白。已经证实与 DCM 发病相关的细胞骨架蛋白有抗肌萎缩蛋白、结蛋白、laminA/C、δ-肌聚糖、β-肌聚糖等,肌节蛋白包括 β-肌球蛋白重链、肌球蛋白结合蛋白 C、肌动蛋白、α-原肌球蛋白及心肌肌钙蛋白 T 和心肌肌钙蛋白 C。

2.感染因素

越来越多的证据表明,病毒感染可能是 DCM 发生的另一重要原因。运用聚合酶链式反应(PCR)可在部分 DCM 患者的心肌标本中检测到病毒颗粒。病毒感染可通过直接损伤组织和引起自身免疫反应损伤心肌细胞,持续性的心肌细胞损伤可导致心脏重构而最终演变为 DCM,但机制尚未完全阐明。

3.自身免疫

DCM患者存在体液及细胞免疫的异常,提示自身免疫反应可能与DCM的发病相关。可能的机制包括病毒组分进入心肌细胞,导致出现抗原刺激反应及各种原因所致的心肌损伤导致产生抗心肌抗体。

(二)病理

DCM患者心脏大体标本可见心腔增大,以左心室或双心室扩张为主,心室壁厚度可以正常或稍增厚,可见瘢痕形成。附壁血栓常见,多位于心尖部。心脏瓣膜结构及冠状动脉通常是正常的。组织学表现为不同程度的心肌细胞肥大、变性、肌原纤维稀疏、排列紊乱及心肌间质纤维化。

(三)临床表现

DCM起病缓慢,表现为进行性左心功能衰竭,疲劳、乏力常见,也可出现心悸、气促、不能平卧等症状。右心衰竭的症状出现较迟,其发生提示预后不佳。有的患者可出现胸痛,可能是冠状动脉微循环障碍导致心内膜下心肌缺血所致。其他临床表现包括室性和室上性心律失常、血栓栓塞及心源性猝死。

体格检查常发现不同程度心脏扩大及充血性心力衰竭的体征。体循环动脉压一般正常或偏低,脉压减小。右心衰竭时出现颈静脉怒张、外周水肿及腹水。

心前区视诊可有左心室搏动,偶尔也可有右心室搏动。心尖冲动的位置常向外侧移位且范围弥散。心尖部第一心音减弱,常可听到第三或第四心音,心率快时呈奔马律。收缩中期杂音常见,多由于二尖瓣反流、三尖瓣反流引起。

(四)辅助检查

1.心电图

DCM患者无特异的心电图表现。常见的心电图改变:非特异性的ST段和T波异常,心室内传导延迟,以及左束支传导阻滞等。宽QRS波群预示提后较差。有严重左心室纤维化的患者可能会出现前壁Q波。24小时动态心电图可见多种心律失常包括非持续性室性心动过速、持续性的室上性或室性心律失常等。

2.X线检查

心影增大,以左心室增大为主,可有肺淤血的表现。

3.超声心动图

左、右心房和心室均有不同程度增大,以左心室增大较显著,呈球形。左心室流出道增宽,室间隔右心室侧膨出。由于左心室明显扩大及心脏收缩力减弱,舒张期二尖瓣口血流量减少,活动幅度减低,可显示"大心腔、小开口"征象。主动脉瓣开放幅度亦减小。左心室壁普遍性运动幅度降低,收缩期增厚率下降,左心室收缩功能明显减低。室间隔与左心室后壁厚度正常或稍增厚。附壁血栓多见于左心室心尖部,表现为单发或多发的形态各异回声团。因心腔扩大,可出现多个瓣膜口反流,包括二、三尖瓣及主动脉瓣。

4.心脏磁共振(cardiac magnetic resonance,CMR)

CMR 显示心肌壁厚度一般正常,心腔内见慢血流信号,电影序列见心肌收缩运动弥漫性减弱,心肌首过灌注成像示心肌灌注正常,延迟增强可见心肌中间条状强化灶。

5.心导管检查

右心导管检查可反映患者的容量状态,有心力衰竭时,心室舒张末压、左心房压和肺毛细血管楔压增高,心搏量、心脏指数减低。心室造影可见心腔扩大,室壁运动减弱,心室射血分数降低。冠状动脉造影多无明显异常,有助于与冠状动脉粥样硬化性心脏病鉴别。

6.心内膜活检

心内膜心肌活检可见心肌细胞肥大、变性、间质纤维化等,有助于与部分继发性心肌疾病及急性心肌炎相鉴别,但对扩张型心肌病诊断无特异性。

7.心肌灌注显像

表现为左心室扩大,呈球形,左心室壁节段状放射性稀疏,左心室收缩及舒张功能降低,室壁运动异常及室壁增厚率异常。部分患者伴右心室扩大,右心室功能降低。

8.免疫学检查

许多循环抗心肌抗体已经在 DCM 患者中检测到,包括抗肌球蛋白重链、β肾上腺素能受体、毒蕈碱受体、细胞膜钠-钾-腺苷三磷酸酶、层粘连蛋白和线粒体蛋白抗体等。但尚未用于临床诊断。

9.基因检测

目前 DCM 的基因检测多用于科学研究,尚未在临床推广使用。但在有较为明确的基因型-表型相关性的特定的患者中,可考虑进行基因检测,例如,在患有 DCM 和传导系统疾病的家庭中进行心肌病核纤层蛋白 A(laminA)基因(LMNA)检测。

(五)诊断和鉴别诊断

根据典型的临床症状、体征及辅助检查,排除可引起心肌损害的其他疾病,如高血压、冠心病、心脏瓣膜病、先天性心脏病、酒精性心肌病、心动过速性心肌病、系统性疾病、肺心病和神经肌肉性疾病等，可考虑诊断扩张型心肌病。临床多采用超声心动图作为诊断依据，以左心室舒张期末内径（LVEDd）＞5.0 cm（女性）和＞5.5 cm（男性）及 LVEF＜45％和（或）左心室缩短速率（FS）＜25％作为 DCM 的诊断标准。超声心动图可作为重要的诊断依据，表现为左心室或双心室扩大及收缩功能减低。X 线检查、心脏磁共振、心肌灌注显像等检查有助于诊断。若一个家系中有两个或两个以上患者，或在患者的一级亲属中有不明原因的 35 岁以下猝死者，则考虑诊断家族性 DCM。

(六)治疗

DCM 的治疗主要是改善症状，预防并发症和延缓病情进展，包括心力衰竭、心律失常的治疗，以及猝死和栓塞的预防等。

1.心力衰竭及心律失常的治疗

使用神经激素拮抗剂（ACEI/ARB、β受体阻滞剂、醛固酮受体拮抗剂）防止心力衰竭进展及减少猝死发生以及使用利尿剂维持容量平衡是扩张型心肌病患者治疗的基石，详见心力衰竭章节。现有的抗心力衰竭药物能在一定程度上提高患者的生存率，但至今仍无有效的治疗措施可从根本上逆转心肌细胞损害、改善心脏功能。在心力衰竭治疗基础上，可针对性使用抗心律失常药物，如快速室性心律失常给予胺碘酮，快心室率心房颤动使用洋地黄制剂等，但需密切监测不良反应且剂量不宜过大。

2.猝死的预防

对于猝死风险显著增高的 DCM 患者，可考虑植入埋藏式心脏复律除颤器（implantable cardioverter defibrillator，ICD）。

3.栓塞的预防

对于有心房颤动或深静脉血栓形成等发生栓塞性疾病风险转高的患者及已有附壁血栓形成和曾发生血栓栓塞的患者，无禁忌证时须长期进行抗凝治疗。

4.改善心肌代谢

改善能量代谢的药物如辅酶 Q10 和曲美他嗪可能对 DCM 患者心功能及预后的改善有一定效果，但没有确切的证据。

5.中医药疗法

黄芪具有抗病毒、调节免疫和正性肌力的功效，生脉饮、真武汤等中药对心功能的改善可能起到一定的辅助作用。

6.干细胞移植、基因治疗和靶向治疗

近年来,采用自体骨髓源性干细胞移植、基因治疗和靶向疗法治疗严重的DCM已成为研究的热点。这是治疗心力衰竭很有前途的新方法,但广泛应用于临床尚有许多问题需要解决。

7.心脏移植

目前,心脏移植技术日益成熟,是晚期DCM患者的有效治疗方法,但供体缺乏、费用高及术后排斥反应等问题尚有待解决。

二、肥厚型心肌病

肥厚型心肌病(hypertrophic cardiomyopathy,HCM)是一种以心肌显著肥厚不伴心室腔扩张,左心室舒张期充盈受限、室壁顺应性下降为特征的心肌病。以室间隔基底段肥厚最为常见,可导致左心室流出道梗阻,称肥厚型梗阻性心肌病。心尖部肥厚型心肌病(apical hypertrophic cardiomyopathy,AHCM)是肥厚型心肌病中的特殊类型,其肥厚的心肌主要位于室间隔和左心室近心尖部。

本病是临床较常见的原发性心肌疾病,是青少年及运动员猝死最常见的原因。通过超声心动图检出的人群患病率为1∶500。

(一)病因和发病机制

HCM是一种常染色体显性遗传疾病,主要由编码心脏肌节蛋白的基因突变引起,包括编码粗肌丝和细肌丝组分的基因突变、编码Z盘的基因突变及一些线粒体基因突变也可导致HCM的发生。HCM最常见的致病基因为β肌球蛋白重链基因(*MYH7*)、肌球蛋白结合蛋白C基因(*MYBPC3*)及心脏肌钙蛋白T基因(*TnT*)。这些基因突变可改变肌动-肌球交联桥的构成,影响粗肌丝和细肌丝的运动和动力的生成,使肌小节功能不全而导致"代偿性"心肌肥厚,最终导致肥厚型心肌病的发生。但引起肥厚的精确驱动因素尚不明确。

但是,携带相同致病基因突变的HCM患者,其表型并不完全相同,可能是由于修饰基因的异质性及环境因素的影响不同所致。

(二)病理

HCM的典型改变是心肌显著肥厚不伴心室腔扩张。肥厚多不均匀,多数肥厚发生于室间隔前部,表现为非对称性室间隔肥厚,肥厚还可发生于心尖部、室间隔后部及侧部和心室中部。少部分患者也可表现为均匀性左心室肥厚。通常情况下,二尖瓣本身正常,但有二尖瓣腱索的延长肥厚和乳头肌的前向移位。心房常扩大伴肥厚。

心肌肥厚主要是由心肌细胞肥厚引起,而非心肌细胞数目增多。显微镜下HCM 表现为心肌细胞肥大,肌束排列紊乱,构成独特的旋涡状。单个细胞的直径、长度和细胞核大小呈现多样性;纤维化广泛而显著,能产生肉眼可见的瘢痕;壁内冠状动脉血管壁增厚、血管腔面积减少。

(三)病理生理

HCM 的病理生理学改变包括左心室流出道梗阻、舒张功能不全、心肌缺血、二尖瓣反流和自主调节功能异常。

1.左心室流出道梗阻

HCM 患者有产生左心室流出道梗阻的结构基础:室间隔基底段肥厚,在心脏收缩期可侵入左心室流出道,对二尖瓣前叶产生文氏管效应,将二尖瓣前叶"吮吸"向左心室流出道,造成梗阻;二尖瓣瓣叶和腱索冗长及乳头肌位置异常,导致在心室的收缩期,朝向异常位置二尖瓣装置的血流对部分二尖瓣瓣叶产生拉力,将二尖瓣瓣叶"推向"左心室流出道,也可造成左心室流出道梗阻。另外,肥厚的乳头肌贴向室间隔也可导致心室腔中部出现梗阻。

左心室流出道梗阻是动力性的,随心室负荷状态和收缩力的变化而变化。心肌收缩力增加,心室容量减少,或后负荷减低均可增加梗阻的程度。部分在静息状态下有轻微或没有左心室流出道梗阻的患者,在例如 Valsalva 动作的应力状态或药物诱发等情况时,左心室流出道压力阶差可能会增高。

2.舒张功能不全

左心室舒张功能不全可见于绝大多数 HCM 患者,其病理生理机制包括左心室流出道梗阻导致的收缩期高负荷、心室收缩和舒张的不均匀及细胞内钙的重吸收异常导致钙的灭活延迟。心肌重度肥厚导致心室壁僵硬度增加也是舒张功能不全的重要原因。另外,弥漫性心肌缺血可进一步影响心室的舒张功能和室壁的僵硬度。运动或任何类型的儿茶酚胺刺激,均可导致舒张期充盈时间缩短,使心脏舒张期充盈障碍进一步加重,肺静脉压力增高,引起呼吸困难。

3.心肌缺血

HCM 患者可出现严重的心肌缺血甚至心肌梗死。心肌缺血常与冠状动脉粥样硬化无关,是由于重度肥厚心肌的需氧量超过了冠状动脉循环的容量,使心肌氧的供需失衡所致。冠状动脉造影可予鉴别。心肌室壁张力增加和左心室压力阶差增高也可导致心肌缺血。

4.二尖瓣反流

二尖瓣反流常见于左心室流出道梗阻的 HCM 患者,是引起呼吸困难的主要原因之一。通常情况下,二尖瓣反流是由于继发于左心室流出道梗阻的二尖瓣收缩期前向运动(systolicanteriormotion,SAM)引起的二尖瓣装置变形所致。二尖瓣反流喷射向侧后方,且在收缩中期和后期明显。二尖瓣反流的严重程度与左心室流出道梗阻的程度成比例关系。对左心室流出道梗阻程度有影响的左心室负荷和收缩力的改变同样可以影响二尖瓣反流的程度,即后负荷增加或前负荷增加都将使二尖瓣反流减少,反之则增加。

5.自主调节功能异常

运动时,接近25%的HCM患者会出现异常的血压反应,即收缩压的增加不超过2.7 kPa(20 mmHg)或收缩压下降,是由于动力性左心室流出道梗阻或运动时全身血管舒张,推测HCM患者存在自主调节功能异常。若血压降低同时伴随心动过缓,可能是机体对梗阻的异常反射。

(四)临床表现

1.症状

HCM患者的临床表现各异。大多数HCM患者并无症状,临床常见的症状包括呼吸困难、胸痛和晕厥三联症。

呼吸困难是HCM最常见的症状,主要表现为劳力性呼吸困难,夜间阵发性呼吸困难较少见。除左心室流出道梗阻或并存二尖瓣反流的患者外,重度的舒张功能不全者,即使无流出道梗阻或二尖瓣反流也可出现呼吸困难。1/3的HCM患者合并劳力性胸痛,但冠状动脉造影正常。胸痛可持续较长时间或间断发作,或进食过程引起。接近20%的HCM患者出现晕厥,其中一半以上可出现晕厥先兆。心律失常是晕厥最可能的原因,左心室压力感受器激活导致的血管扩张反应可能是另一个原因。

除上诉三联征外,HCM患者还易发生多种形态的快速心律失常,包括室性心动过速、心室颤动、心房颤动、心房扑动等。另外,HCM也是青少年和运动员猝死的主要原因:心脏骤停(心室颤动)存活者;自发性持续性室性心动过速;未成年猝死的家族史;晕厥史;运动后血压反应异常,收缩压不升高或反而降低;左心室壁或室间隔厚度≥30 mm;流出道压力阶差超过6.7 kPa(50 mmHg)等是猝死的主要危险因素。

2.体格检查

HCM体格检查的典型异常见于存在左心室流出道压力阶差的患者。左心室流出道梗阻的经典杂音是位于胸骨左缘中下段的收缩期增强-减弱型杂音。杂音通常在第二心音前结束,可以放射至心底部和心尖部。但是与主动脉瓣狭窄的杂音不同,它很少放射至颈根部。该杂音受心肌收缩力、左心室容量和外周阻力影响明显。凡能增加心肌收缩力、减少左心室容量和外周阻力的因素均可使杂音加强,反之则减弱。如含服硝酸甘油片、体力活动、Valsava 动作、静脉滴注异丙肾上腺素使左心室容量减少或增加心肌收缩力,均可使杂音增强;使用β受体阻滞剂、下蹲位使心肌收缩力减弱或左心室容量增加,则均可使杂音减弱。

二尖瓣反流时可以在心尖部听到单独的杂音,时限为全收缩期。重度二尖瓣反流的患者在心尖部,或左心室流出道梗阻的患者在胸骨左下缘,可触及收缩期震颤。

(五)辅助检查

1.心电图

绝大多数 HCM 患者都存在心电图的异常,表现为 ST 段和 T 波改变、左心室肥厚、病理性 Q 波等,异常 Q 波常出现在下壁导联(Ⅱ、Ⅲ、avF)和(或)胸导联(V_2-V_6)。室上性心动过速、室性期前收缩、非持续性室性心动过速及心房颤动也较为常见,有时可见束支传导阻滞和房室传导阻滞。心尖部肥厚型心肌病患者的心电图显示心前导联普遍对称性 T 波倒置。

2.X 线检查

心影增大多不明显,左心缘心室段向左凸出圆隆,提示心肌肥厚。

3.超声心动图

超声心动图是最常用的影像学检查手段。可显示左心室壁或(和)室间隔的肥厚。肥厚梗阻性心肌病患者可见室间隔流出道部分向左心室内突出、并于 M 型超声心动图见二尖瓣前叶活动曲线上出现一个向上突起的异常波型(SAM 征)。运用彩色多普勒法可计算左心室流出道的压力阶差,对鉴别梗阻与非梗阻提供帮助,当压力阶差>4.0 kPa(30 mmHg)时提示有梗阻。心尖肥厚型心肌病患者心肌肥厚限于心尖部,以前侧壁心尖部尤为明显,如不仔细检查,很容易漏诊。

4.心脏磁共振

CMR 可直观反映心室壁肥厚及心室腔的改变,能清晰显示特殊部位的肥厚(如心尖肥厚),特别是当超声心动图的图像质量不佳时。目前,已成为诊断 HCM 的重要手段。较为特异的表现:心肌首过灌注见肥厚心肌灌注低于正常心肌,延迟增强成像见心肌内斑片状强化灶。

5.心肌灌注显像

表现为局限性左心室壁肥厚,放射性核素异常浓聚。

6.心导管检查

心导管检查在判断流出道梗阻程度、血流动力学状态及左心室解剖结构,尤其是冠状动脉解剖结构方面具有重要意义,是有创治疗前重要的评估手段。可表现为左心室舒张末压上升;有梗阻者在左心室腔与流出道间有收缩期压差;心室造影显示左心室腔变形,呈香蕉状、犬舌状、纺锤状(心尖部肥厚时)等。冠状动脉造影多无异常,可确定间隔支的数量、分布和大小,为酒精化学消融术做准备。

7.基因诊断

HCM 的基因检测目前已较为成熟,可用于对常见致病基因突变的筛查。

(六)诊断和鉴别诊断

非梗阻性 HCM 患者的症状及体征多无特异性,诊断主要依靠影像学,任意一种影像学检查发现左心室壁或(和)室间隔厚度超过 15 mm 可考虑诊断该病,但需排除可导致心脏肥厚的其他疾病如高血压、瓣膜病、先天性心脏病、运动员心脏等,尤其是左心室对称性肥厚时。另外,还需要警惕高血压性心脏病与HCM 并存的现象。若彩色多普勒测定左心室与主动脉流出道压差超过 4.0 kPa(30 mmHg),则诊断梗阻性 HCM。该类患者常表现呼吸困难、胸痛和晕厥三联征及典型心脏杂音的特点。

若肥厚病变集中在室间隔和左心室近心尖部,心电图 I、aVL、V_4、V_5、V_6 导联深度、对称、倒置 T 波,则考虑诊断心尖 HCM,确定诊断依靠超声心动图、心脏核磁共振等影像检查。

除发病就诊的先证者以外,三代直系亲属中有 2 个或以上成员诊断 HCM或存在相同 DNA 位点变异,可诊断家族性 HCM。

(七)治疗

需要根据患者有无症状进行个体化治疗,还应预防高危患者猝死的发生。

1.无症状的 HCM 患者治疗

大部分的 HCM 患者无症状,可以生存至正常寿命。对于此类患者需进行定期复查及相关专业知识的教育。日常可以进行低强度的有氧运动。

2.症状明显的 HCM 患者治疗

(1)药物治疗:对于有症状的 HCM 患者的治疗目标为缓解劳力性呼吸困难、心悸和胸部不适等症状。常用的药物有 β 受体阻滞剂及非二氢吡啶类钙通道阻滞剂。

β 受体阻滞剂:β 受体阻滞剂可改善 HCM 患者胸痛和劳力性呼吸困难的症

状,是主要的一线用药。其机制包括抑制心脏交感神经兴奋性,减慢心率,降低左心室收缩力和室壁张力,降低心肌需氧量,减轻流出道梗阻等。此外,β受体阻滞剂可能有助于降低肥厚型心肌病患者猝死的风险,且应将其剂量滴定至静息心率<60次/分。有窦性心动过缓或严重传导阻滞的患者慎用。

非二氢吡啶类钙通道阻滞剂:非二氢吡啶类钙通道阻滞剂选择性抑制细胞膜 Ca^{2+} 内流,降低细胞内 Ca^{2+} 利用度和细胞膜 Ca^{2+} 结合力,减少心肌细胞内 ATP 的消耗,干扰兴奋-收缩耦联过程,从而降低左心室收缩力和左心室流出道梗阻,改善左心室顺应性。若β受体阻滞剂无效或存在禁忌证,则推荐维拉帕米或地尔硫䓬,但对压力梯度高、严重心力衰竭或窦性心动过缓者,应慎用。若临床必须以β受体阻滞剂与维拉帕米或地尔硫䓬二者之一联合治疗时,应注意观察心率和心功能。二氢吡啶类钙通道阻滞剂具有扩张血管效应,可加剧流出道梗阻,故肥厚型梗阻性心肌病患者慎用。

其他:若对以上2种药物都无效的患者,可联合应用丙吡胺来改善心绞痛或呼吸困难症状。伴心房颤动时,心房对心室充盈的促进作用丧失,通常应及时行药物复律或电复律。胺碘酮可减少成功转律后的心房颤动再发。慢性心房颤动者若无禁忌证,应给予抗凝治疗。

(2)侵入性治疗:室间隔减容术包括化学消融或室间隔切除,适应证:①应用最佳药物治疗后,仍存在严重的呼吸困难或胸痛(通常达心功能Ⅲ或Ⅳ级),或出现影响日常活动和生活质量的其他劳力性症状(如晕厥或晕厥前兆);②室间隔肥厚伴收缩期前向运动(systolic anterior motion,SAM),静息或运动激发左心室流出道动态压力阶差≥6.7 kPa(50 mmHg);③根据有经验术者的判断,目标室间隔的厚度足以安全有效地完成减容术。化学消融即通过冠状动脉导管给前降支分支间隔支内注入无水酒精,造成间隔心肌局灶性坏死,以达到降低流出道压差的目的。室间隔切除是通过手术切除最肥厚部分心肌,以解除机械梗阻,可同时修复二尖瓣,减少反流。对于不适宜行室间隔减容术的患者,若药物治疗无效,可考虑植入双腔永久起搏器(DDD)改善症状。

3.预防猝死

HCM 患者是猝死高危人群,尤其是青少年和竞赛运动员,主要原因为恶性室性心律失常。植入 ICD,能有效终止致命性室性心律失常,恢复窦性心律,降低 HCM 高危患者的猝死风险。

植入 ICD 的适应证:心脏骤停存活者、有家族成员猝死记录者、恶性基因型患者、存在不能解释的晕厥者、存在反复发作的多形性持续性室性心动过速者、运动时低血压者、最大左心室壁厚度≥30 mm者。

三、限制型心肌病

限制型心肌病(restrictive cardiomyopathy,RCM)是一种以心室壁僵硬度增加,心室舒张充盈受损为主要特征的心肌病。患者的心脏收缩功能大多正常或仅有轻度受损,而舒张功能多表现为限制性舒张功能障碍。

(一)病因

根据病因不同,限制型心肌病可分为特发性、家族性和继发性。特发性限制型心肌病在临床上较为少见,最近的研究表明,编码心脏肌节蛋白(包括肌钙蛋白Ⅰ和肌钙蛋白 T)的基因突变可能是特发性限制型心肌病的重要原因。家族性限制型心肌病多为常染色体显性遗传,与肌钙蛋白Ⅰ基因及结蛋白基因突变有关,也可与一些常染色体隐性遗传(如血色病、糖原储积病)或 X-连锁遗传(如艾迪生病,法布里病)疾病有关。继发性限制型心肌病可为淀粉样变、血色病、肿瘤、结节病、硬皮病累及心脏,以及药物和放射线引起的心脏损害所致。其中心肌淀粉样变性(见后述)是成人最常见的继发性限制型心肌病。根据病变部位不同,限制型心肌病可分为心肌性和心内膜心肌性。心肌性包括非浸润性(特发性、家族性、硬皮病等)、浸润性(淀粉样变性、类肉瘤等)和贮积性疾病(血色病、糖原累积症等);心内膜心肌性包括心内膜心肌纤维化、嗜酸性粒细胞增多综合征、类癌心脏病等。

(二)临床表现

主要表现为心脏舒张功能不全的症状。病变以左心室为主者有左心衰竭和肺淤血的表现,如呼吸困难、咳嗽、咯血、肺部湿啰音等;病变以右心室为主者有右心功能不全的表现,如颈静脉怒张、肝大、下肢水肿、腹水等。心脏搏动常减弱,浊音界轻度增大,心音低,心率快,可有舒张期奔马律及心律失常。心包积液也可存在。血栓栓塞事件较为常见,也可发生猝死。

(三)辅助检查

1.心电图

最具特征性的心电图表现是电压普遍减低,还可出现 ST-T 改变、巨大P波、病理性 Q 波及各种类型快速性心律失常,以心房颤动较多见。当心脏传导系统受累时,可出现病态窦房结综合征、房室传导阻滞、束支传导阻滞等。

2.X 线检查

双心房增大为主,心影可呈球形增大。

3.超声心动图

超声心动图显示室间隔和左心室后壁对称性增厚,左、右心房增大,心室腔通常不大或缩小。M型超声心动图可见室间隔和左心室后壁活动幅度减低,舒张期活动受限且有僵硬感。脉冲多普勒显示二尖瓣舒张期血流频谱E峰高尖,减速时间缩短,A峰减低,E/A≥2,并不随呼吸而变化。

4.心导管检查

心导管检查示心室舒张末压逐渐上升,造成下陷后平台波形,左心室为主者肺动脉压升高,右心室为主者右心房压力升高。

5.心脏磁共振

CMR显示心室大小一般正常,心房明显扩大,伴不等量心包积液。电影序列可观察到心肌舒张运动减弱,心肌灌注见心内膜下低信号灶,延迟增强成像可见心内膜多种形态的强化灶。

6.心内膜活检

心内膜心肌活检对鉴别限制型心肌病的病因具有一定价值。

(四)诊断和鉴别诊断

目前,缺乏公认的诊断标准,需要结合临床表现和影像学检查综合诊断。对于出现左心或右心衰竭的症状,影像学检查显示心室没有明显扩大而心房扩大的患者,应考虑本病。心内膜心肌活检有助于确定病因。

主要与缩窄性心包炎鉴别,二者在症状上很相似,心内膜心肌活检正常可支持心包炎的诊断。

(五)治疗

限制型心肌病预后较差,尚缺乏有效的药物治疗手段。对于继发性限制型心肌病患者,首先应积极治疗其原发病。对于限制型心肌病本身,主要针对舒张性心力衰竭进行治疗。利尿治疗是缓解患者心力衰竭症状的重要手段,适当使用利尿剂可改善患者的生活质量和活动耐量。但加强利尿后患者会出现血压下降,故应严密观察使用。β受体阻滞剂尽管在其他心肌病中的使用越来越多,但是在限制型心肌病治疗中的作用并不肯定,可能有助于减少患者出现恶性心律失常的风险。地高辛具有潜在的致心律失常风险,应慎用,且剂量不宜过大。心房颤动会潜在地恶化心室充盈功能,应尽可能维持窦性心律。另外,在伴有心房颤动和附壁血栓的患者,可使用华法林等抗凝。

四、致心律失常性右心室心肌病

致心律失常性右心室心肌病(arrhythmogenc right ventricular cardiomyopathy, ARVC)又称为右心室心肌病、致心律失常性右心室发育不良,以右心室心肌,特别是右心室游离壁心肌逐渐被脂肪及纤维组织替代为特征。部分患者左心室亦可受累。临床主要表现为室性心律失常、心力衰竭及猝死,多见于青少年男性。

(一)病因和发病机制

ARVC 是一种常染色体显性遗传性疾病,目前已经发现有 12 个基因与 ARVC 发病相关,如 *plakoglobin*(*JUP*),*desmoplakin*(*DSP*),*plakophilin*-2(*PKP*2),*desmoglein*-2(*DSG*2),*desmocollin*-2(*DSC*2),转化生长因子-133(*TGF*-133),*TMEM*-43,*RYR*2 等,其中大多数是编码桥粒的基因。推测 ARVC 可能是由细胞桥粒病变所致。桥粒的功能异常导致细胞连接受损,在机械负荷下,突变细胞黏着蛋白作用减弱,导致肌细胞的分离和死亡,引起细胞局部纤维化。除遗传外,炎症反应在 ARVC 的发病中也可能起到一定作用。ARVC 发生室性心律失常可能涉及多种机制,通常认为常见的持续单形性室性心动过速是由纤维脂肪组织替代了心肌细胞,产生了折返所致。

(二)病理改变

典型的病理改变为透壁的脂肪或纤维脂肪组织替代了右心室心肌细胞。脂肪或纤维脂肪组织主要位于右心室流出道、流入道和右心室心尖部即所谓的"发育不良三角"区。也可以发现右心室瘤样扩张或膨胀,瘢痕及室壁变薄等病理改变。

(三)临床表现

ARVC 最常见的症状为心悸、晕厥和猝死,部分患者可发生心力衰竭。在疾病早期,右心室结构改变较轻微,可以发生或不发生室性心律失常。随着疾病的进展,可出现症状性的心律失常,范围从孤立的左束支传导阻滞形态的室性期前收缩到持续性室性心动过速,严重时甚至可表现为心室颤动导致的心脏骤停,同时伴有明显的右心室结构、功能异常。到后期,由于右心室进行性的病变可导致右心衰竭的症状进一步加重,左心室功能相对正常。最后,病变可能会累及左心室导致双心室功能衰竭。终末期患者较易与双室扩张的 DCM 混淆。

本病的主要体征为右心室增大,部分患者出现肺动脉瓣听诊区第二心音固定分裂、相对性三尖瓣关闭不全收缩期杂音、右心室第三心音等。

(四)辅助检查

1.常规及 24 小时动态心电图

常见的心电图表现：①不完全性右束支传导阻滞或完全性右束支传导阻滞；②无右束支传导阻滞患者右胸导联（V_1、V_2、V_3）QRS 波增宽，超过 110 毫秒；③部分患者可在右胸导联（V_1、V_2、V_3）的 QRS 波群终末部分出现 Epsilon 波，是由部分右心室纤维延迟激活形成，使用高倍放大及校正技术心电图可以在 75％的患者中记录到 Epsilon 波；④右胸导联（V_1、V_2、V_3）可出现倒置的 T 波，与右束支传导阻滞无关；⑤24 小时动态心电图检查可见频发室性期前收缩，伴有非持续性和（或）持续性室性心动过速，多呈左束支传导阻滞形态。室性心律失常可由儿茶酚胺刺激引起，半数患者运动试验可诱发室性心动过速，应用异丙肾上腺素后诱发率增加到 85％。

2.影像学检查

ARVC 患者右心室结构和功能的异常可通过多种影像学手段检测。结构上从小的室壁瘤到明显的心腔扩张，功能上从轻度室壁运动障碍至广泛室壁运动功能减退，也可见右心室肥厚及小梁形成。超声心动图是临床最广泛使用的影像学方法，常作为疑似患者的筛查，对中度以上病变诊断价值最高。心脏磁共振（CMR）除了能更好地显示心脏结构改变外，还可显示 ARVC 患者心肌脂质浸润的组织学特点。另外，右心室造影和 CT 也可用于诊断 ARVC。

3.心肌活检

对于证实脂质的存在具有较好的特异性，但敏感性较低。活检时需要采集到异常的区域，可能错过了小的纤维脂肪组织，且活检多在室间隔上取样，该部位少有病变累及，而右心室游离壁活检易引起穿孔及心脏压塞。

(五)诊断及鉴别诊断

典型病例根据家族史，频发室性期前收缩或发作性室性心动过速呈左束支阻滞形态、右胸导联（V_1、V_2、V_3）的 QRS 波群终末部分出现 Epsilon 波，或 QRS 波群局部性增宽（＞110 毫秒）及影像学检查发现右心室扩张或局限性室壁瘤可以确诊。对于不典型病例，需心内膜心肌活检显示心肌被纤维脂肪组织取代才能确诊。

ARVC 的诊断应排除其他导致右心室改变的疾病，如肺心病、右心室心肌梗死、先天性心脏病（如 Ebstein 畸形）等，还需与特发性起源于右心室流出道的室性心动过速鉴别，特别是早期 ARVC 患者。

(六)治疗

ARVC 目前尚无治愈的方法,治疗主要针对心律失常及心力衰竭,主要目的是降低恶性心律失常的发生率,防止猝死,降低病死率,提高患者的生活质量。

(1)生活方式的改变:对确诊 ARVC 的患者应避免剧烈运动并进行家系筛查,主要包括突变基因的筛查,以及对相关亲属定期进行 ECG、动态心电图及超声心动图等无创检查。

(2)心律失常和心力衰竭的治疗:常用的抗心律失常药有 β 受体阻滞剂、胺碘酮、索他洛尔。但目前认为,应用抗心律失常药物并不能降低猝死的发生率。心力衰竭的治疗与一般的治疗方法基本相同。

(3)埋藏式心脏复律:除颤器(ICD)和射频消融 ICD 是预防猝死最主要的手段,高风险的 ARVC 患者推荐植入 ICD。包括:①不明原因的晕厥;②有心搏骤停或持续性室性心动过速;③右心衰竭的临床表现;④左心室受累;⑤有心源性猝死家族史。

射频消融不作为 ARVC 的常规治疗手段,但当患者出现起源于局灶病变的单形性室性心动过速,药物难治性或持续性室性心动过速及 ICD 植入后频繁放电等情况时,可考虑使用。

终末期患者可考虑心脏移植。

第二节　继发性心肌疾病

一、缺血性心肌病

缺血性心肌病(ischemic cardiomyopathy,ICM)是由冠状动脉粥样硬化使心肌供血长期不足,心肌组织发生营养障碍和萎缩,或反复发生局部的坏死和愈合,以至于纤维组织增生所致的一种心脏疾病。临床表现类似于扩张型心肌病,预后差。可有各种类型的心律失常。

存在心肌梗死病史或严重冠状动脉病变(主要的内膜下动脉狭窄程度≥70%)的患者,出现扩张型心肌病的表现,可考虑诊断该病。治疗主要是针对心肌缺血及心力衰竭。对于心绞痛或心肌梗死后合并心力衰竭的患者尽早进行经皮冠状动脉介入治疗或冠状动脉搭桥手术,心肌血运重建后可以逆转顿抑或者冬眠心肌,增加存活心肌,改善心功能。

二、糖尿病性心肌病

糖尿病性心肌病是有别于冠心病及高血压性心脏病的一种独立的疾病。其发病机制尚未完全清楚,目前研究认为,主要是由高血糖、胰岛素抵抗与高胰岛素血症或胰岛素缺乏通过对心肌细胞的直接毒性作用或引发代谢紊乱、氧化应激、神经内分泌系统异常激活、非酶促糖基化产物堆积、钙调控机制异常等引起的一系列级联反应所致。病理表现为心肌细胞肥大,心室重量/体重比(心脏重量指数)增加,细胞外基质沉积,心肌纤维化。临床表现为不同程度的左心室收缩和舒张功能不全,其中舒张功能特别是松弛能力受损出现于收缩功能受损之前,甚至在无已知糖尿病并发症的年轻糖尿病患者中即可出现。

治疗上主要包括糖尿病及心力衰竭的治疗。

三、酒精性心肌病

酒精性心肌病(alcoholic eardiomyopathy,ACM)是指长期大量饮酒,使心肌细胞变性,心脏扩大,心功能不全的一种心肌疾病。临床主要表现为心悸、胸闷、胸痛、心律失常,常合并心力衰竭,类似于扩张型心肌病。上述症状每于饮酒或劳累时加重,同时合并肝、肾、肺、脑等脏器损害。

长期大量饮酒(一般指纯酒精 125 mL/d 或白酒约 150 g/d 或啤酒约 4 瓶/天以上,持续 6～10 年)后出现心脏扩大和心力衰竭的临床表现,辅助检查示心室扩大、心功能减低、肺淤血征,在排除其他心脏病后可考虑诊断该病。部分患者戒酒后,上述表现可逆转。

治疗上首先需要严格戒酒,余同 DCM。

四、围生期心肌病

围生期心肌病(peripartum cardiomyopathy,PPCM)是指发生在孕妇分娩前后,首发以心肌病变为基本特征及充血性心力衰竭为主要临床表现的心脏病变。有较高的栓塞发生率。PPCM 的病因和发病机制不明,可能与病毒感染、自身免疫反应、血流动力学异常、营养不良等因素有关。

诊断依据:发生于妊娠末月或产后 5 月内的心力衰竭,超声心动图证实为收缩性心力衰竭。

PPCM 与扩张型心肌病治疗方法相类似,严重病例发病早期要求卧床休息。

产前 1 个月内发生的心力衰竭、心功能 Ⅱ 级以上或估计不能胜任产程者应尽早行剖宫术。另外,由于 PPCM 有较高的栓塞发生率,对于高血栓危险患者需要抗凝治疗。PPCM 患者临床预后与左心室大小、心功能恢复程度相关。约 50% 的 PPCM 患者心脏功能在产后 6 个月内可基本恢复正常,而持续心力衰竭患者 5 年病死率达 85%。再次妊娠复发危险性高。

五、心脏淀粉样变性

心脏淀粉样变性(cardiac amyloidosis,CA)是淀粉样蛋白在心脏沉积所致的一种心肌疾病,心房、心室、心瓣膜和心脏传导系统均可受累。淀粉样变在临床上分为 4 种类型:一型即原发性淀粉样变,是由源于浆细胞的免疫球蛋白轻链引起,此型常累及心脏,多见于多发性骨髓瘤;二型即继发性淀粉样变,是由慢性感染(如结核病)或自身免疫性疾病(如类风湿性关节炎)引起;三型是指家族性淀粉样变,是常染色体显性遗传疾病,起因于一种称为甲状腺素运载蛋白的变异性前白蛋白血浆载体蛋白;四型为老年性淀粉样变,常见于年长者,是心钠素样蛋白或甲状腺素运载蛋白生成所致。

心脏淀粉样变性多表现为限制型心肌病,病程晚期出现充血性心力衰竭。由于淀粉样蛋白累及心脏传导系统,可发生晕厥、猝死。部分患者出现直立性低血压,可能与淀粉样蛋白对自主神经系统或血管的浸润及低血容量相关。

心电图的特征性表现为 QRS 波电压普遍减低,此与室壁肥厚呈现分离现象,可合并各种类型的心律失常,如心房颤动、室性心律失常、房室传导阻滞等;超声心动图表现为室壁增厚、心室腔缩小、心房扩大、房间隔增厚、舒张功能异常等。特异性表现为增厚的心壁出现散在的颗粒样斑点状强回声,可能是由淀粉样蛋白沉积物导致。CMR 的典型改变为延迟钆显像(LGE)呈不同程度延迟强化,常位于左心室心内膜下或为心肌弥漫性,强化可为线样、颗粒样或斑片状。

根据典型的临床症状和辅助检查结果,可考虑该疾病的诊断,但确诊需通过组织活检。腹部脂肪、直肠、齿龈、骨髓、肝脏、肾脏及其他各种组织的活检也可根据病情选用。活检结果显示刚果红染色阳性且偏光显微镜下呈苹果绿双折射为淀粉样变诊断的金标准。多发性骨髓瘤的患者可于血清蛋白电泳发现 M 蛋白增多,骨髓穿刺活检显示骨髓瘤改变以及出现蛋白尿和查见蛋白轻链(本-周蛋白)等。

心脏淀粉样变性患者总体预后差,以积极治疗基础疾病为主,对症治疗效果欠佳,详见限制型心肌病。因为淀粉样变为全身性疾病,心脏移植效果差。

六、药物性心肌病

药物性心肌病是指接受某些药物治疗的患者,由于药物对心肌的毒性作用,而引起的急性和(或)慢性心肌疾病。临床表现为心力衰竭、心律失常、室内传导阻滞、ST-T改变等,也可发生猝死。常见的药物包括抗肿瘤药(如多柔比星、表柔比星、环磷酰胺、白消安、顺铂、紫杉醇),抗精神病药物(如氯丙嗪、奋乃静、三氟拉嗪)及三环类抗抑郁药(如氯丙咪嗪、多米替林、多塞平)等。

若病情需要服用上述药物者,应在用药期间定期监测。确诊为药物性心肌病的患者应停用有关药物,可用辅酶Q10 10～20 mg,一天3次。也可适当选用改善心肌营养和代谢的药物,如肌苷三磷腺苷(ATP)、维生素B_1、维生素B_6和二磷酸果糖等并针对心力衰竭、心律失常采用相应的治疗措施。

七、心肌致密化不全

目前,认为心肌致密化不全(noncompactionofthe ventricular myocardium,NVM)是胚胎发育过程中心内膜和心肌层发育停滞引起的心肌病,常与其他先天性心脏病并存,也可单独存在。NVM患者的临床表现差异很大,症状轻重不一,缺乏特异性。有的患者可以终身没有症状,在合并其他心脏疾病时可使心力衰竭症状加重,诊断需要依靠超声心动图。目前,对NVM没有特殊治疗。

八、应激性心肌病

应激性心肌病又称Tako-Tsubo综合征、心尖部气球样变综合征(apical ballooning syndrome,ABS),是由Sato等人于1990年通过左心室造影首次发现的,由于其左心室收缩末期形态很像日本古代捕章鱼的鱼篓,故因此命名,主要特征为一过性心尖部室壁运动异常,呈气球样变。多见于绝经后的中老年女性。

目前,发病机制并不十分清楚,主要包括交感神经系统和儿茶酚胺介导的心肌顿抑、冠状动脉痉挛、微血管痉挛、雌激素水平降低、脂肪酸代谢障碍及病毒感染等。

绝大多数患者发病前有明显的强烈心理刺激或躯体应激作为诱发因素。也可在应用诸如肾上腺素、多巴酚丁胺、麦角新碱、阿托品等过度刺激交感神经药物期间发病。本病最常见的临床表现为距应激事件发生数分钟到数小时不等,出现类似急性冠状动脉综合征的剧烈胸痛、胸骨后压榨感、呼吸困难和晕厥,部分患者以心力衰竭为首发症状。约1/3的患者于发病时出现肺水肿、心源性休克及室性心律失常等严重心脏症候群。有时可合并心尖血栓形成、心源性脑卒中。

在急性期多数患者心电图出现胸前导联的 ST 段抬高、QT 间期延长,部分可出现病理性 Q 波,恢复期常有 T 波倒置。心电图的 ST 段抬高可维持数小时,病理性 Q 波可完全恢复,T 波倒置常持续数月之久,数月后心电图可以完全恢复正常。心肌标志物一般为轻至中度升高。超声心动图可发现左心室射血分数降低和心脏整体及节段收缩功能障碍。冠状动脉造影一般正常。左心室造影显示,左心室心尖及中部运动减弱、消失或运动异常(气球样变),伴基底部收缩力增强,呈典型的"章鱼罐"样改变。

根据病史及典型的影像学改变可诊断该病,但需排除嗜铬细胞瘤、心肌炎等疾病。目前,尚无标准的治疗方案。急性期应积极去除诱发因素,治疗原发疾病。β 受体激动剂和儿茶酚胺类正性肌力药物(如多巴胺、多巴酚丁胺)应列为禁忌。严重患者如伴血流动力学不稳定、心功能失代偿或血压降低等,可酌情应用血管活性药物包括血管扩张剂(如硝酸甘油、硝普钠)和正性肌力药物(如磷酸二酯酶抑制剂),或放置主动脉内球囊反搏泵(intra-aortic balloon pump,IABP)。在心脏功能完全恢复前,可继续使用 ACEI 或 ARB 类药物,长期使用 β 受体阻滞剂可能有预防复发的作用。

九、克山病

克山病是我国所特有的、原因不明的地方性心肌病。主要危害年轻妇女和学龄前儿童,有一定的家庭聚集性,迄今全球范围内仅见于中国大陆从东北至西南 16 个省区 327 个县。病区呈灶状分布或毗连成片。尽管病因不明,但可能与多种因素有关:周围环境(尤其是水源、土壤、粮食等)、生活习惯、营养状况、某些微量元素(硒)缺乏和病毒(柯萨奇病毒、埃可病毒)感染等。病理改变主要是心肌变性、坏死、瘢痕形成,最后导致左心室扩大、全心扩大、心力衰竭。根据流行病学特点、人群发病情况,结合临床表现和相关检查,并排除其他心脏病的存在,可进行诊断。治疗主要包括对症治疗及心力衰竭的治疗。由于生活环境、居住条件改善,通过采取积极的综合性预防措施,注意营养(补充微量元素硒等),改变生活习惯,早发现、早治疗,本病发病率有所降低。

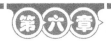

心肌炎与心内膜炎

第一节　病毒性心肌炎

　　病毒性心肌炎是指由病毒直接引起或与病毒感染有关的心肌炎症反应。心肌的损伤可以由病毒直接引起，也可由细胞介导的免疫过程导致。病毒性心肌炎不一定限于心肌组织也可累及心包及心内膜。临床可呈暴发性、急性和慢性过程。大多数患者预后良好，少数患者可由急性病毒性心肌炎转成慢性，个别患者发展成扩张性心肌病。

一、病因

　　许多病毒可引起病毒性心肌炎，最常见的是肠道柯萨奇 A(CVA)和 B 型病毒(CVB)、埃可病毒(ECHO)、骨髓灰质炎病毒和呼吸道流感病毒、副流感病毒、腺病毒、风疹病毒、流行性腮腺炎病毒及全身性感染的 EB 病毒等。其中 CVB 为最常见的病毒，约占心肌炎病毒的 50%，以 CVB3 最常见，CVB3 中有对心肌有特殊亲和的亲细胞株。近年来，轮状病毒所致心肌炎报道也很多。近年来，由于细胞毒性药物的应用，致命性巨细胞病毒(CMV)时有报道，特别是在白血病及肿瘤化学治疗(以下简称化疗)期间常并发此致命性 CMV 心肌炎。丙肝病毒(HCV)不但可引起病毒性心肌炎，也可引起扩张性心肌病。更重要的是以上两种病毒性心肌炎血中特异性病毒抗体常为阴性，临床诊断困难，均经尸体解剖及心内膜活检发现病毒 RNA 得以确诊。

二、发病机制

　　目前，病毒性心肌炎的发病机制尚未完全明了。多数学者认为其发病机制主要包括两个方面，即病毒直接损害感染的心肌细胞和多种因素包括病毒本身触发的继发性免疫反应引起的心肌损伤。

(一)病毒直接损害心肌

对病毒性心肌炎动物模型的研究显示,柯萨奇 B3 病毒感染小鼠 3 天,就可产生心肌坏死病灶,出现心肌细胞纤维断裂、溶解和坏死,1 周之内有明显的细胞浸润和心肌坏死。利用无免疫功能的动物模型如裸鼠或去胸腺小鼠研究显示,感染柯萨奇病毒后,细胞浸润等心肌炎症可以减轻或消失,但心肌细胞坏死仍然存在表明病毒对心肌可以产生直接损害。既往因检测方法的限制,心肌组织不容易分离出病毒,但近年来分子生物学技术的发展,使病毒性心肌炎心肌病毒检出率明显增高。有研究显示,通过心肌活检证实为急性心肌炎的患者,利用原位杂交和 PCR 技术,发现患者心肌几乎均能检测出肠道病毒 mRNA;对那些免疫组织学阴性而临床考虑急性或慢性的心肌炎患者,也有 30% 的患者可检测出肠道病毒 mRNA。目前认为,病毒性心肌炎的急性期可能与病毒直接损害心肌有关。病毒感染后对心肌的损伤可能与细胞受体有关,病毒作用于受体,引起病毒复制和细胞病变,最终细胞功能丧失,细胞溶解。

(二)自身免疫对心肌细胞的损伤

病毒性心肌炎急性期由于病毒的直接侵袭和在心肌细胞的大量复制,对心肌细胞产生直接损害,此时心肌的损害和心脏功能降低程度取决于病毒的毒力。急性期过后机体的体液和细胞免疫开始发挥作用,这既可能局限心肌的损害程度和损伤范围,也可能引起心肌的持续损害。在这一过程中,可产生抗心肌抗体、细胞因子的释放、体液和细胞毒性反应及细胞浸润。对轻度的病毒性心肌炎进行免疫组织学分析发现,心肌组织首先出现活化的巨噬细胞,提示免疫反应的初期过程。

三、病理解剖

病毒性心肌炎早期表现为感染细胞肿胀,细胞纹理不清,细胞核固缩和碎裂。随着病情进展,前述病变发展可形成大小不一的炎症病灶和散在、小灶性的心肌坏死和细胞浸润,浸润的炎性细胞主要为单核细胞和淋巴细胞。疾病晚期纤维细胞逐渐增加,胶原纤维渗出增多,直至瘢痕形成。组织病理学分析是诊断病毒性心肌炎尤其是急性心肌炎的重要手段。根据美国心脏病学会制定的诊断标准,标准病毒性心肌炎急性期组织学检查应有淋巴细胞的浸润和心肌细胞的坏死,慢性心肌炎则应有淋巴细胞的浸润,而无其他心肌组织损伤的形态学改变。

四、临床表现

(一)症状

起病前1～4周有上呼吸道和消化道感染病史,暴发性和隐匿性起病者,前驱感染史可不明显。乏力、活动耐力下降、面色苍白、心悸、心前区不适和胸痛为常见症状。重症患者出现充血性心力衰竭和心源性休克时可有呼吸急促、呼吸困难、四肢发凉和厥冷等。有三度房室传导阻滞时,可出现意识丧失和阿-斯综合征。

(二)体征

心脏可增大;窦性心动过速,与体温和运动没有明确的关系;第一心音低钝,偶可听到第三心音。出现充血性心力衰竭时,表现为心脏增大、肺底部可听到细湿啰音、心动过速、奔马律、呼吸急促和发绀等;出现心源性休克时,出现脉搏细弱、血压下降和面色青灰等。病毒性心肌炎心力衰竭和心源性休克除心肌泵功能本身衰竭外,也可继发于合并的心律失常(如室上性心动过速和室性心动过速)导致的血流动力学改变。

新生儿病毒性心肌炎可在宫内和分娩时感染,也可在出生后感染。前者多在出生后3～4天起病,后者在出生后1～2周起病。部分患者起病前可有发热和腹泻等。病情进展,可出现高热、纳差、嗜睡、呼吸困难、皮肤苍白和发绀等,严重者可很快发展为心力衰竭和心源性休克。由于新生儿免疫功能发育不完善,病毒除侵犯心肌外,尚可累及到神经系统引起惊厥和昏迷,累及肝脏引起肝功能损害,累及肺脏引起肺炎等。

五、辅助检查

(一)X线检查

X线检查示心脏大小正常或不同程度的增大。有心力衰竭时心脏明显增大,肺静脉淤血。透视下可见心脏搏动减弱。

(二)心电图

心电图可见:①窦性心动过速。②ST-T改变,QRS波低电压,异常Q波(类似心肌梗死QRS波型),QT间期延长。③心律失常,包括各种期前收缩(房性、室性和房室交界性)、室上性和室性阵发性心动过速、心房颤动、心房扑动及各种传导阻滞(窦房、房室及束支阻滞)等,其中以室性和房性期前收缩多见,24小时动态心电图可显示上述各种心律失常。病毒性心肌炎心律失常的发生机制可能与心肌细胞膜的完整性、流动性和通透性等性质改变有关。病毒性心肌炎心电图改变缺乏特异性,如能在病程中和治疗过程中动态观察心电图变化,将有助于判断心肌炎的存在和心肌炎症的变化过程。

(三)心肌血生化指标

1.心肌酶谱

心肌酶谱包括乳酸脱氢酶(LDH)、门冬氨酸氨基转移酶(AST)、肌酸激酶(CK)及其同工酶(CK-MB)、α-羟丁酸脱氢酶(α-HBDH),心肌炎早期主要是 CK 和 CK-MB 增高,其高峰时间一般在起病 1 周内,以 2~3 天最明显,1 周后基本恢复正常;晚期主要是 LDH 和 α-HBDH 增高为主。由于影响心肌酶谱的因素较多,儿童正常值变异较大,在将其作为心肌炎诊断依据时,应结合临床表现和其他辅助检查。

(1)LDH:由 M、H 2 种亚基按不同比例组成四聚体,形成 5 种不同的同工酶 $LDH_{1~5}$,这 5 种同工酶在各种组织中分布各异,大致分为 3 类。第一类为 LDH 含 H 亚基丰富的组织,如心脏、肾脏、红细胞、脑等,同工酶的形式主要为 LDH_1 和 LDH_2。第二类为 LDH 含 H、M 亚基大致相同的组织,如胰、脾、肺、淋巴结等,同工酶主要为 LDH_2、LDH_3、LDH_4;第三类为 LDH 含 M 亚基丰富的组织,如肝脏、皮肤、骨骼肌等,同工酶形式主要为 LDH_5,由此可以看出,LDH 广泛分布在人体的多种脏器、组织中,能引起各脏器损伤的许多疾病都可导致血清中 LDH 总活性增高,而其同工酶在各种组织中的分布却显著不同,具有较高的组织特异性。健康小儿血清中 LDH 同工酶以 LDH_2 为多,其次为 LDH_1、LDH_3、LDH_4、LDH_5。心肌的 LDH 同工酶主要由 LDH_1、LDH_2 组成,且以 LDH_1 占优势,当发生心肌损伤时,LDH_1、LDH_2 从心肌细胞中逸出,使血清 LDH_1、LDH_2 明显增高,并接近心肌组织酶谱的型式,一般认为,若 $LDH_1 \geqslant 40\%$,$LDH_1/LDH_2 > 1.0$ 提示多存在心肌损伤。当血清 LDH_1、LDH_2 都明显增高时,区别是来源于心肌还是红细胞可用 LDH/AST 比值来判断,若比值 < 20,一般情况下表明主要来源于病损的心肌细胞。

(2)CK:CK 为由 M 亚基、N 亚基组成的二聚体并进一步形成 3 种异构同工酶,即 CK-MM、CK-MB、CK-BB。骨骼肌中主要含 CK-MM;心肌中 70% 为 CK-MM,$20~30\%$ 为 CK-MB;脑组织、胃肠、肺及泌尿生殖系统主要含 CK-BB。就 CK-MB 来说,主要分布在心肌内,在骨骼肌、脑等组织中也有少量。检测 CK 同工酶可以区分增高的 CK 究竟来源于哪种病变组织。正常人血清中 CK 几乎全是 CK-MM,占 $94\%~96\%$,CK-MB 在 5% 以下。若血清中 CK-MB 明显增高,则多提示心肌受累,与 CK 总活性增高相比,对判断心肌损伤有较高的特异性和敏感性。目前,CK 同工酶检测方法较多,一般认为血清 CK≥6%(即 MB 占 CK 总活性的 6%以上)是心肌损伤的特异性指标。骨骼肌病变时 CK-MB 虽可增高,但通常<5%。

CK-MM 同工酶的亚型:近年来,研究人员发现 CK-MM 有 3 种亚型,即 CK-MM1、CK-MM$_2$、CK-MM$_3$。人体心肌、骨骼肌中的 CK-MM 均以 CK-MM$_3$ 的型式存在,又称组织型或纯基因型。当心肌损伤时 CK-MM$_3$ 从心肌细胞中逸出,入血后在羧肽酶-N 的作用下,其中一个 M 亚基 C 末端肽链上的赖氨酸被水解下来而转变为 CK-MM$_2$,随后另一个赖氨酸又从 CK-MM$_2$ 的 M 亚基 C 末端被水解下来,CK-MM$_2$ 转变成 CK-MM$_1$。正常血清中以 CK-MM$_1$ 为主,CK-MM$_2$ 和 CK-MM$_3$ 较少。当心肌损伤时 CK-MM$_3$ 释放入血,使 CK-MM$_3$/CK-MM$_1$ 比值迅速升高。若比值>1,常提示心肌损伤且为早期。

(3)AST:AST 广泛分布于人体的心、肝、脑、肾、胰腺和红细胞等组织中,对心肌损伤的敏感性低于 CK,且特异性较差。目前,已知 AST 有两种同工酶:S-GOT存在于细胞质中,m-GOT 存在于线粒体中。正常血清中仅有 S-GOT,一般无 m-GOT。当心肌损伤,尤其是心肌细胞发生坏死时,血清 m-GOT 含量增高。若 m-GOT 含量/T-GOT 含量>0.25,并除外其他组织病变时则提示已发生心肌细胞坏死。

(4)α-HBDH:本检测实际上是用 α-羟丁酸代替乳酸或丙酮酸作为底物,测定 LDH 总活性。用本法测定的 LDH$_1$、LDH$_2$ 的活性比 LDH$_5$ 大得多,因此等于间接测定 LDH$_1$、LDH$_2$,然而其特异性低于由电泳等方法分离的 LDH 同工酶。

(5)丙酮酸激酶(PK):近年来,国内外学者的研究表明,血清丙酮酸激酶对判断心肌损伤是一项比较敏感而特异的指标,与 CK-MB 具有相同的诊断价值。

(6)糖原磷酸化酶(GAPP):国外已有人把 GAPP 作为判断心肌急性损伤的早期诊断指标,由于目前没有商品化试剂供应,故临床应用受到限制。

2.心肌肌钙蛋白(cTn)

心肌肌钙蛋白是心肌收缩单位的组成成分之一,主要对心肌收缩和舒张起调节作用。cTn 有 3 个亚单位,分别为 cTnT、cTnI 和 cTnC,目前认为 cTn 是反映心肌损伤的高敏感和特异性的标志物,常用的指标是 cTnT 和 cTnI。

(1)心肌肌钙蛋白 T(cTnT):Katus 于 1989 年首先建立了一种夹心酶免疫分析法来测定 cTnT。近10 年的临床研究表明,它是一种高度敏感、高度特异反映心肌损伤的非酶类蛋白标志物。cTnT 是心肌细胞特有的一种抗原,与骨骼肌中的 TnT 几乎没有交叉反应,而心肌细胞中的 CK-MB 与骨骼肌中的 CK-MB 却有 12%的同源性,存在一定的交叉反应,也就是说血清 CK-MB 增高对判断心肌损伤可有假阳性,所以 cTnT 的特异性高于 CK-MB。心肌细胞内的 TnT 94%呈复合体状态,6%游离在胞质中且为可溶性。在心肌细胞膜完整的情况下不能透过。正常人血清中 cTnT 含量很少($0\sim0.3~\mu g/L$,一般低于 $0.1~\mu g/L$),几乎测不到。当心肌细胞受损时,cTnT 分子量较小容易透过细胞膜释放入血,使血清中 cTnT 迅速增高。有资料表明,若心肌发生急性重度损伤(如心肌梗死),血清 cTnT 可明显升高,常达正常参考值上限的 40 倍左右($15\sim200$ 倍),而 CK、CK-MB 的增高幅度多为正常参考值上限的数据。心肌损伤急性期,血清 cTnT 浓度均高于正常上限,敏感性可达 100%。也有资料显示,发生心肌轻度损伤时血清 cTnT 就明显升高,而 CK-MB 活性仍可正常,因此它对检测心肌微小病变的敏感性高于 CK-MB,这一点对诊断心肌炎有重要意义。cTnT 半衰期为 120 分钟。在急性重度损伤时,发病后 $2\sim3$ 小时血清 cTnT 开始升高,$1\sim4$ 天达高峰,2/3 的病例持续 2 周才降至正常,约 1/3 的病例可持续 3 周以上。cTnT 与 CK-MB、LDH 相比持续时间长,存在一个"长时间诊断窗"。

(2)心肌肌钙蛋白 I(cTnI):cTnI 与 cTnT 一样是心肌肌钙蛋白的一个亚单位,属抑制性蛋白。它有自己独立的基因编码,为心肌所特有,仅存在于心房肌和心室肌中。在心肌细胞膜受损前 cTnI 不能透过胞膜进入血液中,只有当心肌细胞发生变性、坏死时 cTnI 才能被释放入血。正常人血清中 cTnI 含量很少,用不同检测方法测得的正常值上限也有差异($0.03\sim0.5~\mu g/L$)。较常用的方法有放射免疫法(RIA)、酶免疫测定法(EIA)、酶免疫化学发光法(CLIA)等。在急性重度心肌损伤时,多呈阳性或强阳性,发病 2 周后开始转阴,少数可延至 3 周后,但未见阳性持续 1 个月以上者;病毒性心肌炎时多数呈弱阳性,常于发病 1 个月后转阴,少数可持续 3 个月以上。有资料显示,对心肌病变较轻微、损伤持续时间较长者 cTnI 的敏感性明显高于心肌酶学。同时,cTnI 对心肌损伤诊断的特异性优于 CK-MB,它是反映心肌损伤的高度敏感、特异性指标。

(四)超声心动图

超声心电图可显示心房和心室大小、收缩和舒张功能的受损程度、心肌阶段性功能异常和心室壁增厚(心肌水肿)及心包积液和瓣膜功能情况。超声心电图在病毒性心肌炎诊断中的重要价值在于其能很快排除瓣膜性心脏病(左心房室瓣脱垂)、心肌病(肥厚性心肌病)、心脏肿瘤(左心房黏液瘤)和先天性心脏病等心脏结构病变。

(五)放射性核素显像

放射性核素心肌灌注显像对小儿病毒性心肌炎有着较高的灵敏度和特异性。心肌的坏死、损伤和纤维化,使局部病变心肌对^{201}Tl或^{99m}Tc-MIBI的摄取减少,由于这一改变多呈灶性分布,与正常心肌相间存在,因此在心肌平面或断层显像时可见放射性分布呈"花斑"样改变。断层显像优于平面显像。^{67}Ga心肌显像是直接显示心肌炎症病灶,因^{67}Ga能被心肌炎症细胞摄取,对心肌炎的诊断具有重要意义。

(六)心肌活检

目前沿用的诊断标准是美国心脏病学会提出的Dallas标准,虽然它对规范心肌炎的诊断标准起了重要作用,但由于其临床阳性率过低,限制了其在临床广泛使用。为此,近年来提出应用免疫组织学来诊断心肌炎,通过相应的单克隆抗体来检测心肌组织中具有各种标志的浸润淋巴细胞,可明显提高诊断阳性率。曾有学者对359例临床诊断病毒性心肌炎的患者依据Dallas标准进行病理形态学分析,发现阳性率(包括确诊和临界)仅为10%,而应用免疫组织学分析阳性率达到50%以上。对心肌活检组织进行原位杂交和PCR方法检测,可使病毒的检出率明显提高。

(七)病毒学检查

可以通过咽拭子、粪便、血液、心包穿刺液和心肌进行病毒分离、培养、核酸和抗体检测等。

六、诊断标准

(一)临床诊断依据

(1)心功能不全、心源性休克或心脑综合征。

(2)心脏扩大(X线、超声心动图检查具有表现之一)。

(3)心电图改变:以R波为主的2个或2个以上主要导联(Ⅰ、Ⅱ、aVF、V$_5$)的ST-T改变持续4天以上伴动态变化,窦房传导阻滞、房室传导阻滞,完全性右或左束支阻滞,成联律、多形、多源、成对或并行性期前收缩,非房室结及房室折返引起的异位性心动过速,低电压(新生儿除外)及异常Q波。

(4)CK-MB升高或心肌肌钙蛋白(cTnI或cTnT)阳性。

(二)病原学诊断依据

1.确诊指标

自患者心内膜、心肌、心包(活检、病理)或心包穿刺液检查,发现以下之一者可确诊心肌炎由病毒引起。

(1)分离到病毒。

(2)用病毒核酸探针查到病毒核酸。

(3)特异性病毒抗体阳性。

2.参考依据

有以下之一者结合临床表现可考虑心肌炎是由病毒引起。

(1)自患者粪便、咽拭子或血液中分离到病毒,且恢复期血清同抗体滴度较第一份血清升高或降低4倍以上。

(2)病程早期患者血中特异性 IgM 抗体阳性。

(3)用病毒核酸探针自患者血中查到病毒核酸。

(三)确诊依据

(1)具备临床诊断依据2项,可临床诊断为心肌炎。发病同时或发病前1～3周有病毒感染的证据支持诊断。

(2)同时具备病原学确诊依据之一,可确诊为病毒性心肌炎,具备病原学参考依据之一,可临床诊断为病毒性心肌炎。

(3)凡不具备确诊依据,应给予必要的治疗或随诊,根据病情变化,确诊或除外心肌炎。

(4)应除外风湿性心肌炎、中毒性心肌炎、先天性心脏病、结缔组织病,以及代谢性疾病的心肌损害、甲状腺功能亢进症、原发性心肌病、原发性心内膜弹力纤维增生症、先天性房室传导阻滞、心脏自主神经功能异常、β受体功能亢进及药物引起的心电图改变。

(四)分期

1.急性期

新发病,症状及检查阳性发现明显且多变,一般病程在半年以内。

2.迁延期

临床症状反复出现,客观检查指标迁延不愈,病程多在半年以上。

3.慢性期

进行性心脏增大,反复心力衰竭或心律失常,病情时轻时重,病程在 1 年以上。

七、分型

自 1978 年国内九省市 VMC 协作组首先提出 VMC 诊断标准以来,其后虽经全国小儿心血管会议几次修订,但始终未涉及 VMC 的分型问题。临床上常简单地按病情分为轻型、重型,或按病程分为急性型、迁延型、慢性型,缺乏统一标准。1984 年美国达拉斯标准曾就心肌炎的定义和病理分类进行过如下描述:心肌炎即为心肌以炎细胞浸润为特征,并有心肌细胞坏死和(或)变性(但不如冠状动脉疾病的缺小性改变那么典型)。心肌炎病理类型按首次活检分为 3 类。①心肌炎:有炎症细胞浸润,有(或)纤维化;②可疑心肌炎:病理检查为临界状态,可能需重做心内膜心肌活检(EMB);③无心肌炎:活检正常。

治疗后 EMB 复查,结果也可分 3 类。①进行性心肌炎:病变程度与首次检查相同或恶化,有或无纤维化;②消散性心肌炎:炎症浸润减轻,并有明显的修复改变;③已愈心肌炎:无炎细胞浸润或细胞坏死溢流。

(一)暴发型心肌炎

暴发型心肌炎起病急骤,先有(或无)短暂的非特异性临床表现,病情迅速恶化,短时间内出现严重的血流动力学改变、心源性休克、重度心功能不全等心脏受累征象。心肌活检显示广泛的急性炎细胞浸润和多发性(≥5 个)心肌坏死灶。免疫抑制剂治疗不能改变自然病程,1 个月内完全康复或死亡(少数)。

(二)急性心肌炎

急性心肌炎起病为非特异性临床表现,逐渐出现心功能降低征象,可有轻度左心室增大及心力衰竭表现。心肌活检早期显示 Dallas 病理诊断标准中的急性活动性或临界性心肌炎改变,持续 3 个月以上转为消散性改变,无纤维化。免疫抑制剂治疗部分有效,多数预后好,可完全康复,少数无反应者继续进展,或恶化,或转为终末期扩张型心肌病(DCM)。

(三)慢性活动型心肌炎

慢性活动型心肌炎起病不典型,以慢性心功能不全为主要临床表现,有反复性、发作性、进行性加重的特点。心肌细胞活检早期显示活动性心肌炎改变,但炎性持续(1 年以上),可见巨细胞、有心肌细胞肥大和广泛纤维化。免疫抑制剂治疗无效。预后差,最终转为终末期 DCM。

(四)慢性持续型心肌炎

慢性持续型心肌炎起病为非特异性临床表现,可有胸闷、胸痛、心动过速等心血管症状,但无心力衰竭,心功能检查正常。心内膜心肌活检显示持续性(1年以上)轻微炎性浸润,可有灶性心肌细胞坏死,无纤维化。免疫抑制剂治疗无效,预后较好。

上述临床病理分型是否恰当,尚待进一步探讨。

八、鉴别诊断

(一)风湿性心肌炎

风湿性心肌炎多见于5岁以后学龄前和学龄期儿童,有前驱感染史,除心肌损害外,病变常累及心包和心内膜,临床有发热、大关节肿痛、环形红斑和皮下小结,体检心脏增大,窦性心动过速,心前区可听到收缩期反流性杂音,偶可听到心包摩擦音。抗链"O"增高,咽拭子培养A族链球菌生长,血沉增快,心电图可出现一度房室传导阻滞。

(二)β受体功能亢进症

β受体功能亢进症多见于6～14岁学龄儿童,疾病的发作和加重常与情绪变化(如生气)和精神紧张(如考试前)有关,症状多样性,但都类似于交感神经兴奋性增高的表现。体检心音增强,心电图有T波低平倒置和S-T改变,普萘洛尔试验阳性,多巴酚丁胺负荷超声心动图试验示心脏β受体功能亢进。

(三)先天性房室传导阻滞

先天性房室传导阻滞多为三度阻滞,患者病史中可有晕厥和阿-斯综合征发作,但多数患者耐受性好,一般无胸闷、心悸、面色苍白等。心电图提示三度房室传导阻滞、QRS波窄,房室传导阻滞无动态变化。

(四)自身免疫性疾病

自身免疫性疾病多见全身型幼年类风湿关节炎和红斑狼疮。全身型幼年型类风湿性关节炎主要临床特点为发热、关节疼痛、淋巴结、肝脾大、充血性皮疹、血沉增快、C-反应蛋白增高、白细胞增多、贫血及相关脏器的损害。累及心脏可有心肌酶谱增高,心电图异常。对抗生素治疗无效而对激素和阿司匹林等药物治疗有效。红斑狼疮多见于学龄儿童,可有发热,皮疹,血白细胞、红细胞和血小板数量减低,血中可查到狼疮细胞,抗核抗体阳性。

(五)皮肤黏膜淋巴结综合征

皮肤黏膜淋巴结综合征多见于2～4岁幼儿,表现为发热、眼球结膜充血、口腔黏膜弥散性充血、口唇皲裂、杨梅舌、浅表淋巴结肿大、四肢末端硬性水肿,超声心动图示冠状动脉多有病变。需要注意的是,重症皮肤黏膜淋巴结综合征并发冠状动脉损害严重时,可出现冠状动脉梗死心肌缺血,此时心电图可出现异常Q波,此时应根据临床病情和超声心动图进行鉴别诊断。

(六)癫痫

急性心肌炎合并三度房室传导阻滞发生阿-斯综合征应与癫痫区分。由于儿科惊厥很常见,年长儿发生的未明原因惊厥常想到癫痫。这 2 种惊厥发作时症状不同,癫痫无明确感染史,发作时因喉痉挛缺氧而发绀,过后面色苍白。阿-斯综合征发作是心脏排血障碍脑血流中断,发作时面色苍白,无脉,或脉弱,或脉缓,过后面色很快转红。

(七)甲状腺功能亢进

甲状腺功能亢进儿科较为少见,由于近年来对心肌炎较为重视,因此一见到不明原因窦性心动过速,就想到心肌炎,常将甲状腺功能亢进误认为心肌炎。当心脏增大时诊断为慢性心肌炎。但患者心功能指数不是减少而是增加,和心肌炎不一样。有青春发育期女孩出现不明原因窦性心动过速时,应常规除外甲状腺功能亢进。

九、治疗

本症目前尚无特殊治疗。应结合患者病情采取有效的综合措施,可使大部分患者痊愈或好转。

(一)休息

急性期至少应卧床休息至热退 4 周,有心功能不全或心脏扩大者更应强调绝对卧床休息,以减轻心脏负荷及减少心肌耗氧量。

(二)抗生素的应用

细菌感染是病毒性心肌炎的重要条件因子之一,为防止细常感染,急性期可加用抗生素,如青霉素 1～2 周。

(三)维生素 C 治疗

大剂量高浓度维生素 C 缓慢静脉推注,能促进心肌病变恢复。用 10％～12.5％溶液,每次 100～200 mg/kg,静脉注射,在急性期用于重症病例,每天 1 次,疗程 15 天至 1 个月;抢救心源性休克时,第一天可用 3～4 次。

(四)心肌代谢酶活性剂

多年来常用的如极化液、能量合剂及 ATP 等均因难以进入心肌细胞,导致疗效差,近年来多推荐下列药物。

1.辅酶 Q10

辅酶 Q10 存在于人细胞线粒体内,参与能量转换的多个酶系统,但需特殊的脱辅基酶的存在才能发挥作用,而其生物合成需 2~3 个月时间。剂量:1 mg(kg·d)口服。

2.1,6-二磷酸果糖(FDP)

1,6-二磷酸果糖是一种有效的心肌代谢酶活性剂,有明显的保护心肌的作用,能减轻心肌所受的组织损伤。0.7~1.6 mL/kg 静脉注射,最大量不超过2.5 mL/kg(75 mg/mL),静脉注射速度10 mL/min,每天 1 次,每 10~15 天为1 个疗程。

(五)免疫治疗

1.肾上腺皮质激素

应用激素可抑制体内干扰素的合成,促使病毒增殖及病变加剧,故对早期一般病例不主张应用。仅限于抢救危重病例及其他治疗无效的病例可试用,一般起病 10 天内的患者尽可能不用。口服泼尼松每天 1~1.5 mg/kg,用 3~4 周,症状缓解后逐渐减量停药。对反复发作或病情迁延者,依据近年来对本病发病机制研究的进展,可考虑较长期的激素治疗,疗程不少于半年,对于急重抢救病例可采用大剂量,如地塞米松每天 0.3~0.6 mg/kg,或氢化可的松每天 15~20 mg/kg,静脉滴注。环孢霉素 A,环磷酰胺目前尚无肯定疗效。

2.抗病毒治疗

动物试验中联合应用利巴韦林和干扰素可提高生存率,目前欧洲正在进行干扰素治疗心肌炎的临床试验,其疗效尚待确定。

3.丙种球蛋白

动物及临床研究均发现丙种球蛋白对心肌有保护作用。美国波士顿及洛杉矶儿童医院已将静脉注射丙种球蛋白作为病毒性心肌炎治疗的常规用药。

(六)控制心力衰竭

心肌炎患者对洋地黄耐受性差,易出现中毒而发生心律失常,故应选用快速作用的洋地黄制剂。病重者用地高辛静脉滴注,一般病例用地高辛口服,饱和量为常规用量的 2/3,心力衰竭不重,发展不快者,可用每天口服维持量。

(七)抢救心源性休克

镇静;吸氧;扩容,为维持血压,恢复循环血量,可先用 2∶1 液,10 mL/kg;

有酸中毒者可用 5% NaHCO$_3$ 5 mL/kg 稀释成等渗液均匀滴入,其余液量可用 1/2～1/3 张液体补充;见尿补钾;激素;升压药,常用多巴胺和多巴酚丁胺各 7.5 μg/(kg·min),加入 5% 葡萄糖注射液中维持静脉滴注,根据血压调整速度,病情稳定后逐渐减量停药;改善心功能;改善心肌代谢;应用血管扩张剂硝普钠,常用剂量为 5～10 mg 溶于 5% 葡萄糖注射液 100 mL 中,开始 0.2 μg/(kg·min)滴注,以后每隔 5 分钟增加 0.1 μg/kg,直到获得疗效或血压降低,最大剂量不超过每分钟 5 μg/kg。

(八)重症暴发性心肌炎

重症暴发性心肌炎(FM)起病急、病情重、变化快,约占急性心肌炎总数的 4.6%,预后较差,急性期病死率可高达 10%～20%。该病如能被迅速识别,同时给予强化支持、对症治疗,超过 90% 的患者可以完全恢复而很少遗留后遗症。

1.机械辅助支持治疗

对于 FM 至今无特效治疗,一般都是采用对症及支持疗法。血流动力学不稳定或反复心力衰竭发作者应积极给予一线支持治疗。正性肌力药物使用的同时合并或不合并使用激素对心肌的恢复提供了可能,但也可导致血流动力学的失代偿,甚至死亡。因此,在急性期,特别是对于难治性心力衰竭患者,目前建议可进行机械辅助支持,包括主动脉内球囊反搏、经皮心肺支持系统、心室辅助装置(包括左心室辅助装置或双心室辅助装置、体外膜肺氧合)。

(1)主动脉内球囊反搏(IABP):IABP 是通过动脉系统,在左锁骨下动脉和肾动脉开口近端的降主动脉内置入 1 根装有气囊的导管,导管的远端连接反搏仪。在心脏舒张期气囊充气,收缩期气囊排气,从而起到辅助心脏泵的作用,使被抑制或缺血的心肌重新恢复功能。

IABP 的适应证包括左心室泵衰竭、心源性休克、顽固的不稳定型心绞痛、急性心肌梗死、心肌梗死并发症(室间隔穿孔、二尖瓣反流及乳头肌断裂)、心肌缺血引发的顽固心律失常、体外循环脱机困难、冠状动脉搭桥/换瓣手术或 PTCA 后发生意外的患者。

IABP 的临床应用指征:心脏指数＜2 L/min,平均动脉压＜8.0 kPa (60 mmHg),左心房压＞2.7 kPa(20 mmHg),尿量＜20 mL/h,外周循环差,四肢发凉者。

禁忌证:主动脉瓣关闭不全、主动脉瘤、窦瘤破裂及主动脉有病理改变或大动脉有损伤者,全身有出血倾向者、脑出血者、不可逆脑损害者、心室颤动及终末期心肌病者、内脏畸形纠正不满意者;周围血管疾病放置气囊导管有困难者,恶性肿瘤有远处转移者。对于经过积极治疗血流动力学仍不稳定患者,建议尽早应用 IABP 辅助。

(2)经皮心肺支持系统(PCPS):PCPS 是一种近年来开展的有效的床旁辅助循环支持系统,是体外循环(心肺转流)的形式之一。该系统通过经皮穿刺方法建立管路,用氧合器对红细胞进行氧合,替代肺的功能;用离心泵产生循环动力,替代左心室的收缩功能,以帮助患者度过危险期。

适应证:心脏术后低心排血量、肺动脉栓塞、急性呼吸窘迫综合征、急性重症心肌炎、呼吸心跳骤停、急性心肌梗死并心源性休克、高危冠状动脉球囊扩张等。

禁忌证:心、肺、肝、脑等不可逆病变的终末期,多脏器功能衰竭末期,恶性肿瘤末期,不能控制的持续出血等。

(3)左心室辅助装置或双心室辅助装置(LVAD 或 Bi-VAD):心室辅助装置在过去 20 年里,已成为治疗终末期心力衰竭患者的重要选择,是在挽救等待供心时面临死亡威胁的终末期心脏病患者的过程中逐步发展和成熟起来的。在目前,应用辅助装置作为心脏移植的替代方法进而作为终末期心脏病的一种目的性治疗或心脏移植的过渡,其在临床的应用正在逐渐增多。血泵是一种新的 LVAD,血泵可以减少左心室收缩负荷,并且使左心室舒张末期压力降低,而动脉压却能很好维持,从而减轻左心室做功,降低了心肌氧耗量,使受损心肌得以恢复。患有主动脉瓣病变或动脉瘤的患者,具有明确恶病质的患者,准备接受心脏移植的患者,修复的主动脉及主动脉闭锁性疾病的患者,禁忌应用。

(4)体外膜肺氧合(ECMO):ECMO 技术是一种持续体外生命支持疗法手段,可较长时间全部或部分代替心肺功能。为心脏、肺脏病变治愈及功能的恢复争取时间,具有人工心和人工肺的功能。其总体发展始于 20 世纪 80 年代末,基本原理是一路管道将体内血液引流至储血罐,然后由机械泵将血泵入氧合器,经膜肺将血液氧合、排出二氧化碳并加温后再通过另一路管道回输体内。引流体外和泵入体内的管道之间有一备用的短路,其作用是一旦回路或机械故障时可迅速将机体与 ECMO 系统脱离,从而确保临床使用安全。ECMO 无论对成人或婴幼儿心脏术后的严重急性心肺功能障碍均可提供持续有效的呼吸循环支持。

2.非机械辅助支持治疗

循环衰竭的 FM 患者有很高的病死率,急性期应根据患者的具体情况、医院的具体条件、医务人员对技术掌握的熟练程度,合理的选择机械辅助支持的方式,对改善患者症状、提高生存率、缩短病程或作为移植前的过渡来说是非常重要的,但基础治疗亦不能忽视。在急性毒血症期间,应当强调卧床休息,限制体力活动,因其可增加病毒的复制和缩短生存时间。FM 患者应该接受标准的抗心力衰竭治疗,包括利尿剂、β 受体阻滞剂、血管紧张素转化酶抑制剂或血管紧张素 Ⅱ 受体抑制剂、正性肌力药物等,如并发心律失常则根据具体情况使用抗心律失常药物或置入起搏器、埋入式心脏复律除颤器。抗感染治疗、抗病毒治疗、营养心肌治疗、自由基清除剂、免疫调节治疗等这些措施对 FM 者亦是重要的。如果要阻断疾病的进程或疾病可能向扩张型心肌病发展,基本的病原机制(如病毒感染或持续与自身免疫介导的心肌损伤)应该重视。治疗这些首要机制的挑战在于要求对病原有详细的诊断且能明确导致心力衰竭的病理生理机制。因长期以来认为心肌炎的预后是与细胞免疫、体液免疫相关性的疾病,许多学者认为免疫调节治疗,尤其是免疫抑制治疗可能对其有益,支持本观点的证据大部分来自于非严格对照的临床试验。也有学者认为尽管免疫抑制剂能有效下调心肌炎所致的自身免疫损伤,但是同时也可以促进病毒的播散和心肌细胞的溶解。

　　FM 患者起病急、病情重,进展迅速,常有严重心律失常、心源性休克或(和)心力衰竭等发生,导致急性期死亡。因此在发病早期及时识别并给予恰当的支持治疗,经随访发现其长期预后较好。新的治疗方法,如血浆置换、在已证明免疫激活的患者中应用超免疫球蛋白与免疫抑制治疗、抗细胞因子、T 细胞受体疫苗及诱导特异性自身抗原的免疫耐受也显示可以减缓疾病的发展过程并且将可能是未来治疗的方向。由于 FM 表现缺乏特异性,明确的诊断和有效治疗方法的研究仍将是今后努力的方向。

第二节　细菌性心肌炎

一、病因

(一)布鲁菌病

　　布鲁菌病对心脏的影响主要表现为心内膜炎,其次是心肌炎,其心电图特征为 T 波改变及房室传导阻滞,值得注意的是,部分患者可出现暴发性心肌炎临床表现,病情较凶险,主要是由于细菌对淋巴细胞及多巨核细胞浸润。

(二)梭菌感染

梭菌感染可对多脏器功能造成损害,尤其是心脏。其对心肌的损害主要是由细菌毒素引起,病理学有特征性改变,表现为心肌组织中有气泡形成、心肌纤维化,但炎性浸润不易见到。梭菌感染可能引起心肌穿孔、化脓性心包炎导致心肌脓肿。

(三)白喉性心肌炎

虽然对白喉采取了积极预防和早期治疗,白喉性心肌炎的发病率显著下降,但白喉性心肌炎仍然是白喉最严重的并发症,约 1/4 的白喉患者并发心肌炎,也是引起死亡的最主要原因,占死亡病例的一半以上。白喉性心肌炎并不是白喉杆菌侵及心肌所引起,而是由于其内毒素通过干预氨基酸从可溶性 RNA 转运到多肽链,从而抑制了蛋白质的合成,造成循环系统特别是心肌细胞和传导系统出现病理损害。

二、病理学特征

外观可见心脏扩大、心肌收缩无力。显微镜下观察,心肌细胞脂肪浸润、间质炎症浸润、心肌细胞溶解、心肌透明变性是白喉性心肌炎的主要病理学改变,此种病变常见于第 1 周之末及第 2 周之初。在第 2 周可出现恢复性变化,包括成纤维细胞、肉芽组织及胶原组织的增生,瘢痕组织多在第 3 周形成。白喉内毒素不仅可以损害心肌纤维,而且可以损害心脏传导系统引起变性、坏死及瘢痕形成。这些病变是造成传导系统功能障碍的病理基础。

三、临床表现

典型的心脏异常表现出现在细菌感染后第 1 周,也会有心肌肥厚和严重充血性心力衰竭。临床体征表现为第一心音减弱、舒张期奔马律、肺淤血。血清转氨酶升高,其升高的水平与预后密切相关。多数患者心电图有 ST-T 改变、房性或室性心律失常及传导阻滞。多数患者预后良好,部分患者因严重而广泛性心肌损害常引起心排血量急剧下降,可突然出现循环衰竭、心源性休克甚至猝死,这部分患者在心电图上均有明显心肌损害证据,但白喉内毒素对周围小血管或血管舒缩中枢的损害也可能是造成休克的原因之一。

四、治疗及预后

由于白喉内毒素对心肌的损伤是严重的,因此一定要尽快、尽早应用抗毒素,抗生素治疗效果不明显。急性心肌炎期患者必须绝对卧床休息,因极轻度的体力劳动即可能引起猝死,卧床休息应持续到心脏完全恢复正常为止。充血性心力衰竭时可考虑用小剂量洋地黄,但其疗效不佳。急性心肌损害是白喉最严重的并发症,心肌损害病例的死亡率在儿童期为 50％～100％,在成人期约为 25％。如心电图提示完全性房室传导阻滞或完全性束支阻滞或临床上出现休克或充血性心力衰竭征象,则预后极其恶劣。90％的完全性房室传导阻滞或束支传导阻滞患者在急性期内死亡,即使安装了永久起搏器死亡率仍然很高;在急性期幸免于死亡的传导阻滞病例可恢复健康,但也可能演变为慢性心脏传导阻滞。

第三节 感染性心内膜炎

感染性心内膜炎(infectiveendocarditis,IE)为心脏内膜表面微生物感染导致的炎症反应。IE 最常累及的部位是心脏瓣膜,包括自体瓣膜和人工瓣膜,也可累及心房或心室的内膜面。近年来,随着诊断及治疗技术的进步,IE 的致死率和致残率显著下降,但诊断或治疗不及时的患者,病死率仍然很高。

一、流行病学

由于疾病自身的特点及诊断的特殊性,很难对 IE 进行注册或前瞻性研究,因此没有准确的患病率数字。每年的发病率为 1.9/10 万～6.2/10 万。近年来,随着人口老龄化、抗生素滥用、先天性心脏病存活年龄延长及心导管和外科手术患者的增多,IE 的发病率呈增加的趋势。

二、病因与诱因

(一)患者因素

1.瓣膜性心脏病

瓣膜性心脏病是 IE 最常见的基础病。近年来,随着风湿性心脏病发病率的下降,风湿性心脏瓣膜病在 IE 基础病中所占的比例已明显下降,占 6％～23％。与此对应,随着人口老龄化,退行性心脏瓣膜病所占的比例日益升高,尤其是主动脉瓣和二尖瓣关闭不全。

2.先天性心脏病

由于介入封堵和外科手术技术的进步,成人先天性心脏病患者越来越多,在此基础上发生的 IE 也较前增加,室间隔缺损、法洛四联症和主动脉缩窄是最常见的原因。主动脉瓣二叶钙化也是诱发 IE 的重要危险因素。

3.人工瓣膜

人工瓣膜置换者发生 IE 的危险是自体瓣膜的 5~10 倍,术后 6 个月内危险性最高,之后在较低的水平维持。

4.既往 IE 病史

既往 IE 病史是再次感染的明确危险因素。

5.近期接受可能引起菌血症的诊疗操作

各种经口腔(如拔牙)、气管、食管、胆道、尿道或阴道的诊疗操作及血液透析等,均是 IE 的诱发因素。

6.体内存在促非细菌性血栓性赘生物形成的因素

如白血病、肝硬化、癌症、炎性肠病和系统性红斑狼疮等可导致血液高凝状态的疾病,也可增加 IE 的危险。

7.自身免疫缺陷

包括体液免疫缺陷和细胞免疫缺陷,如人类免疫缺陷病毒(HIV)。

8.静脉药物滥用

静脉药物滥用者发生 IE 的危险可升高 12 倍。赘生物常位于血流从高压腔经病变瓣口或先天缺损至低压腔产生高速射流和湍流的下游,如二尖瓣关闭不全的瓣叶心房面、主动脉瓣关闭不全的瓣叶心室面和室间隔缺损的间隔右心室侧,可能与这些部位的压力下降及内膜灌注减少,有利于微生物沉积和生长有关。高速射流冲击心脏或大血管内膜可致局部损伤,如二尖瓣反流面对的左心房壁、主动脉瓣反流面对的二尖瓣前叶腱索和乳头肌及动脉导管未闭射流面对的肺动脉壁,也容易发生 IE。在压差较小的部位,如房间隔缺损、大室间隔缺损、血流缓慢(如心房颤动或心力衰竭)及瓣膜狭窄的患者,则较少发生 IE。

(二)病原微生物

近年来,导致 IE 的病原微生物谱也发生了很大变化。金黄色葡萄球菌感染明显增多,同时也是静脉药物滥用患者的主要致病菌;而草绿色链球菌感染明显减少。凝固酶阴性的葡萄球菌以往是自体瓣膜心内膜炎的次要致病菌,现在是人工瓣膜心内膜炎和院内感染性心内膜炎的重要致病菌。此外,铜绿假单胞菌、革兰氏阴性杆菌及真菌等以往较少见的病原微生物,也日渐增多。

三、病理

IE 特征性的病理表现是在病变处形成赘生物,由血小板、纤维蛋白、病原微生物、炎性细胞和少量坏死组织构成,病原微生物常包裹在赘生物内部。

(一)心脏局部表现

1.赘生物本身的影响

大的赘生物可造成瓣口机械性狭窄,赘生物还可导致瓣膜或瓣周结构破坏,如瓣叶破损、穿孔或腱索断裂,引起瓣膜关闭不全,急性者最终可发生猝死或心力衰竭。人工瓣膜患者还可导致瓣周漏和瓣膜功能不全。

2.感染灶局部扩散

局部扩散产生瓣环或心肌脓肿、传导组织破坏、乳头肌断裂、室间隔穿孔和化脓性心包炎等。

(二)赘生物脱落造成栓塞

1.右心 IE

右心赘生物脱落可造成肺动脉栓塞、肺炎或肺脓肿。

2.左心 IE

左心赘生物脱落可造成体循环动脉栓塞,如脑动脉、肾动脉、脾动脉、冠状动脉及肠系膜动脉等,导致相应组织的缺血坏死和(或)脓肿;还可能导致局部动脉管壁破坏,形成动脉瘤。

(三)菌血症

感染灶持续存在或赘生物内的病原微生物释放入血,形成菌血症或败血症,导致全身感染。

(四)自身免疫反应

病原菌长期释放抗原入血,可激活自身免疫反应,形成免疫复合物,沉积在不同部位导致相应组织的病变,如肾小球肾炎(免疫复合物沉积在肾小球基底膜)、关节炎、皮肤或黏膜出血(小血管炎,发生漏出性出血)等。

四、分类

既往习惯按病程分类,目前更倾向于按疾病的活动状态、诊断类型、瓣膜类型、解剖部位和病原微生物进行分类。

(一)按病程分类

分为急性 IE(病程<6 周)和亚急性 IE(病程>6 周)。急性 IE 多发生在正常心瓣膜,起病急骤,病情凶险,预后不佳,有发生猝死的危险;病原微生物以金黄色葡萄球菌为主,细菌毒力强,菌血症症状明显,赘生物容易碎裂或脱落。亚急性 IE 多发生在有基础病的心瓣膜,起病隐匿,经积极治疗预后较好;病原微生物主要是条件性致病菌,如溶血性链球菌、凝固酶阴性的葡萄球菌及革兰氏阴性杆菌等,这些病原微生物毒力相对较弱,菌血症症状不明显,赘生物碎裂或脱落的比例较急性 IE 低。

(二)按疾病的活动状态分类

按疾病的活动状态分为活动期和愈合期,这种分类对外科手术治疗非常重要。活动期包括术前血培养阳性及发热、术中取血培养阳性、术中发现病变组织形态呈炎症活动状态或在抗生素疗程完成之前进行手术。术后 1 年以上再次出现 IE,通常认为是复发。

(三)按诊断类型分类

按诊断类型分为明确诊断(definite IE)、疑似诊断(suspected IE)和可能诊断(possible IE)。

(四)按瓣膜类型分类

按瓣膜类型分为自体瓣膜 IE 和人工瓣膜 IE。

(五)按解剖部位分类

按解剖部位分为二尖瓣 IE、主动脉瓣 IE 及室壁 IE 等。

(六)按病原微生物分类

按照病原微生物血培养结果分为金黄色葡萄球菌性 IE、溶血性链球菌性 IE、真菌性 IE 等。

五、临床表现

(一)全身感染中毒表现

发热是 IE 最常见的症状,除有些老年或心、肾衰竭的重症患者外,几乎均有发热,与病原微生物释放入血有关。亚急性者起病隐匿,体温一般<39 ℃,午后和晚上高,可伴有全身不适、肌痛/关节痛、乏力、食欲缺乏或体重减轻等非特异性症状。急性者起病急骤,呈暴发性败血症过程,通常高热伴有寒战。其他全身感染中毒表现还包括脾大、贫血和杵状指,主要见于亚急性者。

(二)心脏表现

心脏的表现主要为新出现杂音或杂音性质、强度较前改变,瓣膜损害导致的新的或增强的杂音通常为关闭不全的杂音,尤以主动脉瓣关闭不全多见。但新出现杂音或杂音改变不是 IE 的必备表现。

(三)血管栓塞表现

血管栓塞表现为相应组织的缺血坏死和(或)脓肿。

(四)自身免疫反应的表现

自身免疫反应主要表现为肾小球肾炎、关节炎、皮肤或黏膜出血等,非特异性,不常见。皮肤或黏膜的表现具有提示性,包括:①瘀点,可见于任何部位;②指/趾甲下线状出血;③Roth 斑,为视网膜的卵圆形出血斑,中心呈白色,多见于亚急性者;④Osler 结节,为指/趾垫出现的豌豆大小红色或紫色痛性结节,多见于亚急性者;⑤Janeway 损害,是手掌或足底处直径为 1~4 mm 的无痛性出血性红斑,多见于急性者。

六、辅助检查

(一)血培养

血培养是明确致病菌最主要的实验室方法,并为抗生素的选择提供可靠的依据。为了提高血培养的阳性率,应注意以下几个环节。

(1)采血频次:多次血培养有助于提高阳性率,建议至少送检 3 次,每次采血时间间隔至少 1 小时。

(2)采血量:每次取血 5~10 mL,已使用抗生素的患者取血量不宜过多,否则血液中的抗生素不能被培养液稀释。

(3)采血时间:有人建议取血时间以寒战或体温骤升时为佳,但 IE 的菌血症是持续的,研究发现,体温与血培养阳性率之间没有显著相关性,因此不需要专门在发热时取血。高热时大部分细菌被吞噬细胞吞噬,反而影响了培养效果。

(4)采血部位:前瞻性研究表明,无论病原微生物是哪一种,静脉血培养阳性率均显著高于动脉血。因此,静脉血培养阴性的患者没有必要再采集动脉血培养。每次采血应更换穿刺部位,皮肤应严格消毒。

(5)培养和分离技术:所有怀疑 IE 的患者,应同时做需氧菌培养和厌氧菌培养;人工瓣膜置换术后、长时间留置静脉导管或导尿管及静脉药物滥用患者,应加做真菌培养。结果阴性时应延长培养时间,并使用特殊分离技术。

(6)采血之前已使用抗生素患者的处理:如果临床高度怀疑 IE 而患者已使用了抗生素治疗,应谨慎评估,病情允许时可以暂停用药数天后再次培养。

(二)超声心动图

所有临床上怀疑 IE 的患者均应接受超声心动图检查,首选经胸超声心动图

(TTE);如果 TTE 结果阴性,而临床高度怀疑 IE,应加做经食管超声心动图 (TEE);TEE 结果阴性,但仍高度怀疑 IE 者,7 天后应重复 TEE 检查。如果是有经验的超声医师,且超声机器性能良好,多次 TEE 检查结果阴性时基本可以排除 IE 诊断。

超声心动图诊断 IE 的主要证据:赘生物,附着于瓣膜、心腔内膜面或心内植入物的致密回声团块影,可活动,用其他解剖学因素无法解释;脓肿或瘘;新出现的人工瓣膜部分裂开。

临床怀疑 IE 的患者,其中约 50% 经 TTE 可检出赘生物。在人工瓣膜,TTE 的诊断价值通常不大。TEE 有效弥补了这一不足,其诊断赘生物的敏感度为 88%~100%,特异度达 91%~100%。

(三)其他检查

IE 患者可出现血白细胞计数升高,核左移;血沉及 C-反应蛋白升高;高丙种球蛋白血症,血液循环中出现免疫复合物,类风湿因子升高,血清补体降低;贫血,血清铁及血清铁结合力下降;尿中出现蛋白和红细胞等。心电图和胸部 X 线检查也可能有相应的变化,但均不具有特异性。

七、诊断和鉴别诊断

(一)诊断

首先应根据患者的临床表现筛选出疑似病例。

1.高度怀疑

(1)新出现杂音或杂音性质、强度较前改变。

(2)来源不明的栓塞事件。

(3)感染源不明的败血症。

(4)血尿、肾小球肾炎或怀疑肾梗死。

(5)发热伴以下任何一项:①心内有植入物;②有 IE 的易患因素;③新出现的室性心律失常或传导障碍;④首次出现充血性心力衰竭的临床表现;⑤血培养阳性(为 IE 的典型病原微生物);⑥皮肤或黏膜表现;⑦多发或多变的浸润性肺感染;⑧感染源不明的外周(肾、脾和脊柱)脓肿。

2.低度怀疑

发热,不伴有以上任何一项。对于疑似病例应立即进行超声心动图和血培养检查。

1994 年,Durack 及其同事提出了 Duke 标准,给 IE 的诊断提供了重要参考。

后来经不断完善形成了目前的 Duke 标准修订版,包括 2 项主要标准和 6 项次要标准。具备 2 项主要标准,或 1 项主要标准＋3 项次要标准,或 5 项次要标准为明确诊断;具备 1 项主要标准＋1 项次要标准,或 3 项次要标准为疑似诊断。

(1)主要标准:①血培养阳性,2 次血培养结果一致,均为典型的 IE 病原微生物,如溶血性链球菌、牛链球菌、HACEK 菌、无原发灶的社区获得性金黄色葡萄球菌或肠球菌。连续多次血培养阳性,且为同一病原微生物,这种情况包括至少 2 次血培养阳性,且间隔时间＞12 小时;3 次血培养均阳性或≥4 次血培养中的多数均阳性,且首次与末次血培养间隔时间至少 1 小时。②心内膜受累证据,超声心动图阳性发现赘生物,附着于瓣膜、心腔内膜面或心内植入物的致密回声团块影,可活动,用其他解剖学因素无法解释;脓肿或瘘;新出现的人工瓣膜部分裂开。

(2)次要标准:①存在易患因素,如基础心脏病或静脉药物滥用。②发热,体温＞38 ℃。③血管栓塞表现,主要动脉栓塞、感染性肺梗死、霉菌性动脉瘤、颅内出血、结膜出血及 Janeway 损害。④自身免疫反应的表现,肾小球肾炎、Osler 结节、Roth 斑及类风湿因子阳性。⑤病原微生物证据,血培养阳性,但不符合主要标准;或有 IE 病原微生物的血清学证据。⑥超声心动图证据,超声心动图符合 IE 表现,但不符合主要标准。

(二)鉴别诊断

IE 需要和以下疾病鉴别,包括心脏肿瘤、系统性红斑狼疮、非细菌性血栓性心内膜炎、抗磷脂综合征、类癌综合征、高心排血量肾细胞癌、血栓性血小板减少性紫癜及败血症等。

八、治疗

(一)治疗原则

(1)早期应用:连续采集 3~5 次血培养后即可开始经验性治疗,不必等待血培养结果。对于病情平稳的患者可延迟治疗 24~48 小时,对预后没有影响。

(2)充分用药:使用杀菌性而非抑菌性抗生素,大剂量,长疗程,旨在完全杀灭包裹在赘生物内的病原微生物。

(3)静脉给药为主:保持较高的血药浓度。

(4)病原微生物不明确的经验性治疗:急性者首选对金黄色葡萄球菌、链球菌和革兰氏阴性杆菌均有效的广谱抗生素,亚急性者首选对大多数链球菌(包括肠球菌)有效的广谱抗生素。

（5）病原微生物明确的针对性治疗：应根据药物敏感试验的结果选择针对性的抗生素，有条件时应测定最小抑菌浓度以判定病原微生物对抗生素的敏感程度。

（6）部分患者需要外科手术治疗。

(二)病原微生物不明确的经验性治疗

治疗应基于临床及病原学证据。病原微生物未明确的患者，如果病情平稳，可在血培养 3～5 次后立即开始经验性治疗；如果过去的 8 天内患者已使用了抗生素治疗，可在病情允许的情况下延迟 24～48 小时再进行血培养，然后采取经验性治疗。《欧洲心脏协会指南》推荐的方案以万古霉素和庆大霉素为基础。我国庆大霉素的耐药率较高，而且庆大霉素的肾毒性大，多选用阿米卡星替代庆大霉素，0.4～0.6 g 分次静脉给药或肌内注射。万古霉素费用较高，也可选用青霉素类，如青霉素 $(32～40)×10^5$ U 静脉给药，每 4～6 小时 1 次；或萘夫西林 2 g 静脉给药或静脉给药，每 4 小时 1 次。

病原微生物未明确的治疗流程见图 6-1，经验性治疗方案见表 6-1。

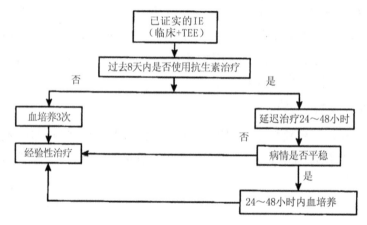

图 6-1 病原微生物未明确的治疗流程

表 6-1 经验性治疗方案

	药物	剂量	疗程
自体瓣膜 IE	万古霉素	15.0 mg/kg 静脉给药，每 12 小时一次	4～6 周
	＋庆大霉素	1.0 mg/kg 静脉给药，每 8 小时一次	2 周
人工瓣膜 IE	万古霉素	15.0 mg/kg 静脉给药，每 12 小时一次	4～6 周
	＋利福平	300～450 mg 口服，每 8 小时一次	4～6 周
	＋庆大霉素	1.0 mg/kg 静脉给药，每 8 小时一次	2 周

注：＊每天最大剂量 2 g，需要监测药物浓度，必要时可加用氨苄西林

(三)病原微生物明确的针对性治疗

1.链球菌感染性心内膜炎

根据药物的敏感性程度选用青霉素、头孢曲松、万古霉素或替考拉宁。

(1)自体瓣膜 IE 且对青霉素完全敏感的链球菌感染(MIC≤0.1 mg/L):年龄≤65 岁,血清肌酐正常的患者,给予青霉素$(12\sim20)\times10^6$ U/24 h,分 4～6 次静脉给药,疗程 4 周;加庆大霉素 3 mg/(kg·d)(最大剂量 240 mg/24 h),分 2～3 次静脉给药,疗程 2 周。年龄>65 岁或血清肌酐升高的患者,根据肾功能调整青霉素的剂量,或使用头孢曲松 2 g/24 h,每天 1 次静脉给药,疗程均为 4 周。对青霉素和头孢菌素过敏的患者使用万古霉素 3 mg/(kg·d),每天 2 次静脉给药,疗程 4 周。

(2)自体瓣膜 IE 且对青霉素部分敏感的链球菌感染(MIC 0.1～0.5 mg/L)或人工瓣膜 IE:青霉素$(20\sim24)\times10^6$ U/24 h,分 4～6 次静脉给药,或使用头孢曲松 2 g/24 h,每天 1 次静脉给药,疗程均为 4 周;加庆大霉素 3 mg/(kg·d),分 2～3 次静脉给药,疗程 2 周;之后继续使用头孢曲松 2 g/24 h,每天 1 次静脉给药,疗程 2 周。对这类患者也可单独选用万古霉素,3 mg/(kg·d),每天 2 次静脉给药,疗程 4 周。

(3)对青霉素耐药的链球菌感染(MIC>0.5 mg/L):治疗同肠球菌。替考拉宁可作为万古霉素的替代选择,推荐用法为 10 mg/kg 静脉给药,每天 2 次,9 次以后改为每天 1 次,疗程 4 周。

2.葡萄球菌感染性心内膜炎

葡萄球菌感染性心内膜炎约占所有 IE 患者的 1/3,病情危重,有致死危险。90%的致病菌为金黄色葡萄球菌,其余 10%为凝固酶阴性的葡萄球菌。

(1)自体瓣膜 IE 的治疗方案有以下几种。①对甲氧西林(新青霉素)敏感的金黄色葡萄球菌(methicillin-susceptible staphylococcus aureus,MSSA)感染:苯唑西林 8～12 g/24 h,分 4 次静脉给药,疗程 4 周(静脉药物滥用患者用药 2 周);加庆大霉素 24 小时 3 mg/kg(最大剂量 240 mg/24 h),分 3 次静脉给药,疗程至少 3 天。②对青霉素过敏患者 MSSA 感染:万古霉素 3 mg/(kg·d),每天 2 次静脉给药,疗程 4～6 周;加庆大霉素 3 mg/(kg·d)(最大剂量 240 mg/24 h),分 3 次静脉给药,疗程至少 3 天。③对甲氧西林耐药的金黄色葡萄球菌(methicillin-resistant staphylococcus aureus,MRSA)感染:万古霉素 30 mg/(kg·d),每天 2 次静脉给药,疗程 6 周。

(2)人工瓣膜 IE 的治疗方案有以下几点。①MSSA 感染:苯唑西林 8～

12 g/24 h,分 4 次静脉给药,加利福平 900 mg/24 h,分 3 次静脉给药,疗程均为 6～8 周;再加庆大霉素 3 mg/(kg·d)(最大剂量 240 mg/24 h),分 3 次静脉给药,疗程 2 周。②MRSA 及凝固酶阴性的葡萄球菌感染:万古霉素 30 mg/(kg·d),每天 2 次静脉给药,疗程 6 周;加利福平 300 mg/24 h,分 3 次静脉给药,再加庆大霉素 3 mg/(kg·d)(最大剂量 240 mg/24 h),分 3 次静脉给药,疗程均为 6～8 周。

3.肠球菌及青霉素耐药的链球菌感染性心内膜炎

与一般的链球菌不同,多数肠球菌对包括青霉素、头孢菌素、克林霉素和大环内酯类抗生素在内的许多抗生素耐药。甲氧嘧啶-磺胺异噁唑及新一代喹诺酮类抗生素的疗效也不确定。

(1)青霉素 MIC≤8 mg/L,庆大霉素 MIC<500 mg/L:青霉素(16～20)×10^6 U/24 h,分 4～6 次静脉给药,疗程 4 周;加庆大霉素 3 mg/(kg·d)(最大剂量 240 mg/24 h),分 2 次静脉给药,疗程 4 周。

(2)青霉素过敏或青霉素/庆大霉素部分敏感的肠球菌感染:万古霉素 30 mg/(kg·d),每天 2 次静脉给药,加庆大霉素 3 mg/(kg·d),分 2 次静脉给药,疗程均 6 周。

(3)青霉素耐药菌株(MIC>8 mg/L)感染:万古霉素 30 mg/(kg·d),每天 2 次静脉给药,加庆大霉素 3 mg/(kg·d),分 2 次静脉给药,疗程均 6 周。

(4)万古霉素耐药或部分敏感菌株(MIC 4～16 mg/L)或庆大霉素高度耐药菌株感染:需要寻求微生物学家的帮助,如果抗生素治疗失败,应及早考虑瓣膜置换。

4.革兰氏阴性菌感染性心内膜炎

约 10% 的自体瓣膜 IE 和 15% 的人工瓣膜 IE,尤其是瓣膜置换术后 1 年发生者多由革兰氏阴性菌感染所致。其中 HACEK 菌属最常见,包括嗜血杆菌、放线杆菌、心杆菌、艾肯菌和金氏杆菌。常用治疗方案为头孢曲松 2 g/24 h 静脉给药,每天 1 次,自体瓣膜 IE 疗程 4 周,人工瓣膜 IE 疗程 6 周。也可选用氨苄西林 12 g/24 h,分 3～4 次静脉给药,加庆大霉素 3 mg/(kg·d),分 2～3 次静脉给药。

5.立克次体感染性心内膜炎

立克次体感染性心内膜炎可导致 Q 热,治疗选用多西环素 100 mg 静脉给药,每 12 小时 1 次,加利福平。为预防复发,多数患者需要进行瓣膜置换。由于立克次体寄生在细胞内,因此术后抗生素治疗还需要至少 1 年,甚至终身。

6.真菌感染性心内膜炎

近年来,真菌感染性心内膜炎有增加趋势,尤其是念珠菌属感染。由于单独使用抗真菌药物死亡率较高,而手术的死亡率下降,因此真菌感染性心内膜炎首选外科手术治疗。药物治疗可选用两性霉素 B 或其脂质体,1 mg/kg,每天 1 次,连续静脉滴注有助于减少不良反应。

(四)外科手术治疗

手术指征包括以下几点。

(1)急性瓣膜功能不全造成血流动力学不稳定或充血性心力衰竭。

(2)有瓣周感染扩散的证据。

(3)正确使用抗生素治疗 7~10 天,感染仍然持续。

(4)病原微生物对抗生素反应不佳,如真菌、立克次体、布鲁杆菌、里昂葡萄球菌、对庆大霉素高度耐药的肠球菌、革兰氏阴性菌等。

(5)使用抗生素治疗前或治疗后 1 周内,超声心动图探测到赘生物直径>10 mm,可以活动。

(6)正确使用抗生素治疗后,仍有栓塞事件复发。

(7)赘生物造成血流机械性梗阻。

(8)早期人工瓣膜 IE。

九、预后

影响预后的因素不仅包括患者的自身情况及病原微生物的毒力,还与诊断和治疗是否正确、及时有关。总体而言,住院患者出院后的长期预后尚可(10 年生存率 81%),其中部分开始给予药物治疗的患者后期仍需要手术治疗。既往有 IE 病史的患者,再次感染的风险较高。人工瓣膜 IE 患者的长期预后较自体瓣膜 IE 患者差。

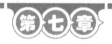

心包疾病

第一节　感染性心包积液

一、特发性(非特异性或病毒性)心包炎

急性特发性心包炎在国外占心包炎的首位,国内近年有渐增趋向。病因尚不十分清楚,可能是病毒直接侵入感染或感染后自身免疫反应。在这类心包炎患者中,曾有学者分离出柯萨奇病毒B型、埃可8型病毒。目前,即使在医疗技术先进的国家,对心包液、血液、咽部分泌物和粪便等进行病毒分离和培养,提供病原诊断的可能性仍不大。推测临床上许多特发性心包炎就是病毒性心包炎,因此急性特发性心包炎亦有称之为急性非特异性心包炎或病毒性心包炎。另因此病预后良好,又有学者将其称为急性心包炎。

(一)病理

早期表现呈急性炎症反应,中性粒细胞浸润,纤维蛋白沉积是急性纤维蛋白性或干性心包炎。心包脏层与壁层表面出现含有灰黄色的纤维蛋白、白细胞及内皮细胞组成的渗出物,呈条团块及微细颗粒状,毛茸茸的样子。炎症反应可累及心外膜下心肌,或心包与心外膜之间、心包与邻近的胸骨和胸膜之间发生炎症性反应至纤维粘连。心包炎症进一步发展,液体渗出增加呈渗出性心包炎。

(二)症状

本病多见于男性青壮年,儿童与老年人也有发生。半数以上病例在发病前1~8周曾有上呼吸道感染。前驱症状有发热和肌痛。典型"心包痛"的症状是突然剧烈心前区疼痛,部位和性质多变,常局限于胸骨后和左心前区,可放射至斜方肌、颈部及上肢。咳嗽、深呼吸、吞咽动作、躯体转动时疼痛加剧,前倾坐位时疼痛缓解。偶有疼痛局限于上腹部，酷似"急腹症"。若疼痛性质呈压榨感并放射至左上肢又酷似"急性心肌梗死"。有时又与胸膜炎疼痛相似。一般症状持续数天至数周。呼吸与体位变化时疼痛加重易与急性肺梗死胸痛相混淆，且急性肺动脉栓塞后数天，4%的患者会并发急性心包炎，应予注意。

心包的痛觉神经经膈神经入胸椎第4、5节的脊髓。心包只有壁层前壁（相当于左侧第5、6肋间处）对痛敏感。疼痛除心包壁层反应外，心包周围组织和胸膜炎症反应及心包积液致心包膜伸展等原因，均可引起胸痛。

呼吸困难表现为呼吸浅速，以减轻心包和胸膜疼痛。发热或大量心包积液压迫邻近支气管和肺实质或并发肺炎时，呼吸困难加重。

(三)体征

心包摩擦音是急性心包炎特有的体征。由心包膜壁层与心外膜炎症性纤维蛋白渗出，表面粗糙在心脏跳动时两者相互摩擦而产生。听诊时有似搔抓、刮擦的高频声音，似近在耳旁，心前区胸骨左缘和心尖部摩擦音最清楚，最好采取呼吸暂停或前俯坐位，采用膜式听诊器加压听诊。大多数心包摩擦音与呼吸周期无关，但有时吸气状态下声音较响。心包摩擦音由3个时相成分组成，包括心房收缩（收缩期前）、心室舒张快速充盈期和心室收缩。心室收缩期成分，是心包摩擦音最响的成分。心包摩擦音由3相成分组成占58%～60%，双相占24%左右，单相仅有心室收缩成分者占10%～15%，且多在心包炎早期和消退期听到。单相和双相心包摩擦音，需排除器质性心脏病、纵隔嘎吱音和听诊器接触皮肤的人工摩擦音。

(四)心电图检查

典型心电图变化分4个阶段。第1阶段，在起病几小时或数天之内，除对应的 aVR、V_1 导联 ST 段常压低外，其他所有导联 ST 段抬高呈凹形，一般 <0.5 mV，部分病例可见 P-R 段压低，约1周内消失；第2阶段，ST 和 P-R 段回到正常基线，T 波低平；第3阶段，在原有 ST 抬高导联中 T 波倒置，不伴有 R 波降低和病理性 Q 波；第4阶段，可能在发病后数周、数月，T 波恢复正常或因发展至慢性心包炎使 T 波持久倒置。当心包炎心外膜下心肌受损或心包膜不同部位的炎症恢复过程不一致，心电图呈不典型变化，如只有 ST 段抬高或 T 波变化；局限性 ST 段和 T 波改变；一份心电图可同时出现心包炎演变过程中不同阶段的 ST 段和 T 波变化。如心电图见有一度房室传导阻滞或束支传导阻滞，则提示合并广泛性心肌炎症。第1阶段 ST 段抬高需与以下疾病鉴别：①急性心肌

梗死,心包炎不出现病理性 Q 波,ST 段抬高时无 T 波倒置,演变过程中在 T 波倒置之前表现为正常心电图;②变异性心绞痛,ST 段抬高多为暂时性;③早期复极综合征,ST 段抬高常见于青年人,特别是黑种人、运动员和精神科患者,ST 段没有动态演变,P-R 段不偏移。

(五)胸部 X 线检查

急性纤维蛋白性心包炎阶段或心包积液在 250 mL 以下者,心影不增大,即使有血流动力学异常,胸部 X 线检查亦可正常。

(六)血常规检查

血白细胞计数正常或增多,分类以淋巴细胞为主。血沉增快,心肌酶谱正常,但当炎症扩展到心外膜下心肌时酶谱水平可升高。

(七)鉴别诊断

1.急性心肌梗死

急性心包炎早期易与之混淆。发病后 24~36 小时,依临床经过,一系列特征性心电图改变和心肌酶升高可鉴别。

2.急性主动脉夹层

主动脉夹层发生心包积血,呈血性心包炎时可误诊为急性特发性心包炎,通过超声心动图、CT 或 MRI 检查可获得正确诊断。

(八)治疗

本病自然病程一般为 2~6 周,多数患者可自愈,急性期卧床休息,密切观察心包积液的增长情况,出现心脏压塞即行心包穿刺。胸痛给予止痛药,阿司匹林 0.9 mg,每天 4 次或非甾体抗炎药,如吲哚美辛 75 mg/d、布洛芬 600~1 200 mg/d。经上述治疗数天后仍有剧烈胸痛、心包积液量增多或出现血性心包积液倾向者,在排除合并感染后采用激素治疗,泼尼松 40~60 mg/d。症状一旦缓解即逐渐减量和停用。急性特发性心包炎治疗后,最初数周或数月内可复发,复发率达 25%。少数慢性复发性心包炎需用小剂量泼尼松 5~10 mg/d,维持治疗数周甚至半年。病情进展至心包缩窄时,可行心包切除术。

二、结核性心包炎

研究表明,结核病患者中约 4%引起急性心包炎,其中 7%发生心脏压塞,6%发展成心包缩窄,在我国结核病是心包炎的主要原因。患者多通过肺门、纵隔、支气管、胸骨等处直接蔓延,也可通过血行途径将病菌播散至心包,常是急性起病,亚急性发展。急性期心包纤维蛋白沉积伴有浆液血性渗出主要含有白细胞,2周后以淋巴细胞为主,蛋白浓度超过 25 g/dL。结核性心包积液的产生可能是由于对结核分枝杆菌蛋白的高敏反应。亚急性期心包炎呈现肉芽肿性炎症并有内皮组织细胞,朗格罕斯细胞及干酪样坏死。心包渗液或心包组织中也可出现极低浓度的结核分枝杆菌,与脏、壁层心包增厚伴成纤维细胞增生使两层粘连,若同时伴有渗出,即成慢性或粘连期,此种渗出缩窄性心包炎不常见。其后心包腔内无渗液而心包钙化,部分发展为缩窄性心包炎。

（一）临床表现

有全身性疾病的一般症状及心包炎表现,常有发热、胸痛、心悸、咳嗽、呼吸困难、食欲缺乏、消瘦乏力及盗汗等,心界扩大、心音遥远、心动过速,偶有心包摩擦音。40%～50%的患者并发胸腔积液,大量者可致心脏压塞,出现颈静脉怒张、奇脉、端坐呼吸、肝大、下肢水肿。

（二）诊断

绝对证据应是心包渗液或心包膜病检证实有结核分枝杆菌,但阳性率极低(包括培养),活检属于创伤性诊断手段患者常难以接受。其他如体内任何部位查出结核分枝杆菌或干酪性坏死肉芽肿组织学证据,即可高度提示为结核性心包炎。结核菌素皮试强阳性或抗结核治疗有效,仅是间接依据。聚合酶链反应(PCR)技术检测结核分枝杆菌DNA的方法尚待进一步完善。

（三）治疗

(1)确诊或怀疑结核性心包炎患者,能排除病因(如病毒、恶性肿瘤、结缔组织病等者)可予抗结核治疗。三联抗结核化疗:异烟肼 300 mg/d,利福平600 mg/d与链霉素 1 g/d 或乙胺丁醇15 mg/(kg•d),治疗 9 个月可以达满意疗效。

(2)抗结核治疗中仍有心包渗出或心包炎复发,可加用肾上腺皮质激素如泼尼松 40～60 mg/d。可减少心包穿刺次数、降低病死率,但不能减少缩窄性心包炎的发生。

(3)外科治疗:心包缩窄、心脏压塞或渗出缩窄心包炎均是手术切除心包的指征,应争取及早进行。

三、细菌性(化脓性)心包炎

化脓性心包炎自抗感染药物使用后,较以往减少,主要致病菌由肺炎球菌、溶血性链球转为葡萄球菌及革兰氏阴性杆菌、沙门杆菌属、流感嗜血杆菌和其他少见病原体。通常感染由邻近胸、膈下疾病直接蔓延或血行传播。当前成年人化脓性心包炎与胸外科术后或创伤后感染、感染性心内膜炎有关。

(一)临床表现

化脓性心包炎发病开始表现为感染所致的高烧、寒战、盗汗和呼吸困难。多数无"心包痛"。心包摩擦音占半数以下,心动过速几乎都有,易被漏诊,颈静脉怒张和奇脉是主要的心包受累依据,且预示将发生心脏压塞。

(二)诊断

根据病史、体检再结合实验室检查(白细胞升高)、胸部 X 线检查(心影扩大,纵隔增宽)可做出诊断。此外,ECG 示 ST-T 呈心包炎特征改变,交替电压示有心脏压塞可能。P-R 延长、房室分离或束支传导阻滞。

心包液检查多核白细胞增多、可有脓球,葡萄糖定量水平降低,蛋白含量增加,乳酸脱氢酶(LDH)明显增高。

对高度怀疑患者应迅速行超声心动图检查确定是否心包积液或判断有无产气菌感染所形成的粘连所致的小腔积液。

(三)治疗

除使用足量抗生素外,应行心包切开引流,必须彻底引流,大剂量抗生素控制感染后维持 2 周。

四、真菌性心包炎

(一)病因

组织胞浆菌是真菌性心包炎最常见的病因,多见于美国。年轻者和健康人由于吸入鸟或蝙蝠粪便中的孢子而患病。在城市则与挖掘或建筑物爆破有关。球孢子菌性心包炎与吸入来自土壤与灰尘的衣原体孢子有关。其他引起心包炎的真菌包括曲霉、酵母、白色念珠菌等。引起真菌感染传播的危险因素,包括毒瘾者、免疫功能低下、接受广谱抗生素治疗或心脏手术恢复期。

(二)病理解剖

组织胞浆菌性心包炎,心包液增长迅速、量大,可为浆液性或血性,蛋白量增加,多形核白细胞增加。其他病原真菌性心包炎,渗液增长较慢。组织胞浆菌和其他真菌性心包炎,心包渗出液偶尔可机化,心包增厚,心包缩窄和钙化。

(三)临床表现

几乎所有组织胞浆菌心包炎患者都有呼吸道疾病、明显的"心包痛"及典型心电图改变。胸片异常,95％的患者出现心影增大,胸腔积液和2/3的患者胸腔内淋巴结肿大。组织胞浆菌心包炎典型表现为急性自限性播散感染,40％以上的患者有血流动力学变化或心脏压塞症状,罕见发生严重长期播散感染,如发热、贫血、白细胞计数下降、肺炎-胸腔综合征、肝大、脑膜炎、心肌炎或心内膜炎等症状不常见。严重播散感染多半发生于婴幼儿、老年男性和应用免疫抑制剂者。

(四)诊断

组织胞浆菌心包炎诊断依据:①永久居住或旅行至流行病区;②青年人或健康成年人,可疑心包炎时,补体结合滴定度升高至少1∶32;③免疫扩散试验阳性。多数患者滴定度并不进行性升高,因为心包炎通常发生在轻或无症状肺炎后,则第1次测定时滴度已升高。组织胞浆菌素皮试对诊断没有帮助。组织胞浆菌心包多发生在严重播散性感染情况下,必须与结节病、结核、霍奇金淋巴瘤及布氏菌病鉴别。组织胞浆菌进行性播散时,组织学检查和培养是重要的,可将肝、骨髓、溃疡渗入液或痰接种于萨布罗骨髓,溃疡渗出液或痰接种于沙堡(Sabouraud)琼脂培养基或豚鼠,随后传代培养。

球孢子菌感染是一局限性或播散性疾病。一般为良性,有时少数发展为急性的播散性致死性的真菌病。此病常发生在美国圣华金山谷,后又在南美、非洲发现。本病不经人传染,多因吸入孢子后感染。本病不易由流行区带至其他非流行区,因非流行区不具备流行区的条件。

诊断球孢子菌性心包炎依据:①有接触流行病区尘土的病史;②有球孢子菌播散至肺和其他器官的特征性临床表现;③感染早期血清学检查沉淀反应、补体结合试验阳性;④活体组织病理检查见特征性的小体。球孢子菌素皮试往往阴性。明确诊断要根据沙堡琼脂培养鉴定。

其他真菌性心包炎如怀疑由其他真菌引起的心包炎,应做相应的补体结合试验。念珠菌性心包炎对血清学检查和沉淀试验不敏感,也不具有特异性,心包膜活检见真菌感染的特征和心包渗液培养有真菌生长,对诊断念珠菌心包炎有重要意义。

(五)治疗

组织胞浆菌心包炎一般属良性,在2周内缓解,不需要两性霉素B治疗,可用非甾体抗炎药治疗胸痛、发热、心包摩擦音和渗出。大量心包积液至心脏压塞,则需行紧急心包穿刺或心包切开引流。心包钙化缩窄不常见。若同时伴有全身严重感染播散可静脉注射两性霉素 B。

非组织胞浆菌心包炎诊断较罕见,不会自然缓解,多死于原发病或真菌性心包炎及心肌受累。心包炎伴有球孢子菌播散,曲霉病、芽生菌病时的药物治疗可用两性霉素 B 静脉注射。南美型芽生菌病尚需用氨苯磺胺。伴有真菌败血症和播散感染的念珠菌性心包炎用两性霉素 B 治疗并心包切开引流。许多非组织胞浆菌的真菌性心包炎,慢性心包炎真菌感染能发展为严重性心包炎,慢性心包炎真菌感染能发展为严重的心包缩窄,而心脏压塞并不常见,因此,心包切开引流是常用的治疗方法。心包内注射抗真菌药不一定有帮助。

长时间应用两性霉素 B 常伴随严重毒性反应,故强调组织学检查或培养后获得正确诊断的重要性。

伊氏放线菌病和星形诺卡菌属真菌与细菌中间类型,这类病原体可引起无痛性感染,也可由胸腔、腹腔或颜面脓肿侵入心包,发展至心脏压塞和慢性缩窄性心包炎。

五、寄生虫性心包炎

寄生虫性心包炎极为少见。肠溶组织阿米巴可通过血源性播散或肝脓肿破入心包而引起心包炎。文献已报告 100 例棘球蚴引起的心包炎,它常由入侵部位蔓延至心包或在心肌形成的囊肿破入心包腔而引起心包炎。

第二节　非感染性心包积液

一、急性心肌梗死后综合征(Dressler 综合征)

急性心肌梗死后综合征多发生于急性心肌梗死后数周至数月,最常见是 2～3 周。急性起病伴发热、心包炎和胸膜炎。估计 Dressler 综合征发生率约 40%。近年发生率有显著下降。急性心肌梗死溶栓治疗成功再灌注者中,Dressler 综合征极罕见。其发生机制尚不完全清楚,可能是机体对坏死心肌组织的一种自身免疫反应,因 Dressler 综合征患者血中可测到抗心肌抗体;抑或是心肌梗死处血液渗入心包腔引起心外膜迟发免疫反应;也可能由于心肌梗死创伤激活心脏内静止或潜在的病毒。临床表现需与急性心肌梗死、早期心包炎、梗死延展和梗死后心绞痛相鉴别。

(一)病理解剖

心包膜呈非特异性炎症改变、纤维蛋白沉着。与梗死早期心包炎不同,早期心包炎,心包膜炎症改变仅覆盖在梗死灶局部范围,Dressler综合征病理改变呈弥漫性。

(二)临床表现

本症常发生于急性心肌梗死后数周至数月,偶见于1年后发病,可反复发作。急性起病,常见症状为发热、全身不适、心前区疼痛和胸痛。疼痛性质与程度有时易误诊为再梗死或梗死后心绞痛。查体可闻及心包摩擦音,有时可听到胸膜摩擦音,持续2周。心包积液少量至中等量,大量心包积液致心脏压塞少见。心包积液为浆液性或浆液血性,偶为血性积液。血液检查示白细胞增多、血沉增快,X线胸片示心影扩大、单侧(常为左侧)或双侧胸腔积液,有时可见肺内渗出阴影。超声心动图检查示心包积液。而心肌梗死后可有1/4的患者出现少量心包积液,且临床无症状,但并非是Dressler综合征。心电图表现除原有的心肌梗死,ST-T改变外,部分患者有急性心包炎典型ST-T改变。

(三)鉴别诊断

1.急性心肌梗死早期心包炎

多发生于梗死后1周内,常为前壁和广泛前壁心肌梗死,扩展到心外膜引起局限性心包炎。急性心肌梗死最初48小时即可听到心包摩擦音,持续2~3天,超过3天提示预后不良。

2.心肌梗死延展或再梗死(Dressler综合征)

具有特征性"心包痛",与呼吸、体位有关,对硝酸甘油治疗无反应。心电图无新Q波出现。CK-MB无明显上升,有时心包炎症浸润心外膜下心肌,使CK-MB轻度升高。

3.心肌梗死后长期抗凝治疗继发血性心包积液

X线胸片发现心包积液,肺部浸润性阴影,少数有咯血症状者,还需与肺炎和肺梗死相鉴别。

(四)治疗

Dressler综合征是自限性疾病,易复发,预后良好。突发的严重心包炎应住院观察,以防发生心脏压塞。发热、胸痛应予卧床休息,常用阿司匹林或非甾体抗炎药治疗。Dressler综合征为中等至大量心包积液或复发者,可短期内用肾上腺皮质激素治疗,如泼尼松40 mg/d,5天后快速减量至5~10 mg/d,维持治疗至症状消失、血沉恢复正常为止。有报道秋水仙碱可治愈 Dressler 综合征复发性激素依赖性心包炎,其效果有待进一步证实。患 Dressler 综合征后停用抗凝剂,以免发生心包腔内出血。心脏压塞即行心包穿刺,Dressler 综合征引起缩窄性心包炎则行心包切除术。

二、肿瘤性心包积液

(一)病理解剖

尸解资料显示,肿瘤性心包炎占心包病的 5%～10%。肺癌、乳腺癌、白血病、霍奇金淋巴瘤和非霍奇金淋巴瘤占恶性心包炎的 80%,除此之外还包括胃肠道癌肿、卵巢癌、宫颈癌、肉瘤、平滑肌肉瘤、多发性骨髓瘤、纵隔畸胎瘤、胸腺瘤和黑色素瘤。

(1)原发性心包肿瘤:原发性心包恶性肿瘤罕见,以间皮瘤占优势,其次为良性局限性纤维间皮瘤、恶性纤维肉瘤、血管肉瘤、脂肪瘤和脂肪肉瘤、良性和原发性恶性畸胎瘤。原发性心包肿瘤罕见,偶有与先天性疾病,如结节性硬化症并存的报告。分泌儿茶酚胺的嗜铬细胞瘤,也是罕见的原发性心包肿瘤。在一些艾滋病患者中,由于卡波济肉瘤和心脏淋巴瘤,引起心包膜和心脏恶性肿瘤病例数增多。感染艾滋病病毒早期可出现心脏压塞,必须与化脓性心包炎及心包恶性肿瘤鉴别,以排除这些疾病。

(2)心包转移肿瘤:癌肿转移途径有以下几种。①纵隔恶性肿瘤扩散和附着到心包;②肿瘤小结由血行或淋巴播散沉积于心包;③肿瘤弥漫性浸润心包;④原发性心包肿瘤,心包膜局部浸润。大多数病例,心外膜和心肌不受累。

(3)肿瘤性心包积液:肿瘤性心包炎渗液呈现浆液血性,发展迅速,可致急性或亚急性心脏压塞。心包肿瘤如肉瘤、间皮瘤和黑色素瘤,能侵蚀心室腔和心包腔内血管,引起急性心包扩张和意外的致死性心脏压塞。心包增厚和心包腔内渗液(渗出-缩窄性心包炎)或肿瘤生长把整个心脏包裹,形成缩窄性心包炎。

(4)纵隔肿瘤并发心包积液:并非均为恶性,纵隔淋巴瘤和霍奇金淋巴瘤常出现无症状心包渗液,这些暂时性心包渗液,推测可能是淋巴回流障碍的结果。纵隔胸腺瘤和原发性心脏肿瘤也可并发暂时性心包积液。

(二)临床表现

肿瘤心包炎可无症状仅在尸解时发现。在不明原因的急性心包炎中,估计肿瘤病因占 5%。心脏压塞有时是某些癌肿、白血病或原发性心包肿瘤的首发症状。

呼吸困难是恶性心包炎常见症状,其次包括胸痛、咳嗽、胸廓畸形和咯血。心音遥远和偶闻心包摩擦音。大多数患者是在心脏压塞、颈静脉怒张、奇脉及低血压时而被确诊。

(三)辅助检查

胸部 X 线检查:90％以上的患者有胸腔积液、心脏扩大、纵隔增宽、肺门肿块或偶见心脏阴影轮廓呈不规则结节状。

(四)心电图检查

心电图呈非特异性改变。心动过速、ST-T 改变、QRS 低电压和偶见心房颤动。有些患者的心电图呈持续心动过速、心包炎早期心电图表现。心电图出现房室传导障碍,暗示肿瘤已浸润心肌和心脏传导系统。

(五)诊断和鉴别诊断

癌肿患者并发心包炎并非均是癌肿疾病本身所引起,如放疗后心包炎,免疫抑制剂治疗诱发结核性或真菌性心包炎。有少数报告,静脉注射化疗药物多柔比星(阿霉素)、柔红霉素时发生急性心包炎。

肿瘤性心包炎心脏压塞必须与癌肿患者因其他原因出现的颈静脉怒张、肝大、周围水肿相鉴别。引起这些症状的重要原因:①多柔比星的心肌毒性或原有心脏病者,左、右心功能不全进行性加重;②上腔静脉阻塞;③肝肿瘤门静脉高压;④肿瘤播散至肺微血管继发肺动脉高压。

超声心动图检查可帮助探测心包腔中不规则肿块。CT 和 MRI 检查除可显示心包积液外,还能了解肿瘤位置与心包膜、纵隔和肺之间关系。

心包穿刺和心导管:超声心动图检查发现大量心包积液疑有心脏压塞的癌肿患者,采用心包穿刺留置导管同时联用,可以鉴别:①上腔静脉阻塞,可能同时并存肿瘤性心包炎、心脏压塞,致面部水肿、颈静脉扩张。心导管还能协助区分。②发绀、低氧血症和肺血管阻力升高,不一定是心脏压塞特征。若心包穿刺后,患者的低氧血症和持续性呼吸困难仍存在,则强有力地支持肺微血管肿瘤(肿瘤性淋巴炎肺播散)。在右心导管肺毛细血管嵌顿处取血样标本,进行细胞学检查能获得诊断的证据。

由于心包积液外观不能区别心包炎的原因是肿瘤性、放射性或是特异性的,需要精细的心包积液细胞学检查鉴别。细胞学检查结果对 85％的恶性肿瘤心包炎可提供诊断依据。癌肿性心包炎,假阴性细胞学是不常见的,但不包含淋巴瘤和间皮瘤。对怀疑肿瘤性心包炎者,心包积液检查应包括癌胚抗原以提高诊断的阳性率。假如细胞学检查结果阴性,可能要求切开心包进行活检。心包活检的标本要够大,能对 90% 以上的病例提供组织学诊断,如标本太小可有假阴性诊断。需注意危急患者切开心包活检有一定危险。经皮光导心包腔镜活检是一种新的介入检查方法,可用于怀疑心包腔肿瘤者。

(六)预后

肺癌和乳腺癌是肿瘤性心包炎心脏压塞最常见的原因。肿瘤性心包炎自然史根据原发恶性肿瘤疾病类型而决定。两组统计分析显示,恶性肿瘤心脏压塞经治疗患者的自然史,平均生存 4 个月,25% 的患者生存1 年。乳腺癌致肿瘤性心包炎预后明显好于肺癌或其他转移癌性心包炎。有学者报告,肺癌患者的心包炎心脏压塞外科治疗,平均生存期仅 3.5 个月,相反乳腺癌平均生存 9 个月,有幸者可生存 5 年以上。

(七)治疗

肿瘤性心包积液根据患者具体情况而定,如有无心脏压塞的临床表现、有无特异性有效的治疗和恶性肿瘤病程的阶段。终末期衰竭患者,通过治疗改变预后是无希望的,在这种情况下,诊断顺序要简化,治疗目的是减轻症状,改善最后数天或数周的生活质量。90%～100% 的肿瘤性心包炎心脏压塞者,采用心包穿刺留置导管方法抽取心包积液,能有效地缓解相关症状,出现并发症风险低(<2%)。若心脏压塞复发,可在局麻下行剑突下心包切开术,缓解症状成功率高,并发症发生率低。左侧开胸部分心包切开术(开窗术)与剑突下心包切开术相比,无更多的优点,现已少用。

经皮球囊心包切开术对恶性肿瘤心包积液处理是一种有前途的新技术。有用此种方法治疗50 例大量心包积液和心脏压塞的经验。并发症包括冠状动脉撕裂、发热、胸腔积液需行胸腔穿刺或放置引流管。虽然,早期并发症发生率高,但对恶性心包积液的处理,尚无循证医学证据证实经皮球囊心包切开术的效果优于导管心包穿刺术或剑突下心包切开术。

已接受有效的化疗和激素治疗的恶性肿瘤患者,其无症状性心包积液可用超声心动图动态观察心包积液进展情况。大量心包积液和心脏压塞,除心包穿刺抽液外可并用药物治疗(如四环素)和其他化学制剂注入心包腔内,目的是使心包膜硬化和心包腔闭合。与导管心包腔穿刺和剑突下心包切开抽液比较,至今没有使人信服的证据证实心包腔内滴注药物能改善预后。心包腔内滴入药物的不良反应包括胸痛、恶心、高烧,房性心律失常和迅速发展成心包缩窄。

对放疗敏感的肿瘤,放疗是一个重要的选择。大约一半的恶性心包炎是对放疗敏感的肿瘤引发的,对这种治疗有反应。一组 16 例乳腺癌并发恶性心包积液患者,11 例放疗后明显改善。7 例白血病或淋巴瘤继发性恶性心包积液者,放疗 6 例改善。

1/4 的恶性心包积液患者很可能生存时间少于 1 年。癌肿者伴有复发性心包积液和心包缩窄,若对系统性抗癌治疗有潜在反应或期望生存时间延长 1 年以上,可考虑外科广泛心包切除术。

三、尿毒症性心包炎

尿毒症性心包炎可分为尿毒症心包炎和透析后心包炎。由于透析疗法的进展,发生率较前明显降低。其发病多为综合因素;尿素氮等毒性物质所致包膜化学性炎症;营养不良免疫功能低下,频发细菌、病毒感染极易波及心包;患者血小板功能和凝血功能障碍、纤溶活性降低,导致出血性心包炎或出血纤维性心包炎,增加心脏压塞的危险;免疫功能异常;容量超负荷;患者甲状旁腺功能亢进,钙盐增加,沉积心包;伴有高尿酸血症、低蛋白血症。

(一)临床表现

持续心前区疼痛,随体位变化而加剧、发热等。心包摩擦音、血压下降。心界扩大、肝大、奇脉等心脏压塞症状。如临床无典型心前区疼痛及心包摩擦音、仅靠超声心动图检查难以诊断尿毒症心包炎。

(二)治疗

血液透析是有效的治疗措施,应尽早进行。尽量减少肝素用量、避免出血致心脏压塞,必要时行无肝素透析或行体外肝素化法。积液量大者可行心包穿刺或心导管心包腔内引流术,放液后心包腔内注入甲泼尼龙 60~100 mg 可助炎症吸收。若心脏压塞持续存在或反复出现心包积液,上述治疗无效或已发展至心包缩窄可行心包切除术。

四、放射性心包炎

(一)病因

放射性心包炎是乳腺癌、霍奇金淋巴瘤和非霍奇金淋巴瘤放疗的严重并发症。放疗对心肌和心包的损伤取决于:①放疗的剂量;②治疗次数和治疗时间;③放疗照射区所包括心脏的容积;④^{60}Co 与直线加速器比较,^{60}Co 照射量分布不均匀。

霍奇金淋巴瘤放疗过程中 60% 的心影在照射野内,经 4 周剂量<4 000 rad 治

疗,放射性心包炎发生率为 5%～7%,超过此剂量放射性心包炎发生率急速上升。当整个心包膜暴露在照射野内,心包炎发生率为 20%。若隆突下用防护垫保护心脏,发生率可降至 2.5%。

乳腺癌放疗,在照射野内心脏容积少于 30%,可耐受 6 周以上,6 000 rad 治疗,放射性心包炎发生率<5%。

目前,认为放射性心包炎多发生在放疗后数年,临床表现呈慢性心包积液或缩窄性心包炎。

(二)病理解剖

放射性心包炎表现为纤维蛋白沉积和心包膜纤维化。急性炎症阶段心包积液可以是浆液性、浆液血性或血性,蛋白和淋巴细胞成分增多。初期炎症反应性渗液可以自然消退,若浓稠的纤维蛋白渗液继续增多,使心包粘连、心包膜增厚和心包小血管增殖则形成慢性渗出性心包积液、缩窄性心包炎及放疗常引起的渗出-缩窄性心包炎。

放疗有时可损伤心肌,致心肌间质纤维化、瓣膜增厚、主动脉瓣关闭不全、主动脉炎、不同程度房室传导阻滞,心肌内小动脉纤维变性增厚,可伴有心内膜纤维化或弹力纤维增生、心肌纤维化,亦可发展成限制型心肌病,与放疗后缩窄性心包炎并存。

(三)临床表现

少数表现为急性心包炎症状,发热、心前区痛、食欲缺乏、全身不适,心包摩擦音和心电图异常。迟发性心包炎常在放疗后 4 个月至 20 年,最常见在 12 个月内,出现急性非特异性心包炎或无症状性心包积液和胸腔积液,在数月或数年内逐渐消退。约 50%的患者呈慢性大量心包积液,伴有不同程度的心脏压塞,病程长者可出现心包缩窄的临床表现。

(四)诊断及鉴别诊断

放射性心包炎常与原有的恶性肿瘤所引起的心包炎相混淆。肿瘤转移或浸润的心包炎常为大量心包积液、心脏压塞。心包积液细胞学检查,85%的病例能确定原发灶。若霍奇金淋巴瘤临床治愈数年后心包炎、心包积液症状仍存在,则放射损害比恶性肿瘤转移的可能性更大。放疗可因诱发甲状腺功能低下而发生心包积液,发生率约为 25%。病毒感染所致而发生心包炎均需与放射性心包炎相鉴别。

（五）治疗

放疗后无症状心包积液，仅需定期随访，不需要特殊治疗。大量心包积液、心脏压塞或为明确诊断进行组织学检查需做心包穿刺术。严重顽固疼痛和威胁生命的心包积液可用激素治疗。反复大量心包积液，严重渗出-缩窄性心包炎行心包切除术，手术病死率为21％，而非特异性缩窄性心包炎手术病死率则为8％，明显低于放射性心包炎。术后随访5年生存率为5％，而其他病因心包切除术，5年随访生存率为83％。

五、风湿性心包炎

19世纪，心包炎最常见病因是急性风湿热，它多与严重的风湿性心内膜炎并存。目前，风湿性心包炎不常见，发生率为5％～10％。风湿性心包炎为自限性心包炎，可自然消退，极少发展为慢性钙化缩窄性心包炎。

（一）病理解剖

风湿性心包炎特点为浆液纤维蛋白或脓性渗液。急性活动期，IgG、IgM和补体沉着在心包膜表面，但心包炎的发病机制是免疫机制还是单纯的非特异性炎症反应尚不清楚。

（二）临床表现及诊断

风湿性心包炎常发生在急性风湿热初期，无临床症状或有典型心前区痛和急性风湿热的其他症状，如发热、全身不适和关节痛。出现心包炎常表示有弥漫性全心炎。风湿性心包炎诊断依据包括胸痛、心包摩擦音或超声心动图显示出心包积液，结合Jones修正的急性风湿热临床诊断标准和A族溶血性链球菌感染证据。儿童风湿性心包炎并不少见，所以对心包炎患儿应迅速查找急性风湿热的相关证据。

儿童或青年人出现心包炎、发热、关节痛和皮疹等，应与病毒疹、莱姆病、感染性心内膜炎、青年型类风湿性关节炎、系统性红斑狼疮、克罗恩病、镰状细胞危象相鉴别。

（三）治疗

按急性风湿热治疗，包括卧床休息，注射青霉素，若发生心力衰竭时加用地高辛。胸痛者可给予阿司匹林600 mg，每天3次或4次，也可用激素治疗。少量或中等量心包积液常可自然退，不需要进行心包穿刺抽液，除非为了明确急性风湿热的诊断。

六、系统性红斑狼疮性心包炎

系统性红斑狼疮性心包炎多发生在疾病活动期,是该病最常见的心血管系统表现。临床发生率为 $20\%\sim45\%$ 。超声心动图检查发现异常的百分率更高。尸解检出率为 $43\%\sim100\%$,平均为 62% ,心包炎多为纤维蛋白性或渗出性。心包液可能是血浆性或肉眼血性。蛋白含量高,葡萄糖量正常或减少,白细胞计数小于 $10\times10^9/L$,补体水平低、偶可发现红斑狼疮细胞。

心脏压塞发生率 $<10\%$,发展为缩窄性心包炎者罕见。有时心脏压塞是红斑狼疮首发症状。红斑狼疮心包炎可伴有心肌炎、心内膜炎、传导系统炎症和冠状动脉炎,偶可引起心肌梗死。

(一)临床表现

红斑狼疮患者有胸痛,心包摩擦音或 X 线检查心影增大,心电图呈急性心包炎的特点。因心包炎常发生在疾病活动期,常与肾炎同时并存,其血清补体明显升高,抗核抗体阳性和血沉增加,可查到红斑狼疮细胞。

红斑狼疮患者,用免疫抑制药物、激素和细胞毒性制剂治疗过程中,若超声心动图发现新近心包积液,胸部 X 线检查心影增大,胸腔积液和肺实质性浸润,需细心的体格检查、血培养、结核菌素皮试以排除并发化脓性、真菌性或结核性心包炎。

(二)治疗

针对原发病治疗,如激素和免疫抑制剂。可采用中到大剂量糖皮质激素类药物。如泼尼松 $1.0\sim1.5$ mg/(kg·d),$1\sim5$ 天内不见症状好转,可考虑在原剂量上增加 10% 的剂量,待病情缓解,减少用量,泼尼松 15 mg/d 或隔天 30 mg 维持治疗,一般为 $6\sim12$ 个月。大量心包积液心脏压塞时行心包穿刺术,反复出现心包积液和发展成缩窄性心包炎,可选择心包切除术。

七、类风湿心包炎

尸检发现,50% 的类风湿关节炎患者合并陈旧性纤维蛋白粘连性心包炎。生前诊断率为 $10\%\sim25\%$,表现为一过性或大量心包积液心包炎征象。50% 的慢性类风湿关节炎者,超声心动图检查可显示有心包积液。心包炎多见于严重类风湿关节炎,包括关节强直、畸形、皮下类风湿结节、肺炎和类风湿因子阳性。偶尔,血清类风湿因子阴性患者亦可发生类风湿性全心炎。

成人类风湿性心包炎能引致心脏压塞和渗出性缩窄心包炎及缩窄性心包

炎。成人 Still 病、约 6% 的青年型类风湿关节炎,可出现心包炎心脏压塞。心包炎同时伴有心肌炎多以男性患者为主。

(一)病理解剖

心包膜典型病理改变为心包血管炎,非特异性纤维素性增厚粘连,偶见类风湿结节。心包渗液呈浆液性或血性,蛋白超过 50 g/L,葡萄糖小于 2.5 mmol/L,胆固醇水平升高,白细胞计数在 $20\times10^9/L\sim90\times10^9/L$,类风湿因子阳性,补体活性减低、心包膜见 CD8+ T 细胞浸润。当类风湿结节侵犯心肌、心瓣膜时,能引致主动脉瓣、二尖瓣关闭不全。

(二)临床表现

关节肿胀僵痛、发热、心前区痛和心包摩擦音、胸膜炎。胸部 X 线检查心影扩大,65% 的患者出现单侧或双侧胸腔积液。心电图表现为非特异性 ST-T 改变、房室传导阻滞。超声心动图检查几乎一半的患者有心包增厚和积液。虽然类风湿性心包炎是自限性和良性的,但有 3%~25% 的患者突然出现心脏压塞或因免疫复合物沉着在心包膜上而发展为渗出-缩窄性或缩窄性心包炎,且男性多于女性。

(三)治疗

有症状的心包炎者可用阿司匹林 0.6~1.0 g,每天 3~4 次,或非甾体抗炎药如吲哚美辛 25 mg,每天 2~3 次。大量心包积液、心脏压塞行心包穿刺术,4%~20% 的患者需心包切除术,使血流动力学得到最大的改善。

八、心包切开术后综合征

心包切开术后综合征是指心脏手术 1 周后出现发热、心包炎、胸膜炎。此综合征首先发生在风湿性心脏病二尖瓣手术患者,认为是风湿热的复发,随后,在非风湿性心脏病的患者进行心脏手术后也会出现这一综合征。在埋藏式心脏起搏器起搏导管引起心脏穿孔、胸部钝挫伤、心外膜植入心脏起搏器及冠状动脉成形术导致冠状动脉穿孔时,可同样出现心包切开术后综合征的临床特征。

心包切开术后综合征发病率在 10%~40%,儿童发病率高于成人。有报道预激综合征心脏外科手术治疗导致本综合征的发生率为 31%。

同 Dressler 综合征类似,心包切开术后综合征被假设为心肌自身的免疫反应,可能同一种新的或再活化的病毒感染有关。Engle 及其同事曾用试验证明,进行过心包切开术的某些患者其血浆中出现抗心肌抗体,效价水平同综合征发病率呈正比关系。约70%的心包切开术后综合征患者血浆抗心肌病毒抗体效价升高,而无此综合征患者仅8%升高,抗心肌抗体阴性,这暗示,病毒感染可能是个触发或随意因素。在2岁以下进行心脏手术的儿童中,患心包切开术后综合征甚为罕见。这一发现,说明同各种病毒暴露的时间有关,或是对经由胎盘的保护性抗体有关。

(一)病理解剖

心包切开术后综合征,心包组织无特异性改变,心包操作和积血可能引起心包粘连,心包膜增厚,偶有纤维化心包腔闭合,导致缩窄性心包炎。心包膜产生的组织型纤维蛋白溶酶原激活素,在心脏手术拖长时间,伴随心包间皮损伤和炎症时,分泌激活素减少影响心包纤维蛋白的溶解,导致术后心包炎和心包粘连。心包积液呈稻草黄色、粉红色或血性,其蛋白含量>45 g/L,白细胞计数为$0.3 \times 10^9/L \sim 8.0 \times 10^9/L$。

(二)临床表现

通常在心脏手术后2～3周急性起病,其特征为发热、乏力和胸痛。有些病例手术后1周内即持续发热。胸痛是急性心包炎的特征,胸痛性质类似胸膜炎。其他非特异性的炎症表现包括血沉加快、多形核白细胞升高。

几乎所有患者在心脏手术后最初几天可闻及心包摩擦音,大多数于1周内消失而不发生此综合征。X线检查约1/3的患者左侧或双侧胸腔积液,1/10的患者有肺浸润,半数患者有短暂性的心影扩大。心电图表现为非特异性ST-T改变和阵发性房性心动过速。超声心动图可提示心包积液存在和心脏压塞的证据。心脏手术后心包渗血极为普遍,术后10天内有56%～84%的患者有心包积液。诊断心包切开术后综合征需与术后其他原因,包括感染引起发热相鉴别。

(三)治疗

心包切开术后综合征有自限性,但长期迁延可致残。发热和胸痛可用阿司匹林或非甾体抗炎药加以缓解。用药后48小时内无效可使用激素治疗。手术后最初6个月此综合征多有复发。约1%的成年人心脏手术后平均49天发生心脏压塞,同时伴有发热、心包摩擦音及典型"心包痛"。抗凝治疗与心包切开术后综合征伴发心脏压塞无关。心脏压塞行心包穿刺处理,反复的心脏压塞需要进行心包切除术。发生缩窄性心包炎罕见,多出现在心包切除术后综合征后的数月至数年。

九、创伤性心包炎

创伤性心包炎除贯通伤和非贯通伤外,其他外伤性心包炎的重要原因,包括食管癌、食管腐蚀,以及 Boerhaave 综合征突发食管破裂,食管内容物流入心包腔或为食管胃切除术后的并发症。意外事件,吞咽牙签或鱼骨致食管穿孔而发生心脏压塞和迟发缩窄性心包炎。食管破裂外伤性心包炎,常伴随严重糜烂性心包炎症和感染。食管破裂或穿孔可发展成食管心包瘘。上述病情,虽有内科治疗瘘管可以自然闭合的报道,但常需外科立即手术,且病死率高。心包炎也可继发于胰腺炎,此时心包积液淀粉酶含量高,而心脏压塞或胰腺心包瘘罕见。急性酒精性胰腺炎,心包积液发生率明显高于对照组。恶性疾病或胃、胆管、大肠和气管外科手术并发溃疡形成,可致心包瘘管。

心包外伤也可出现不常见的外伤性症状,包括心脏通过心包裂口形成心脏疝或心脏半脱位所引发心血管虚脱和心包内膈疝。心脏疝能被 CT 和 MRI 所诊断。左肺根部切除术和部分心包切除术可发生在胸心脏疝。脐疝手法复位引起肠襻心包内疝罕见,超声心动图可提供诊断。

十、心脏手术及心导管术后心包积血

心脏外科术后或心导管检查、安装起搏器过程中或术后并发心包积血,可导致急性心脏压塞和慢性缩窄性心包炎。一组报道 510 例进行心脏外科手术后连续发病者,其中 2% 在术后 1～30 天(平均 8 天)发生心脏压塞。心脏外科手术后至少有一半患者,可用超声心动探测出少量心包积液,大量心包积液致心脏压塞常见于服抗凝药者,且比服用阿司匹林患者多 10 倍。术后心脏压塞占心脏外科术后不明原因低血压病例的 10%,会与血容量不足或心力衰竭相混淆,右心室压缩继发肝充血可能误诊术后肝炎等。

床旁行食管超声检查是鉴别术后完全性或局限性心脏压塞必不可少的诊断工具。两者在临床和超声心动图上的心脏压塞表现是有区别的。对心脏周围或大面积局限性心包积液的处理可用二维超声心动图引导下行经皮导管心包穿刺术。对心脏后壁局部心包积液或局部血栓的患者,应在手术室内行外科心包切开清除处理。Friedrich 等在 6 年中连续观察了 11 845 例心导管手术,操作时发生心脏穿孔和急性心脏压塞的概率:二尖瓣球囊成形术时心脏穿孔占 4.2%,主动脉瓣球囊成形术占 0.01%;对这类患者实施心包穿刺术半数有效,而其余患者则要外科手术修补穿孔。经静脉的右心室内膜心肌活检,心脏穿孔和(或)心脏压塞发生占 1.5%,冠状动脉成形术 0.02%,冠状动脉内支架植入较少见。引起

心包积血和心脏压塞其他原因,包括胸骨骨穿,食管镜,和纵隔镜检查。近年报道,食管静脉曲张用内镜硬化治疗亦是引起急性心包积血和随后发展为心包炎和心脏压塞的原因。植入螺旋固定心房电极的起搏器约5%发生急性心包炎并伴有心包积液,需要抗感染治疗。

十一、黏液水肿性心包炎

黏液水肿患者常并发心肌病,1/3并心包积液、胸腔积液和腹水。心包积液机制可能是水、钠潴留,淋巴液引流缓慢和毛细血管外渗蛋白增加。心包积液常呈清或淡黄色,偶尔像黏液胶状物。积液所含蛋白和胆固醇浓度升高,少量白细胞或红细胞。黏液水肿患者心包积液增长速度很缓慢,容量可达5~6 L,虽已压迫心脏,但仍无代偿性心动过速和其他心脏压塞症状,胸部透视时意外发现心脏明显扩大。曾有报道巨舌可作为甲状腺功能低下和心包积液静脉压升高的特征。大量心包积液患者,常是甲状腺功能低下特征,尤其是婴儿和老年患者,往往心包积液是唯一的体征。纵隔放疗后,患者出现心包积液应考虑为甲状腺功能低下的表现,有报道25%的妇女在放疗中可诱发甲状腺功能紊乱。甲状腺替代治疗,已恢复正常甲状腺功能数月后,黏液水肿心包积液会缓慢减少最终消失。

十二、胆固醇性心包炎

胆固醇心包炎是由于心包损伤伴胆固醇结晶沉积和对炎症反应的单核细胞,包括泡沫细胞、巨噬细胞浸润而形成。心包腔内出现胆固醇结晶是慢性炎症表现。心包积液典型特征,包括微小胆固醇结晶,像闪闪发光的"金子"。心包积液中胆固醇增多机制不清,可能原因:①心包表面细胞坏死放出细胞的胆固醇;②红细胞溶解释放出胆固醇;③心包炎减少了淋巴引流,减少胆固醇的吸收,产生胆固醇结晶;④一些胆固醇心包炎患者,心包积液的胆固醇量与血浆胆固醇含量相似,心包腔内高胆固醇可能是单纯渗出物。

大多数胆固醇心包炎常缺乏明确的基础疾病。治疗包括确定伴有的任何因素如结核病、风湿病或黏液性水肿、高胆固醇血症。胆固醇心包炎心包积液容量大,发展缓慢,心脏压塞并发症少见。当大量心包积液引起呼吸困难和胸痛,或发展成缩窄性心包炎的可进行心包切除术。

十三、乳糜性心包积液

特发性乳糜性心包积液罕见,常是由于胸导管阻塞,其原因可以为外科手术或外伤致胸导管破裂或因肿瘤阻塞淋巴管。胸导管阻塞,使正常的淋巴回流系统受阻,结果乳糜通过淋巴引流反流心包。多数患者无症状,心包积液缓慢增加,多在胸部X线和超声心动图检查时发现。损伤的胸导管和心包腔之间的淋巴引流,可凭借^{99m}Tc硫黄锑胶体放射核素淋巴管造影发现。心包积液常似乳白色牛奶,含有高胆固醇及甘油三酯,蛋白含量高于35 g/L,用苏丹Ⅲ号脂肪染剂染色,显微镜下见到细微脂肪滴。

乳糜心包积液发生心脏压塞和缩窄性心包炎罕见。有报道心脏手术后并发乳糜性心包积液可致心脏压塞。对有症状的乳糜性心包积液患者的处理,尽可能减少复发,包括限制摄入含丰富甘油三酯的食物,如不成功可考虑胸导管手术,切开心包壁排出乳糜液和防止再蓄积。

十四、妊娠与心包积液

没有证据表明妊娠会影响心包疾病的易感性,但是,许多孕妇在妊娠后3月出现少量至中量的心包积液,罕见心脏压塞。由于妊娠期血容量增加,可使原来隐伏的心包缩窄表现出来。妊娠期的急性心包炎心电图须与正常妊娠状态下心电图上轻微的ST-T改变相鉴别。妊娠期大多数心包疾病的处理与非妊娠者类似,值得注意的是,大剂量阿司匹林可使胎儿动脉导管提早闭合,秋水仙碱也应禁用。心包切开术或心包切除术并不增加随后妊娠的风险,必要时可以进行。妊娠20周后,可通过超声心动图检出胎儿心包液,深度在2 mm以内为正常,如心包液过多,应考虑到胎儿水肿、溶血、低蛋白血症、免疫系统疾病、母婴传播的支原体或其他感染和肿瘤形成的可能。

第三节 心 包 缩 窄

缩窄性心包炎是多种心包疾病的最终结果,表现为心包纤维化、钙化、粘连和增厚,导致各房室充盈障碍,类似于右心衰竭的临床表现,其实质是心包缩窄。

由于心包缩窄,心脏舒张期充盈受限,舒张终末期压力升高,容量减少,尽管收缩功能正常,但每搏量降低,心排血量减少,然而,由于代偿性心率增快,心排血量降低不明显,因此,与心力衰竭比较右心房压升高明显,而心排血量降低较少,右心房压可高达$0.98 \sim 1.96$ mmHg($10 \sim 20$ cmH$_2$O)。由于右心房压力升高,体循环淤血,静脉压升高。

在欧美和日本,心包缩窄的主要病因为特发性心包炎,在南非和一些热带国家,结核性仍是最常见的病因,我国结核性缩窄性心包炎,约占缩窄性心包炎病因的40%。心包缩窄的其他病因主要包括心脏手术后、接受血液透析的慢性肾衰竭、结缔组织病和肿瘤浸润。化脓性心包炎引流不畅可发展为缩窄性心包炎,亦可是真菌感染和寄生虫感染的并发症。偶可见于心肌梗死、心包切开术后综合征及石棉沉着病引起的心包炎后。

一、病理生理

增厚致密的心包较坚硬并固缩压迫心脏,限止了两侧心脏于舒张期充分扩张,使舒张期回心血量减少,心搏量因之而下降。心搏量减少必然造成输血量减少,故血压一般偏低,机体为了维持一定的输血量,必须增加心室率以达到代偿目的。心排血量减少也导致肾血流量不足,使肾脏水、钠潴留增多,循环血容量增加。另一方面静脉血液回流障碍,因此出现静脉压力升高,其升高的程度常较心力衰竭时更为明显,故临床上出现颈静脉怒张、肝大、腹水、胸腔积液、下肢水肿等体征。因左心室受缩窄心包的影响可出现肺循环淤血,临床上有呼吸困难等症状。

心包缩窄时,血流动力学改变主要来自于大静脉和心房受压或来自心室缩窄的结果。在过去曾有不同意见,目前认为是心室受压的结果,试验动物心脏全部受缩窄后,仅解除心房的瘢痕组织,血流动力学并无改善,而将心室部分疤痕解除后,则有明显改善;另外右心室受压后即可产生体循环静脉高压的表现。因此临床上行心包剥脱术时,应剥除心室部位的增厚心包。

二、临床特征

心包缩窄形成的时间长短不一,通常将急性心包炎发生后1年内演变为心包缩窄者称为急性缩窄,1年以上者称为慢性缩窄。演变过程有3种形式:①持续型,急性心包炎经治疗后在数天内其全身反应和症状(如发热胸痛等)可逐渐缓解,甚至完全消失,但肝大、颈静脉怒张等静脉淤血体征不减反而加重,故在这类患者中很难确定急性期和缩窄期的界限,这与渗液在吸收的同时,心包增厚和缩窄形成几乎同时存在有关,因此难以区分两期的界限。②间歇型,心包炎急性期的症状和体征可在一定时间完全消退,患者以为病变痊愈,但数月后重新出现心包缩窄的症状和体征,这与心包的反应较慢,在较长时间内形成缩窄有关。③缓起型,这类患者急性心包炎的临床表现较轻甚至无病史,但有渐进性疲乏无力、腹胀、下肢水肿等症状,在1~2年出现心包缩窄。

(一)症状

心包缩窄的主要症状为腹胀、下肢水肿,这与静脉压增高有关,虽有呼吸困难或端坐呼吸,其并非由心功能不全导致,而是由腹水或胸腔积液压迫导致。此外,患者常诉疲乏、食欲缺乏、上腹部胀痛等。

(二)体征

(1)血压低,脉搏快,1/3 出现奇脉,30％并发心房颤动。

(2)静脉压明显升高,即使利尿后静脉压仍保持较高水平。颈静脉怒张,吸气时更明显(Kussmaul 征),扩张的颈静脉舒张早期突然塌陷(Freidreich 征)。Kussmaul 征和 Freidreich 征均属非特异性体征,心脏压塞和任何原因的严重右心衰竭;皆可见到。

(3)心脏视诊见收缩期心尖回缩,舒张早期心尖冲动。触诊有舒张期搏动撞击感。叩诊心浊音界正常或稍扩大。胸骨左缘第 3、4 肋间听到心包叩击音,无杂音。

(4)其他体征,如黄疸、肺底湿啰音、肝大、腹水比下肢水肿更明显,与肝硬化相似。

(三)辅助检查

1.颈静脉搏动图检查

见 X(心房主动扩张)和 Y(右心房血向右心室排空,相当于右心室突发而短促的充盈期)波槽明显加深,以 Y 降支变化最明显。

2.心电图检查

胸导联 QRS 波呈低电压,P 波双峰,T 波浅倒,如倒置较深表示心包受累严重,缩窄累及右心室流出道致使右心室肥厚,心房颤动通常见于重症者。广泛心包钙化可见宽 Q 波。

3.胸部 X 线检查

心影正常或稍扩大,心脏边缘不规则、僵硬。透视下见心脏搏动减弱或消失。上腔静脉充血使上纵隔影增宽,心房扩大,心包钙化者占 40％,在心脏侧位观察房室沟、右心前缘和纵隔有钙化阴影,但心包钙化不一定有缩窄。肺无明显充血,如有充血征示左心受累。50％的患者见胸腔积液。

4.超声心动图检查

M 型和二维超声心动图表现均属非特异性变化。M 型超声心动图表现为左心室壁舒张中晚期回声运动平坦;二尖瓣舒张早期快速开放(DE 速加快);舒张期关闭斜率(EF 斜率)加快;室间隔在心房充盈期过渡向前运动,肺动脉瓣过早开放。

二维超声心动图表现心室腔受限变小,心房正常或稍大,心包膜回声增强,下腔静脉扩张,心脏外形固定,房室瓣活动度大,当快速到缓慢充盈过渡期,见到心室充盈突然停止。吸气时回心血量增加,因右心室舒张受限使房、室间隔被推向左侧。

5.CT 或 MRI 检查

心包膜增厚比超声心动图更清晰,厚度可达 5 mm,右心室畸形。左心室后壁纤维化增厚,上、下腔静脉和肝静脉也见特征性改变。

6.心导管检查

通过左、右心导管同时记录到上腔静脉压、右心房平均压、肺毛细血管楔压、肺动脉舒张压,左、右心室压力升高,升高水平大致相等。左、右心室升高,升高水平大致相等。左、右心室升高的舒张压相差不超过 0.8 kPa(6 mmHg)。右心房压力曲线 a、v 波振幅增高,x、y 波加深形成"M"形、"W"形。右心室压力曲线,舒张早期迅速下陷接近基线,随后上升维持高平原波呈"平方根"样符号,高平原波时压力常超过右心室收缩压的 25%,约等于右心房平均压。肺动脉收缩压 <6.7 kPa(50 mmHg)。

三、诊断与鉴别诊断

(一)诊断依据

心包疾病病史,结合颈静脉怒张、肝大、腹水,但心界不大、心音遥远伴有心包叩击音,可初步建立心包缩窄的诊断。再经胸部 X 线检查发现心包钙化,心电图表现为低电压和 T 波改变则可确定诊断。对不典型病例行心导管检查,可获得心腔内压力曲线以协助诊断。

(二)鉴别诊断

1.肝硬化门静脉高压伴腹水

患者虽有肝大、腹水和水肿,与缩窄性心包炎表现相似,但无颈静脉怒张和周围静脉压升高现象,无奇脉,心尖冲动正常;食管钡透显示食管静脉曲张;肝功能损害及低蛋白血症。

2.肺心病

右心衰竭时颈静脉怒张、肝大、腹水、水肿,与缩窄性心包炎鉴别。肺心病有慢性呼吸道疾病史;休息状态下仍有呼吸困难;两肺湿啰音;吸气时颈静脉下陷,

Kussmaul 征阴性;血气分析低氧血症及代偿或非代偿性呼吸性酸中毒;心电图右心室肥厚;胸部 X 线片见肺纹理粗乱或肺淤血,右下肺动脉段增宽,心影往往扩大等,可与缩窄性心包炎鉴别。

3.心脏瓣膜疾病

局限性心包缩窄由于缩窄部位局限于房室沟和大血管出入口可产生与瓣膜病及腔静脉阻塞病相似的体征。如缩窄局限于左心房室沟,形成外压性房室口通道狭窄,体征及血流动力学变化酷似二尖瓣狭窄。风湿性心脏病二尖瓣狭窄可有风湿热史而无心包炎病史。心脏杂音存在时间较久。超声心动图示二尖瓣增厚或城墙样改变,瓣膜活动受限与左心室后壁呈同向运动。胸部 X 线检查,心脏搏动正常无心包钙化。心导管检查,缩窄性心包炎有特征性的压力曲线,再结合心血管造影有助于与先天性或后天获得性瓣膜病鉴别。

4.心力衰竭

患者往往有心脏瓣膜病或其他类型心脏病,虽有颈静脉怒张和静脉压升高,但 Kussmaul 征阴性;心脏扩大或伴有心脏瓣膜病变的杂音;且下肢水肿较腹水明显均可帮助鉴别。

5.限制型心肌病

原发性或继发性限制型心肌病由于心内膜和心肌受浸润或纤维瘢痕化,心肌顺应性丧失引起心室舒张期充盈受限。血流动力学和临床表现与缩窄性心包炎相似,鉴别诊断极为困难。因两者治疗方法,预后截然不同,故鉴别诊断很重要,确实难以鉴别时可采用开胸探查明确诊断。

四、治疗

心包剥离术是治疗缩窄性心包炎的有效方法,90％的术后存活者症状明显改善,恢复劳动力。故目前主张早期手术,即在临床上心包感染基本上已控制时就可施行手术,过迟手术的患者心肌常有萎缩及纤维变性,手术虽成功但因心肌病变致术后情况改善不多,甚至因变性的心肌不能适应进入心脏血流的增多而发生心力衰竭,此外过迟手术也因一般情况不佳会增加患者手术的危险性。内科疗法主要是减轻患者症状及手术前准备。患者术前数周应休息,进低盐饮食,有贫血或低蛋白血症者可少量输血或给予清蛋白。腹水较多者可适量放腹水和给予利尿剂,除非有快速心房颤动一般不给予洋地黄制剂。术前1～2天开始用青霉素,结核病例术前数天就应开始用抗结核药。

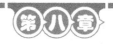

重症心血管疾病

第一节 高血压急症

高血压急症是指短时间内(数小时或数天)血压明显升高,舒张压>16.0 kPa (120 mmHg)和(或)收缩压>24.0 kPa(180 mmHg),伴有重要器官组织,如心脏、脑、肾、眼底、大动脉的严重功能障碍或不可逆性损害。高血压急症可以发生在高血压患者中,表现为高血压危象或高血压脑病;也可发生在其他许多疾病过程中,主要在心、脑血管病急性阶段,如脑出血、蛛网膜下腔出血、缺血性脑卒中、急性左侧心力衰竭伴肺水肿、不稳定型心绞痛、急性主动脉夹层、急性肾衰竭和慢性肾衰竭等情况时。

单纯的血压升高并不构成高血压急症,血压的高低也不代表患者的危重程度;是否出现靶器官损害及哪个靶器官受累不仅是高血压急症诊断的关键,也直接决定治疗方案的选择。及时正确处理高血压急症,可在短时间内使病情缓解,预防进行性或不可逆性靶器官损害,降低死亡率。根据降压治疗的紧迫程度,高血压急症可分为紧急和次急两类。前者需要采用静脉途径给药在几分钟到1小时内迅速降低血压;后者需要在几小时到24小时内降低血压,可使用快速起效的口服降压药。

一、发病机制

长期高血压及伴随的危险因素引起小动脉中层平滑肌细胞增殖和纤维化,中动脉、大动脉粥样硬化,管壁增厚和管腔狭窄,导致重要靶器官,如心、脑、肾缺血。在此基础上或在其他许多疾病过程中,因紧张、疲劳、情绪激动、突然停服降压药、嗜铬细胞瘤阵发性高血压发作等诱因,小动脉发生强烈痉挛,血压急剧上升,使重要靶器官缺血加重而产生严重功能障碍或不可逆性损害;或由于过高的血压突破了脑血流自动调节范围,脑组织血流灌注过多引起脑水肿、脑功能障碍。

妊娠时子宫胎盘血流灌注减少,使前列腺素在子宫合成减少,从而促使肾素分泌增加,通过血管紧张素系统使血压升高。

二、临床表现

(一)高血压脑病

常见于急性肾小球肾炎,亦可见于其他原因高血压,但在醛固酮增多症和嗜铬细胞瘤者少见。常表现为剧烈头痛、烦躁、恶心、呕吐、抽搐、昏迷、暂时局部神经体征。舒张压常≥18.7 kPa(130 mmHg),眼底几乎均能见到视网膜动脉强烈痉挛,脑脊液压力可高达 3.9 kPa(400 mmH$_2$O),蛋白增加。经有效的降压治疗,症状可迅速缓解,否则将导致不可逆脑损害。

(二)急进型或恶性高血压

多见于中青年,血压显著升高,舒张压持续≥18.7 kPa(130 mmHg),并有头痛、视力减退、眼底出血、渗出和视盘水肿;肾损害突出,持续蛋白尿、血尿与管型尿;若不积极降压治疗,预后很差,常死于肾衰竭、脑卒中、心力衰竭。病理上以肾小球纤维样坏死为特征。

(三)急性脑血管病

包括脑出血、脑血栓形成和蛛网膜下腔出血。

(四)慢性肾疾病合并严重高血压

原发性高血压可以导致肾小球硬化,肾功能损害,在各种原发或继发性肾实质疾病中,包括各种肾小球肾炎、糖尿病肾病、红斑狼疮肾炎、梗阻性肾病等,出现肾性高血压者可达 80%～90%,是继发性高血压的主要原因。随着肾功能损害加重,高血压的出现率、严重程度和难治程度也加重。

(五)急性左侧心力衰竭

高血压是急性心力衰竭最常见的原因之一。

(六)急性冠状动脉综合征(ACS)

血压升高引起内膜受损而诱发血栓形成致 ACS。

(七)主动脉夹层

主动脉内的血液经内膜撕裂口流入囊样变性的中层,形成血肿,随血流压力的驱动,逐渐在主动脉中层内扩展。临床特点为急性起病,突发剧烈胸及背部疼痛、休克和血肿压迫相应的主动脉分支血管时出现的脏器缺血症状。多见于中老年患者,约 3/4 的患者有高血压。超高速 CT 和 MRI 能明确诊断,必要时行主动脉造影。一旦诊断明确,立即进行解除疼痛、降低血压、减慢心率的治疗。

(八)子痫

先兆子痫是指以下 3 项中有 2 项者:血压>21.3/14.7 kPa(160/110 mmHg);尿蛋白≥3 g/24 h;伴水肿、头痛、头晕、视物不清、恶心、呕吐等自觉症状。子痫指妊娠高血压综合征的孕产妇发生抽搐。辅助检查:血液浓缩、血黏度升高、重者肌酐升高、凝血机制异常,眼底可见视网膜痉挛、水肿、出血。

(九)嗜铬细胞瘤

可产生和释放大量去甲肾上腺素和肾上腺素,常见的肿瘤部位在肾上腺髓质,也可在其他具有嗜铬组织的部位,如主动脉分叉、胸部和腹部交感神经节等。临床表现为血压急剧升高,伴心动过速、头痛、苍白、大汗、麻木、手足发冷。发作持续数分钟至数小时。通过发作时尿儿茶酚胺代谢产物香草基杏仁酸(VMA)和血儿茶酚胺的测定可以确诊。

高血压次急症,也称为高血压紧迫状态,指血压急剧升高而尚无靶器官损害。允许在数小时内将血压降低,不一定需要静脉用药。包括急进型或恶性高血压无心、肾和眼底损害,先兆子痫,围术期高血压等。

三、诊断与评估

(一)诊断依据

(1)原发性高血压病史。

(2)血压急剧升高。

(3)伴有心功能不全、高血压脑病、肾功能不全、视盘水肿、渗出、出血等靶器官严重损害。

(二)评估

发生高血压急症的患者基础条件不同,临床表现形式各异,要决定合适的治疗方案,有必要早期对患者进行评估,做出危险分层,针对患者的具体情况制订个体化的血压控制目标和用药方案。

在病情诊断及评估中,简洁但完整的病史收集有助于了解高血压的持续时间和严重性、并发症情况及药物使用情况;需要明确患者是否有心血管、肾、神经系统疾病史,检查是否有靶器官损害的相关征象;进行必要的辅助检查:血电解质、尿常规、ECG、检眼镜等。根据早期评估选择适当的急诊检查,如X线胸部平片、脑 CT 等。一旦发现患者有靶器官急性受损的迹象,就应该进行紧急治疗,绝不能一味等待检查结果。

四、治疗原则

(一)迅速降低血压

选择适宜有效的降压药物静脉滴注,在监测下将血压迅速降至安全水平,以预防进行性或不可逆性靶器官损害,避免使血压下降过快或过低,导致局部或全身灌注不足。

(二)降压目标

高血压急症降压治疗的第一个目标是在 30~60 分钟将血压降到一个安全水平。由于患者基础血压水平各异,合并的靶器官损害不一,这一安全水平必须根据患者的具体情况决定。指南建议:①1 小时内使平均动脉血压迅速下降但不超过 25%。一般掌握在近期血压升高值的 2/3 左右。但注意对于临床的一些特殊情况,如主动脉夹层和急性脑血管病患者等,血压控制另有要求。②在达到第一个目标后,应放慢降压速度,加用口服降压药,逐步减慢静脉给药的速度,逐渐将血压降低到第二个目标。在以后的 2~6 小时将血压降至 21.3/14.7 kPa (160/110 mmHg),根据患者的具体病情适当调整。③如果这样的血压水平可耐受和临床情况稳定,在以后 24~48 小时逐步降低血压达到正常水平,即高血压急症血压控制的第三步。

五、常见高血压急症的急诊处理

(一)高血压脑病

高血压脑病临床处理的关键一方面要考虑将血压降低到目标范围内,另一方面要保证脑血流灌注,尽量减少颅内压的波动。脑动脉阻力在一定范围内直接随血压变化而变化,慢性高血压时,该设定点也相应升高,迅速、过度降低血压可能降低脑血流量,造成不利影响。因而降压治疗以静脉给药为主,1 小时内将收缩压降低 20%~25%,血压下降幅度不可超过 50%,舒张压一般不低于 14.7 kPa(110 mmHg)。在治疗时要同时兼顾减轻脑水肿、降颅压,避免使用降低脑血流量的药物。迅速降压过去首选硝普钠,起始量为 20 μg/min,视血压和病情可逐渐增至 200~300 μg/min。但硝普钠可能引起颅内压增高,并影响脑血流灌注,以及可能产生蓄积中毒,在用药时需对患者进行密切监护。现多用尼卡地平、拉贝洛尔等。其中由于尼卡地平不仅能够安全平稳地控制血压,同时还能较好的保证脑部、心脏、肾等重要脏器的血供。尼卡地平急诊应用于高血压急症时,以静脉泵入为主,剂量为每分钟 $0.5\sim6$ μg/kg,起始量每分钟 0.5 μg/kg,达到目标血压后,根据血压调节点滴速度。拉贝洛尔 50 mg 缓慢静脉注射,以后每隔 15 分钟重复注射,总剂量不超过 300 mg,或给初始量后以 $0.5\sim2$ mg/min 的速度静脉点滴。对合并有冠心病、心功能不全者可选用硝酸甘油。颅内压明显升高者应加用甘露醇、利尿剂。一般禁用单纯受体阻滞剂、可乐定和甲基多巴等。二氮嗪可反射性地使心率增快,并可增加心搏量和升高血糖,故冠心病、心绞痛、糖尿病者慎用。

(二)急性脑血管病

高血压患者在出现急性脑血管病时,脑部血流的调节机制进一步紊乱,特别是急性缺血性脑卒中患者,几乎完全依靠平均动脉血压的增高来维持脑组织的血液灌注。因而在严重高血压合并急性脑血管病的治疗中,需首先把握的一个原则就是"无害原则",避免血流灌注不足。急性卒中期间迅速降低血压的风险和好处并不清楚,因此一般不主张对急性脑卒中患者采用积极的降压治疗,在病情尚未稳定或改善的情况下,宜将血压控制在中等水平[约 21.3/13.3 kPa (160/100 mmHg)],血压下降不要超过 20%。治疗时避免使用减少脑血流灌注的药物,可选用尼卡地平、拉贝洛尔、卡托普利等。联合使用血管紧张素转换酶抑制药(ACEI)和噻嗪类利尿剂有利于减少卒中的发生率。

1.脑梗死

许多脑梗死患者在发病早期,其血压均有不同程度的升高,且其升高的程度与脑梗死病灶大小及是否患有高血压有关。脑梗死早期的高血压处理取决于血压升高的程度、患者的整体情况和基础血压。如收缩压在 $24.0\sim29.3$ kPa(180~220 mmHg)或舒张压在 $14.7\sim16.0$ kPa(110~120 mmHg),一般不急于降压治疗,但应严密观察血压变化;如血压>29.3/16.0 kPa(220/120 mmHg),伴有心肌缺血、心力衰竭、肾功能不全及主动脉夹层等,或考虑溶栓治疗的患者,则应给予降压治疗。根据患者的具体情况选择合适的药物及合适剂量。如尼卡地平 5 mg/h 作为起始量静脉点滴,每 5 分钟增加 2.5 mg/h 至满意效果,最大 15 mg/h。拉贝洛尔 50 mg 缓慢静脉注射,以后每隔 15 分钟重复注射,总剂量不超过 300 mg,或给初始量后以 $0.5\sim2$ mg/min 的速度静脉点滴。效果不满意者可谨慎使用硝普钠。β受体阻滞剂可使脑血流量降低,急性期不宜用。

2.脑出血

脑出血时血压升高是颅内压增高情况下保持正常脑血流的脑血管自动调节机制,脑出血患者合并严重高血压的治疗方案目前仍有争论,降压可能影响脑血流量,导致低灌注或脑梗死,但持续高血压可使脑水肿恶化。一般认为,在保持呼吸道通畅,纠正缺氧,降低颅内压后,如血压≥26.7/14.7 kPa(200/110 mmHg)时,才考虑在严密血压监测下使用经静脉降压药物进行治疗,使血压维持在略高于发病前水平或 24/14 kPa(180/105 mmHg)左右;收缩压在 22.7~26.7 kPa(170~200 mmHg)或舒张压在13.3~14.7 kPa(100~110 mmHg),暂不必使用降压药,先脱水降颅内压,并严密观察血压情况,必要时再用降压药。可选择 ACEI、利尿剂、拉贝洛尔等。钙通道阻滞剂能扩张脑血管、增加脑血流,但可能增高颅内压,应慎重使用。α受体阻滞剂往往出现明显的降压作用及明显的直立性低血压,应避免使用。在调整血压的同时,防止继续出血、保护脑组织、防治并发症,必要时采取手术治疗。

(三)急性冠状动脉综合征

急性冠状动脉综合征包括不稳定型心绞痛和心肌梗死,其治疗目标在于降低血压、减少心肌耗氧量,但不可影响到冠状动脉灌注压,从而减少冠状动脉血流量。血压控制的目标是使其收缩压下降 10%~15%。治疗时首选硝酸酯类药物,如硝酸甘油,开始时以 5~10 $\mu g/min$ 速率静脉滴注,逐渐增加剂量,每5~10 分钟增加5~10 $\mu g/min$。早期联合使用其他降血压药物治疗,如β受体阻滞剂、ACEI、α_1 受体阻滞剂,必要时还可配合使用利尿剂和钙通道阻滞剂,另外配合使用镇痛、镇静药等。特别是尼卡地平能增加冠状动脉血流、保护缺血心肌,静脉点滴能发挥降压和保护心脏的双重效果。拉贝洛尔能同时阻断 α_1 和β受体,在降压的同时能减少心肌耗氧量,也可选用。心肌梗死后的患者可选用 ACEI、β受体阻滞剂和醛固酮拮抗剂。此外,原发病的治疗如溶栓、抗凝、血管再通等也非常重要,对 ST 段抬高的患者溶栓前应将血压控制在20/12 kPa(150/90 mmHg)以下。

(四)急性左心衰竭

急性左心衰竭主要是由收缩期高血压和缺血性心脏病导致的。严重高血压伴急性左心衰竭治疗的主要手段是通过静脉用药,迅速降低心脏的前后负荷。在应用血管扩张药迅速降低血压的同时,配合使用强效利尿剂,尽快缓解患者的缺氧和高度呼吸困难。就心脏功能而言,应力求将血压降到正常水平。血压被控制的同时,心力衰竭亦常得到控制。血管扩张药可选用硝普钠、硝酸甘油、酚妥拉明等,广泛心肌缺血引起的急性左心力竭,首选硝酸甘油。在降压的同时以吗啡3～5 mg 静脉缓慢注射,必要时每隔 15 分钟重复 1 次,共 2～3 次,老年患者酌减剂量或改为肌内注射;呋塞米 20～40 mg 静脉注射,2 分钟内推完,4 小时后可重复 1 次;并予吸氧、氨茶碱等。洋地黄仅在心脏扩大或心房颤动伴快速心室率时应用。

(五)急性主动脉夹层

3/4 的主动脉夹层患者有高血压,血压增高是病情进展的重要诱因。治疗目标为通过扩张血管、减缓心动过速、抑制心脏收缩、降低血压及左室射血速度、降低血流对动脉的剪切力,从而阻止夹层血肿的扩展。主动脉夹层在升主动脉及有并发症者应尽快手术治疗;主动脉夹层病变局限在降主动脉者应积极内科治疗。患者应绝对卧床休息,严密监测生命体征和血管受累征象,给予有效止痛、迅速降压、镇静和吸氧,忌用抗凝或溶栓治疗。疼痛剧烈患者立即静脉使用较大剂量的吗啡或哌替啶。不论患者有无收缩期高血压,都应首先静脉应用β受体阻滞剂来减弱心肌收缩力,减慢心率,降低左室射血速度。如普萘洛尔0.5 mg 静脉注射,随后每 3～5 分钟注射 1～2 mg,直至心率降至 60～70 次/分。心率控制后,若血压仍然很高,应加用血管扩张药。降压的原则是在保证脏器足够灌注的前提下,迅速将血压降低并维持在尽可能低的水平。一般要求在 30 分钟内将收缩压降至 13.3 kPa(100 mmHg)左右。如果患者不能耐受或有心、脑、肾缺血情况,也应尽量将血压维持在 16/10.7 kPa(120/80 mmHg)以下。治疗首选硝普钠或尼卡地平静脉点滴。其他常用药物有乌拉地尔、艾司洛尔、拉贝洛尔等。必要时加用血管紧张素 Ⅱ 受体阻滞剂、ACEI、或小剂量利尿剂,但要注意ACEI 类药物可引起刺激性咳嗽,可能加重病情。肼苯达嗪和二氮嗪因有反射性增快心率、增加心排血量的作用,不宜应用。主动脉大分支阻塞患者,因降压后使缺血加重,不宜采用降压治疗。

(六)子痫和先兆子痫

妊娠急诊患者的处理需非常小心,因为要同时顾及母亲和胎儿的安全。在加强母儿监测的同时,治疗时需把握三项原则:镇静防抽搐、止抽搐,积极降压,终止妊娠。

(1)镇静防抽搐、止抽搐:常用药物为硫酸镁,肌内注射或静脉给药,用药时监测患者血压、尿量、腱反射、呼吸,避免发生中毒反应。镇静药可选用冬眠 1 号或地西泮

（2）积极降压：当血压升高[＞22.7/14.7 kPa(170/110 mmHg)]时,宜静脉给予降压药物,控制血压,以防脑卒中及子痫发生。究竟血压应降至多少合适,目前尚无一致意见。注意避免血压下降过快、幅度过大,影响胎儿血供。保证分娩前舒张压在 12.0 kPa(90 mmHg)以上,否则会增加胎儿死亡风险。紧急降压时可静脉滴注尼卡地平、拉贝洛尔或肼苯达嗪。尼卡地平是欧洲妊娠高血压综合征治疗的首选药,它的胎盘转移率低,长时间使用对胎儿也无不良影响,能在有效降压的同时,延长妊娠,有利于改善胎儿结局,尤其适用于先兆子痫患者使用。另外,尼卡地平有针剂和口服 2 种剂型,适合孕产妇灵活应用。但应注意其可能抑制子宫收缩而影响分娩,在与硫酸镁合用时应小心产生协同作用。肼苯达嗪常用剂量为40 mg加于 5％葡萄糖注射液 500 mL 静脉滴注,0.5～10 mg/h。血压稳定后改为口服药物维持。ACEI、血管紧张素Ⅱ受体阻滞剂可能对胎儿产生不利影响,禁用;利尿剂可进一步减少血容量,加重胎儿缺氧,除非存在少尿情况,否则不宜使用利尿剂;硝普钠可致胎儿氰化物中毒亦为禁忌。

（3）结合患者病情和产科情况,适时终止妊娠。

（七）特殊人群高血压急症的处理

1.老年性高血压急症

老年人患高血压比例较高,容易出现靶器官损害,甚至是多个靶器官损害,高血压急症的发展速度较快,危险度更高。降压治疗可减少老年患者的心脑血管病及死亡率。但是老年高血压患者血压波动大,控制效果差。另外,老年患者多有危险因素和复杂的基础疾病,因而在遵循一般处理原则的同时,需格外注意以下几点:①降压不要太快,尤其是对于体质较弱者。②脏器的低灌注对老年患者的危害更大,建议血压控制目标为收缩压降至 20.0 kPa(150 mmHg),如能耐受可进一步降低。舒张压若＜9.3 kPa(70 mmHg)可能产生不利影响。③大多数患者的药物初始剂量宜降低,注意药物不良反应。④常需要 2 种或更多药物控制血压。由于尼卡地平具有脏器保护功能的优势,对于老年人高血压急症,建议优先使用。⑤注意原有的和药物治疗后出现的直立性低血压。

2.肾功能不全患者

治疗原则为在强效控制血压的同时,避免对肾功能的进一步损害,通常需要联合用药,根据患者的具体情况选择合适的降压药物。血压一般以降至 20～21.3/12～13.3 kPa(150～160/90～100 mmHg)为宜,第 1 小时使平均动脉压下降 10％,第 2 小时下降 10％～15％,在12 小时内使平均动脉压下降约 25％。选用增加或不减少肾血流量的降压药,首选 ACEI 和血管紧张素Ⅱ受体阻滞剂,常与钙通道阻滞剂、小剂量利尿剂、β受体阻滞剂联合应用;避免使用有肾毒性的药物;经肾排泄或代谢的降压药,剂量应控制在常规用量的 1/3～1/2。病情稳定后建议长期联合使用降压药,将血压控制在＜17.3/10.7 kPa(130/80 mmHg)。

六、常用于高血压急症的药物评价

高血压急症的降压治疗除了选择起效迅速、作用持续时间短、停药后作用消失较快、不良反应小的静脉用药外,为增强降压作用、减少不良反应、保护重要脏器血流,以及出于特殊人群的需要,常需联合使用口服降压药,并且在血压控制后逐步减少静脉用药,转而用口服降压药物长期维持治疗。选择药物时应充分权衡血压与组织灌注、心脏负荷、血管损害、出血、凝血等的关系,合理控制降压的幅度与速度,考虑各种降压药物的作用和不良反应。

临床上用于降低血压的药物主要分为钙通道阻滞剂、ACEI、血管紧张素Ⅱ受体阻滞剂、α受体阻滞剂、β受体阻滞剂、利尿剂及其他降压药 7 类,其中常用于高血压急症的静脉注射药物为硝普钠、尼卡地平、乌拉地尔、二氮嗪、肼苯达嗪、拉贝洛尔、艾司洛尔、酚妥拉明等。其他药物则根据患者的具体情况酌情配合使用,如紧急处理时可选用硝酸甘油、卡托普利等舌下含服;ACEI、血管紧张素Ⅱ受体阻滞剂对肾功能不全的患者有很好的肾保护作用;α受体阻滞剂可用于前列腺增生的患者;在预防卒中和改善左心室肥厚方面,血管紧张素Ⅱ受体阻滞剂均优于 β 受体阻滞剂;心力衰竭时需采用利尿剂联合使用 ACEI、β 受体阻滞剂、血管紧张素Ⅱ受体阻滞剂等药物。

(一)硝普钠

能直接扩张动脉和静脉,降压作用迅速,停药后效果持续时间短,可用于各种高血压急症。但是由于快速降低血压的同时也带来一系列不良反应,从而使硝普钠在临床的应用具有一定的局限性。例如,其控制血压呈剂量依赖性,同时还可以降低脑血流量,增加颅内压;对心肌供血的影响可引起冠状动脉缺血,增加急性心肌梗死早期的死亡率。静脉滴注时需密切观察血压,以免过度降压,造成器官组织血流灌注不足。长期或大剂量应用时可导致血中氰化物蓄积中毒,引起急性精神病和甲状腺功能低下等。小儿,冠状动脉或脑血管供血不足,肝、肾或甲状腺功能不全者禁用;代偿性高血压、动静脉并联、主动脉狭窄和孕妇禁用。高血压急症伴急性冠状动脉综合征、高血压脑病、急性脑血管病或严重肾功能不全者使用时应谨慎。

(二)尼卡地平

尼卡地平为二氢吡啶类钙通道阻滞剂,是世界上第一个取得抗高血压适应证的钙通道阻滞剂。尼卡地平主要扩张动脉,降低心脏后负荷,对椎动脉、冠状动脉、肾动脉和末梢小动脉的选择性远高于心肌,在降低血压的同时,能改善脑、心脏、肾的血流量,并对缺血心肌具有保护作用。另外,它还具有利尿作用,也不影响肺部的气体交换。基于以上机制,尼卡地平在治疗高血压急症时具有以下特点:降压作用起效迅速、效果显著、血压控制过程平稳、血压波动性小;能有效保护靶器官;不易引起血压的过度降低,用量调节简单、方便;不良反应少且症状轻微,停药后不易出现反跳,长期用药也不会产生耐药性,安全性很好。与硝普钠相比降压效果上近似,而其安全性及对靶器官的保护作用明显优于硝普钠,因而尼卡地平不仅是治疗高血压的一线药物,也是急诊科在处理大多数高血压急症的理想选择。

(三)乌拉地尔

选择性 α_1 受体阻滞剂,具有外周和中枢双重降压作用,起效快,效果显著,不影响心率,无反跳现象,对嗜铬细胞瘤引起的高血压危象有特效。暂不提倡与 ACEI 类药物合用;主动脉峡部狭窄、哺乳期妇女禁用;妊娠妇女仅在绝对必要的情况下方可使用;老年患者需慎用,初始剂量宜小,在脏器供血维持方面欠佳。

(四)拉贝洛尔

对 α_1 和 β 受体均有阻滞作用,能减慢心率,减少心排血量,减小外周血管阻力。其降压作用温和,效果持续时间较长。特别适用于妊娠高血压疾病。充血性心力衰竭、房室传导阻滞、心率过缓或心源性休克、肺气肿、支气管哮喘、脑出血禁用;肝、肾功能不全,甲状腺功能低下等慎用。

(五)艾司洛尔

选择性 β_1 受体阻滞剂,起效快,作用时间短。能减慢心率,减少心排血量,降低血压,特别是收缩压。支气管哮喘、严重慢性阻塞性肺病、窦性心动过缓、二至三度房室传导阻滞、难治性心功能不全、心源性休克及对本品过敏者禁用。

第二节 急性左心衰竭

急性左心衰竭是临床医师面临的最常见的心脏急症之一。在许多国家,随着人口老龄化及急性心肌梗死患者存活率的升高,慢性心力衰竭患者的数量快速增长,同时也增加了心功能失代偿的患者的数量。60%～70%的急性左心衰竭是由冠心病所致,尤其是在老年人。在年轻患者,急性左心衰竭的原因更多见于扩张型心肌病、心律失常、先天性或瓣膜性心脏病、心肌炎等。

急性左心衰竭患者预后不良。急性心肌梗死伴有严重心力衰竭患者病死率非常高,12个月的病死率为30%。据报道,急性肺水肿院内病死率为12%,1年病死率为40%。

一、急性左心衰竭的临床表现

急性左心衰竭是指由于左心功能异常而出现的急性临床发作。无论既往有无心脏病病史,均可发生。心功能异常可以是收缩功能异常,亦可为舒张功能异常,还可以是心律失常或心脏前负荷和后负荷失调。它通常是致命的,需要紧急治疗。

急性左心衰竭可以在既往没有心功能异常者中首次发病,也可以是慢性心力衰竭的急性失代偿。急性左心衰竭患者的临床表现如下。

(一)基础心血管疾病的病史和表现

大多数患者有各种心脏病的病史,存在引起急性左心衰竭的各种病因。老年人中的主要病因为冠心病、高血压和老年性退行性心瓣膜病,而在年轻人中多由风湿性心瓣膜病、扩张型心肌病、急性重症心肌炎等所致。

(二)诱发因素

常见的诱因:①慢性心力衰竭药物治疗缺乏依从性;②心脏容量超负荷;③严重感染,尤其是肺炎和败血症;④严重颅脑损害或剧烈的精神心理紧张与波动;⑤大手术后;⑥肾功能减退;⑦急性心律失常如室性心动过速、心室颤动、心房颤动或心房扑动伴快速心室率、室上性心动过速及严重的心动过缓等;⑧支气管哮喘发作;⑨肺栓塞;⑩高心排血量综合征,如甲状腺功能亢进危象、严重贫血等;⑪应用负性肌力药物如维拉帕米、地尔硫䓬、β受体阻滞剂等;⑫应用非甾体抗炎药;⑬心肌缺血;⑭老年急性舒张功能减退;⑮吸毒;⑯酗酒;⑰嗜铬细胞瘤。这些诱因使心功能原来尚可代偿的患者骤发心力衰竭,或者使已有心力衰竭的患者病情加重。

(三)早期表现

原来心功能正常的患者出现急性失代偿的心力衰竭(首发或慢性心力衰竭急性失代偿)伴有急性心力衰竭的症状和体征,出现原因不明的疲乏或运动耐力明显降低及心率增加 15～20 次/分,可能是左心功能降低的最早期征兆。继续发展可出现劳力性呼吸困难、夜间阵发性呼吸困难、睡觉需用枕头抬高头部等,检查可发现左心室增大、闻及舒张早期或中期奔马律、肺动脉第二音亢进、两肺尤其肺底部有细湿啰音,还可有干啰音和哮鸣音,提示已有左心功能障碍。

(四)急性肺水肿

起病急骤,病情可迅速发展至危重状态。突发的严重呼吸困难、端坐呼吸、喘息不止、烦躁不安并有恐惧感,呼吸频率可达 30～50 次/分;频繁咳嗽并咯出大量粉红色泡沫样血痰;听诊心率快,心尖部常可闻及奔马律;双肺满布湿啰音和哮鸣音。

(五)心源性休克

主要表现如下。

(1)持续低血压,收缩压降至 12.0 kPa(90 mmHg)以下,或原有高血压的患者收缩压降幅≥8.0 kPa(60 mmHg),且持续 30 分钟以上。

(2)组织低灌注状态:①皮肤湿冷、苍白和发绀,出现紫色条纹。②心动过速>110 次/分。③尿量显著减少(<20 mL/h),甚至无尿。④意识障碍,常有烦躁不安、激动焦虑、恐惧和濒死感;收缩压低于 9.3 kPa(70 mmHg),可出现抑制症状如神志恍惚、表情淡漠、反应迟钝,逐渐发展至意识模糊甚至昏迷。

(3)血流动力学障碍:肺毛细血管楔压(PCWP)≥2.4 kPa(18 mmHg),心排血指数(CI)≤36.7 mL/(s·m²)[≤2.2 L/(min·m²)]。

(4)低氧血症和代谢性酸中毒。

二、急性左心衰竭严重程度分级

主要分级有 Killip 法(表 8-1)、Forrester 法(表 8-2)和临床程度分级(表 8-3)3 种。Killip 法主要用于急性心肌梗死患者,分级依据临床表现和胸部 X 线检查的结果。

表 8-1 急性心肌梗死的 Killip 法分级

分级	症状与体征
Ⅰ	无心力衰竭
Ⅱ	有心力衰竭,两肺中下部有湿啰音,占肺野下 1/2,可闻及奔马律。X 线胸片有肺淤血
Ⅲ	严重心力衰竭,有肺水肿,细湿啰音遍布两肺(超过肺野下 1/2)
Ⅳ	心源性休克、低血压[收缩压<12.0 kPa(90 mmHg)]、发绀、出汗、少尿

注:1 mmHg=0.133 kPa

表 8-2 急性左心衰竭的 Forrester 法分级

分级	PCWP(mmHg)	CI[mL/(s·m²)]	组织灌注状态
Ⅰ	≤18	>36.7	无肺淤血,无组织灌注不良
Ⅱ	>18	>36.7	有肺淤血
Ⅲ	<18	≤36.7	无肺淤血,有组织灌注不良
Ⅳ	>18	≤36.7	有肺淤血,有组织灌注不良

注:PCWP,肺毛细血管楔压;CI,心排血指数,其法定单位[mL/(s·m²)]与旧制单位[L/(min·m²)]的换算因数为 16.67。1 mmHg=0.133 kPa

表 8-3 急性左心衰竭的临床程度分级

分级	皮肤	肺部啰音
Ⅰ	干、暖	无
Ⅱ	湿、暖	有
Ⅲ	干、冷	无/有
Ⅳ	湿、冷	有

Forrester 分级依据临床表现和血流动力学指标,可用于急性心肌梗死后急性左心衰竭,最适用于首次发作的急性心力衰竭。临床程度的分类法适用于心肌病患者,它主要依据临床发现,最适用于慢性失代偿性心力衰竭。

三、急性左心衰竭的诊断

急性左心衰竭的诊断主要依据症状和临床表现,同时辅以相应的实验室检查,例如 ECG、胸部 X 线检查、生化标志物、多普勒超声心动图等,诊断的流程见图 8-1。

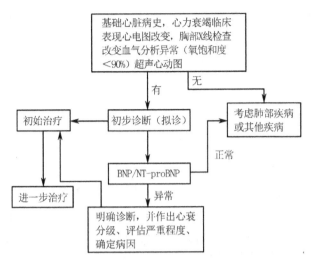

图 8-1　急性左心衰竭的诊断流程

在急性心力衰竭患者,需要系统地评估外周循环、静脉充盈、肢端体温。

在心力衰竭失代偿时,右心室充盈压通常可通过中心静脉压评估。急性左心衰竭时中心静脉压升高应谨慎分析,因为在静脉顺应性下降合并右心室顺应性下降时,即便右心室充盈压很低也会出现中心静脉压的升高。

左心室充盈压可通过肺部听诊评估,肺部存在湿啰音常提示左心室充盈压升高。进一步的确诊、严重程度的分级及随后可出现的肺淤血、胸腔积液应进行胸部 X 线检查。左心室充盈压的临床评估常被迅速变化的临床征象所误导。应进行心脏的触诊和听诊,了解有无室性和房性奔马律(S_3,S_4)。

四、实验室检查及辅助检查

(一)心电图(ECG)检查

急性心力衰竭时 ECG 多有异常改变。ECG 可以辨别节律,可以帮助确定急性左心衰竭的病因及了解心室的负荷情况。这在急性冠状动脉综合征中尤为重要。ECG 还可了解左、右心室/心房的劳损情况、有无心包炎及既往存在的病变如左、右心室的肥大。心律失常时应分析 12 导联心电图,同时应进行连续的ECG 监测。

(二)胸部 X 线检查及影像学检查

对于所有急性左心衰竭的患者,胸部 X 线检查和其他影像学检查宜尽早完成,以便及时评估已经存在的肺部和心脏病变(心脏的大小及形状)及肺淤血的程度。它不但可以用于明确诊断,还可用于了解随后的治疗效果。胸部 X 线检查还可用于左心衰竭的鉴别诊断,除外肺部炎症或感染性疾病。胸部 CT 或放射性核素扫描可用于判断肺部疾病和诊断大的肺栓塞。CT、经食管超声心动图可用于诊断主动脉夹层。

(三)实验室检查

急性左心衰竭时应进行一些实验室检查。动脉血气分析可以评估氧合情况(氧分压,PaO_2)、通气情况(二氧化碳分压,$PaCO_2$)、酸碱平衡(pH)和碱缺失,在所有严重急性左心衰竭患者应进行此项检查。脉搏血氧测定及潮气末二氧化碳测定等无创性检测方法可以替代动脉血气分析,但不适用于低心排血量及血管收缩性休克状态。静脉血氧饱和度(如颈静脉内)的测定对于评价全身的氧供需平衡很有价值。

血浆脑钠尿肽(B 型钠尿肽,BNP)是在心室室壁张力增加和容量负荷过重时由心室释放的,现在已用于急诊室呼吸困难的患者作为排除或确立心力衰竭诊断的指标。BNP 对于排除心力衰竭有着很高的阴性预测价值。如果心力衰竭的诊断已经明确,升高的血浆 BNP 和 N 末端脑钠尿肽前体(NT-proBNP)可以预测预后。

(四)超声心动图检查

超声心动图对于评价基础心脏病变及与急性左心衰竭相关的心脏结构和功能改变是极其重要的,同时对急性冠状动脉综合征也有重要的评估值。

多普勒超声心动图应用于评估左、右心室的局部或全心功能改变、瓣膜结构和功能、心包病变、急性心肌梗死的机械性并发症和比较少见的占位性病变。通过多普勒超声心动图测定主动脉或肺动脉的血流时速曲线可以估测心排血量。多普勒超声心动图还可估计肺动脉压力(三尖瓣反流射速),同时可监测左心室前负荷。

(五)其他检查

在涉及与冠状动脉相关的病变,如不稳定型心绞痛或心肌梗死时,血管造影是非常重要的,现已明确血运重建能够改善预后。

五、急性左心衰竭患者的监护

急性左心衰竭患者应在进入急诊室后就尽快地开始监护,同时给予相应的诊断性检查以明确基础病因。

(一)无创性监护

在所有的危重患者,必须监测的项目有血压、体温、心率、呼吸、心电图。有些实验室检查应重复做,例如电解质、肌酐、血糖及有关感染和代谢障碍的指标。必须纠正低钾或高钾血症。如果患者情况恶化,这些指标的监测频率也应增加。

1.心电监测

在急性失代偿阶段 ECG 的监测是必需的(监测心律失常和 ST 段变化),尤其是心肌缺血或心律失常是导致急性左心衰竭的主要原因时。

2.血压监测

开始治疗时维持正常的血压很重要,其后也应定时测量(例如每 5 分钟测量一次),直到血管活性药、利尿剂、正性肌力药剂量稳定时。在并无强烈的血管收缩和不伴有极快心率时,无创性自动袖带血压测量是可靠的。

3.血氧饱和度监测

脉搏血氧计是测量动脉氧与血红蛋白结合饱和度的无创性装置(SaO_2)。通常从联合血氧计测得的 SaO_2 的误差在 2% 之内,除非患者处于心源性休克状态。

4.心排血量和前负荷

可应用多普勒超声的方法监测。

(二)有创性监测

1.动脉置管

置入动脉导管的指征是因血流动力学不稳定需要连续监测动脉血压或需进行多次动脉血气分析。

2.中心静脉置管

中心静脉置管联通了中心静脉循环,所以可用于输注液体和药物,也可监测中心静脉压(CVP)及静脉氧饱和度(SvO_2,上腔静脉或右心房处),后者用以评估氧的运输情况。

在分析右心房压力时应谨慎,避免过分注重右心房压力,因为右心房压力几乎与左心房压力无关,因此也与急性左心衰竭时的左心室充盈压无关。CVP 也会受到重度三尖瓣关闭不全及呼气末正压通气(PEEP)的影响。

3.肺动脉导管

肺动脉导管(PAC)是一种漂浮导管,用于测量上腔静脉(SVC)、右心房、右心室、肺动脉压力、肺毛细血管楔压及心排血量。现代导管能够半连续性地测量心排血量及混合静脉血氧饱和度、右心室舒张末容积和射血分数。

虽然置入肺动脉导管用于急性左心衰竭的诊断通常不是必需的,但对于伴发有复杂心肺疾病的患者,它可以用来鉴别是心源性机制还是非心源性机制。对于二尖瓣狭窄、主动脉瓣关闭不全、高气道压或左心室僵硬(如左心室肥厚、糖尿病、纤维化、使用正性肌力药、肥胖、缺血)的患者,肺毛细血管楔压并不能真实反映左心室舒张末压。

建议 PAC 用于对传统治疗未产生预期疗效的血流动力学不稳定的患者,以及合并淤血和低灌注的患者。在这些情况下,置入肺动脉导管以保证左心室最恰当的液体负荷量,并指导血管活性药物和正性肌力药的使用。

六、急性左心衰竭的治疗

(一)临床评估

对患者均应根据上述各种检查方法及病情变化作出临床评估,包括:①基础心血管疾病。②急性左心衰竭发生的诱因。③病情的严重程度和分级,并估计预后。④治疗的效果。此种评估应多次和动态进行,以调整治疗方案。

(二)治疗目标

(1)控制基础病因和矫治引起左心衰竭的诱因:应用静脉和(或)口服降压药物以控制高血压;选择有效抗生素控制感染;积极治疗各种影响血流动力学的快速性或缓慢性心律失常;应用硝酸酯类药物改善心肌缺血。糖尿病伴血糖升高者既要有效控制血糖水平,又要防止出现低血糖。对血红蛋白含量<60 g/L 的严重贫血者,可输注浓缩红细胞悬液或全血。

(2)缓解各种严重症状:①低氧血症和呼吸困难,采用不同方式的吸氧,包括鼻导管吸氧、面罩吸氧及无创或气管插管的呼吸机辅助通气治疗。②胸痛和焦虑,应用吗啡。③呼吸道痉挛,应用支气管解痉药物。④淤血症状,利尿剂有助于减轻肺淤血和肺水肿,亦可缓解呼吸困难。

(3)稳定血流动力学状态,维持收缩压≥12.0 kPa(90 mmHg),纠正和防止低血压可应用各种正性肌力药物。血压过高者的降压治疗可选择血管扩张药物。

(4)纠正水、电解质紊乱和维持酸碱平衡。

(5)保护重要脏器如肺、肾、肝和大脑,防止功能损害。

(6)降低死亡危险,改善近期和远期预后。

(三)急性左心衰竭的处理流程

急性左心衰竭确诊后,即按图 8-2 的流程处理。初始治疗后症状未获明显改善或病情严重者应行进一步治疗。

1.急性左心衰竭的一般处理

(1)体位:静息时明显呼吸困难者应半卧位或端坐位,双腿下垂以减少回心血量,降低心脏前负荷。

(2)四肢交换加压:四肢轮流绑扎止血带或血压计袖带,通常同一时间只绑扎三肢,每隔15~20分钟轮流放松一肢。血压计袖带的充气压力应较舒张压低1.3 kPa(10 mmHg),使动脉血流仍可顺利通过,而静脉血回流受阻。此法可降低前负荷,减轻肺淤血和肺水肿。

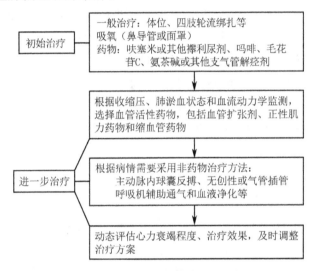

图8-2　急性左心衰竭的处理流程

(3)吸氧:适用于低氧血症和呼吸困难明显(尤其指端血氧饱和度<90%)的患者。应尽早采用,使患者 $SaO_2 \geqslant 95\%$(伴 COPD 者 $SaO_2 > 90\%$)。可采用不同的方式。①鼻导管吸氧:低氧流量(1~2 L/min)开始,如仅为低氧血症,动脉血气分析未见二氧化碳潴留,可采用高流量给氧6~8 L/min。乙醇湿化吸氧可使肺泡内的泡沫表面张力降低而破裂,改善肺泡的通气,方法是在氧气通过的湿化瓶中加50%~70%的乙醇或有机硅消泡剂,用于肺水肿患者。②面罩吸氧:适用于伴呼吸性碱中毒患者。必要时还可采用无创性或气管插管呼吸机辅助通气治疗。

(4)做好救治的准备工作:至少开放 2 条静脉通道,并保持通畅。必要时可采用深静脉穿刺置管,以随时满足用药的需要。血管活性药物一般应用微量泵泵入,以维持稳定的速度和正确的剂量。固定和维护好漂浮导管、深静脉置管、心电监护的电极和导联线、鼻导管或面罩、导尿管及指端无创血氧仪测定电极等。保持室内适宜的温度、湿度,灯光柔和,环境幽静。

(5)饮食:进食易消化食物,避免一次大量进食,在总量控制下,可少量多餐(6～8 次/天)。应用襻利尿剂情况下不要过分限制钠盐摄入量,以避免低钠血症,导致低血压。利尿剂应用时间较长的患者要补充多种维生素和微量元素。

(6)出入量管理:肺淤血、体循环淤血及水肿明显者应严格限制饮水量和静脉输液速度,对无明显低血容量因素(大出血、严重脱水、大汗淋漓等)者的每天摄入液体量一般宜在 1 500 mL 以内,不要超过2 000 mL。保持每天液体出入量负平衡约 500 mL/d,严重肺水肿者的液体负平衡为 1 000～2 000 mL/d,甚至可达3 000～5 000 mL/d,以减少水、钠潴留和缓解症状。5 天后,如淤血、水肿明显消退,应减少液体负平衡量,逐渐过渡到液体出入量大体平衡。在液体负平衡下应注意防止发生低血容量、低血钾和低血钠等。

2.急性左心衰竭治疗中吗啡及其类似物的使用

吗啡一般用于严重急性左心衰竭的早期阶段,特别是患者不安和呼吸困难时。吗啡能够使静脉扩张,也能使动脉轻度扩张,并降低心率。应密切观察疗效和呼吸抑制的不良反应。伴明显和持续低血压、休克、意识障碍等患者禁忌使用。老年患者慎用或减量。也可应用哌替啶50～100 mg 肌内注射。

3.急性左心衰竭治疗中血管扩张药的使用

对于大多数急性左心衰竭患者,血管扩张药常作为一线药,它可以用来开放外周循环,降低前及或后负荷。

(1)硝酸酯类药物:急性左心衰竭时此类药在不减少每搏心排血量和不增加心肌氧耗情况下能减轻肺淤血,特别适用于急性冠状动脉综合征伴心力衰竭的患者。临床研究已证实,硝酸酯类静脉制剂与呋塞米合用治疗急性左心衰竭有效;应用大剂量硝酸酯类药物联合小剂量呋塞米的疗效优于单纯大剂量的利尿剂。静脉应用硝酸酯类药物应十分小心滴定剂量,经常测量血压,防止血压过度下降。硝酸甘油静脉滴注起始剂量为 5～10 $\mu g/min$,每 5～10 分钟递增 5～10 $\mu g/min$,最大剂量为 100～200 $\mu g/min$;亦可每 10～15 分钟喷雾一次(400 μg),或每次舌下含服 0.3～0.6 mg。硝酸异山梨酯静脉滴注剂量为 5～10 mg/h,亦可每次舌下含服2.5 mg。

(2)硝普钠(SNP):适用于严重心力衰竭。临床应用宜从小剂量 10 $\mu g/min$ 开始,可酌情逐渐增加剂量至 50～250 $\mu g/min$。由于其强效降压作用,应用过程中要密切监测血压,根据血压调整合适的维持剂量。长期使用时其代谢产物(硫代氰化物和氰化物)会产生毒性反应,特别是在严重肝、肾衰竭的患者中应避免使用。减量时,硝普钠应该缓慢减量,并加用口服血管扩张药,以避免反跳。急性左心衰竭时硝普钠的使用尚缺乏对照试验,而且在急性心肌梗死时使用,病死率增高。在急性冠状动脉综合征所致的左心衰竭患者,因为 SNP 可引起冠状动脉窃血,故在此类患者中硝酸酯类的使用优于硝普钠。

(3)奈西立肽:这是一类新的血管扩张药肽类,近期被用以治疗急性左心衰竭。它是人脑钠尿肽(BNP)的重组体,是一种内源性激素物质。它能够扩张静脉、动脉、冠状动脉,由此降低前负荷和后负荷,在无直接正性肌力的情况下增加心排血量。慢性心力衰竭患者输注奈西立肽对血流动力学产生有益的作用,可以增加钠排泄,抑制肾素-血管紧张素-醛固酮和交感神经系统。它和静脉使用硝酸甘油相比,能更有效地促进血流动力学改善,并且不良反应更少。该药临床试验的结果尚不一致。近期的两项研究(VMAC 和 PROACTION)表明,国内一项 II 期临床研究提示,该药较硝酸甘油静脉制剂能够更显著降低 PCWP,缓解患者的呼吸困难。应用方法:先给予负荷剂量 1.5 $\mu g/kg$,静脉缓慢推注,继以 0.007 5~0.015 0 $\mu g/(kg \cdot min)$ 静脉滴注;也可不用负荷剂量而直接静脉滴注。疗程一般 3 天,不建议超过 7 天。

(4)乌拉地尔:该药具有外周和中枢双重扩血管作用,可有效降低血管阻力,降低后负荷,增加心排血量,但不影响心率,从而减少心肌耗氧量。适用于高血压心脏病、缺血性心肌病(包括急性心肌梗死)和扩张型心肌病引起的急性左心衰竭;可用于 CO 降低、PCWP>2.4 kPa(18 mmHg)的患者。通常静脉滴注 100~400 $\mu g/min$,可逐渐增加剂量,并根据血压和临床状况予以调整。伴严重高血压者可缓慢静脉注射 12.5~25.0 mg。

应用血管扩张药的注意事项:下列情况下禁用血管扩张药物:①收缩压<12.0 kPa(90 mmHg),或持续低血压并伴症状尤其有肾功能不全的患者,以避免重要脏器灌注减少。②严重阻塞性心瓣膜疾病患者,例如主动脉瓣狭窄、二尖瓣狭窄患者,有可能出现显著的低血压,应慎用。③梗阻性肥厚型心肌病。

4.急性左心衰竭时血管紧张素转化酶抑制剂(ACEI)的使用

ACEI 在急性左心衰竭中的应用仍存在诸多争议。急性左心衰竭的急性期、病情尚未稳定的患者不宜应用。急性心肌梗死后的急性左心衰竭可以试用,但须避免静脉应用,口服起始剂量宜小。在急性期病情稳定 48 小时后逐渐加量,疗程至少 6 周,不能耐受 ACEI 者可以应用 ARB。

在心排血量处于边缘状况时,ACEI 应谨慎使用,因为它可以明显降低肾小球滤过率。当联合使用非甾体抗炎药,及出现双侧肾动脉狭窄时,不能耐受

ACEI 的风险增加。

5.利尿剂的应用

(1)适应证:急性左心衰竭和失代偿心力衰竭的急性发作,伴有液体潴留的情况是应用利尿剂的指征。利尿剂缓解症状的益处及其在临床上被广泛认可,无需再进行大规模的随机临床试验来评估。

(2)作用效应:静脉使用襻利尿剂也有扩张血管效应,在使用早期(5～30 分钟)它降低肺阻抗的同时也降低右心房压和肺毛细血管楔压。如果快速静脉注射大剂量(>1 mg/kg)时,就有反射性血管收缩的可能。它与慢性心力衰竭时使用利尿剂不同,在严重失代偿性心力衰竭使用利尿剂能使容量负荷恢复正常,可以在短期内减少神经内分泌系统的激活。特别是在急性冠状动脉综合征的患者,应使用低剂量的利尿剂,最好已给予扩血管治疗。

(3)实际应用:静脉使用襻利尿剂(呋塞米、托拉塞米),它有强效快速的利尿效果,在急性左心衰竭患者中优先考虑使用。在入院以前就可安全使用,应根据利尿效果和淤血症状的缓解情况来选择剂量。开始使用负荷剂量,然后继续静脉滴注呋塞米或托拉塞米,静脉滴注比一次性静脉注射更有效。噻嗪类和螺内酯可以联合襻利尿剂使用,低剂量联合使用比高剂量使用一种药更有效,而且继发反应也更少。将襻利尿剂和多巴酚丁胺、多巴胺或硝酸盐联合使用也是一种治疗方法,它比仅仅增加利尿剂更有效,不良反应也更少。

(4)不良反应、药物的相互作用:虽然利尿剂可安全地用于大多数患者,但它的不良反应也很常见,甚至可威胁生命。它们包括神经内分泌系统的激活,特别是肾素-血管紧张素-醛固酮系统和交感神经系统的激活;低血钾、低血镁和低氯性碱中毒可能导致严重的心律失常;可以产生肾毒性及加剧肾衰竭。过度利尿可过分降低静脉压、肺毛细血管楔压及舒张期灌注,由此导致每搏输出量和心排血量下降,特别见于严重心力衰竭和以舒张功能不全为主的心力衰竭或缺血所致的右心室功能障碍。

6.β 受体阻滞剂的应用

(1)适应证和基本原理:目前尚无应用 β 受体阻滞剂治疗急性左心衰竭,改善症状的研究。相反,在急性左心衰竭时是禁止使用 β 受体阻滞剂的。急性心肌梗死后早期肺部啰音超过基底部的患者及低血压患者均被排除在应用 β 受体阻滞剂的临床试验之外。急性心肌梗死患者没有明显心力衰竭或低血压,使用 β 受体阻滞剂能限制心肌梗死范围,减少致命性心律失常,并缓解疼痛。

当患者出现缺血性胸痛对阿片类制剂无效、反复发生缺血、高血压、心动过速或心律失常时,可考虑静脉使用β受体阻滞剂。在 Gothenburg 美托洛尔研究中,急性心肌梗死后早期静脉使用美托洛尔或安慰剂,接着口服治疗 3 个月,美托洛尔组发展为左心衰竭的患者明显减少。如果患者有肺底部啰音的肺淤血征象,联合使用呋塞米,美托洛尔治疗可产生更好的疗效,降低病死率和并发症。

(2)实际应用:当患者伴有明显急性左心衰竭,肺部啰音超过基底部时,应慎用β受体阻滞剂。对出现进行性心肌缺血和心动过速的患者,可以考虑静脉使用美托洛尔。

但是,对急性心肌梗死伴发急性左心衰竭患者,病情稳定后,应早期使用β受体阻滞剂。对于慢性心力衰竭患者,在急性发作稳定后(通常 4 天后),应早期使用β受体阻滞剂。

在大规模临床试验中,比索洛尔、卡维地洛或美托洛尔的初始剂量很小,然后逐渐缓慢增加到目标剂量。应个体化增加剂量。β受体阻滞剂可能过度降低血压,减慢心率。一般原则是,在服用β受体阻滞剂的患者由于心力衰竭加重而住院,除非必须用正性肌力药物维持,否则应继续服用β受体阻滞剂。但如果疑为β受体阻滞剂剂量过大(如有心动过缓和低血压)时,可减量继续用药。

7.正性肌力药的应用

此类药物适用于低心排血量综合征,如伴症状性低血压或 CO 降低伴有循环淤血的患者,可缓解组织低灌注所致的症状,保证重要脏器的血液供应。血压较低和对血管扩张药物及利尿剂不耐受或反应不佳的患者尤其有效。使用正性肌力药有潜在的危害性,因为它能增加耗氧量、增加钙负荷,所以应谨慎使用。

对于失代偿的慢性心力衰竭患者,其症状、临床过程和预后很大程度上取决于血流动力学。所以,改善血流动力学参数成为治疗的目的。在这种情况下,正性肌力药可能有效,甚至挽救生命。但它改善血流动力学参数的益处,部分被它增加心律失常的危险抵消了。而且在某些病例,由于过度增加能量消耗引起心肌缺血和心力衰竭的慢性进展。但正性肌力药的利弊比率,不同的药并不相同。对于那些兴奋 β_1 受体的药物,可以增加心肌细胞内钙的浓度,可能有更高的危险性。有关正性肌力药用于急性左心衰竭治疗的对照试验研究较少,特别对预后的远期效应的评估更少。

(1)洋地黄类:此类药物能轻度增加 CO 和降低左心室充盈压;对急性左心衰竭患者的治疗有一定帮助。一般应用毛花苷 C 0.2～0.4 mg 缓慢静脉注射,2 小时后可以再用 0.2 mg,伴快速心室率的心房颤动患者可酌情适当增加剂量。

(2)多巴胺:小剂量<2 μg/(kg·min)的多巴胺仅作用于外周多巴胺受体,

直接或间接降低外周阻力。在此剂量下，对于肾脏低灌注和肾衰竭的患者，它能增加肾血流量、肾小球滤过率、利尿和增加钠的排泄，并增强对利尿剂的反应。大剂量＞2 μg/(kg·min)的多巴胺直接或间接刺激 β 受体，增加心肌的收缩力和心排血量。当剂量＞5 μg/(kg·min)时，它作用于 α 受体，增加外周血管阻力。此时，虽然它对低血压患者很有效，但它对急性左心衰竭患者可能有害，因为它增加左心室后负荷，增加肺动脉压和肺阻力。

多巴胺可以作为正性肌力药[＞2 μg/(kg·min)]用于急性左心衰竭伴有低血压的患者。当静脉滴注低剂量≤3 μg/(kg·min)时，它可以使失代偿性心力衰竭伴有低血压和尿量减少的患者增加肾血流量，增加尿量。但如果无反应，则应停止使用。

(3)多巴酚丁胺：多巴酚丁胺的主要作用在于通过刺激 β₁ 受体和 β₂ 受体产生剂量依赖性的正性变时、正性变力作用，并反射性地降低交感张力和血管阻力，其最终结果依个体而不同。小剂量时，多巴酚丁胺能产生轻度的血管扩张反应，通过降低后负荷而增加射血量。大剂量时，它可以引起血管收缩。心率通常呈剂量依赖性增加，但增加的程度弱于其他儿茶酚胺类药物。但在心房颤动的患者，心率可能增加到难以预料的水平，因为它可以加速房室传导。全身收缩压通常轻度增加，但也可能不变或降低。心力衰竭患者静脉滴注多巴酚丁胺后，观察到尿量增多，这可能是它提高心排血量而增加肾血流量的结果。

多巴酚丁胺用于外周低灌注(低血压、肾功能下降)伴或不伴有淤血或肺水肿、使用最佳剂量的利尿剂和扩血管剂无效时。

多巴酚丁胺常用来增加心排血量。它的起始静脉滴注速度为2～3 μg/(kg·min)，可以逐渐增加到 20 μg/(kg·min)。无须负荷量。静脉滴注速度根据症状、尿量反应或血流动力学监测结果来调整。它的血流动力学作用和剂量成正比，在静脉滴注停止后，它的清除也很快。

在接受 β 受体阻滞剂治疗的患者，需要增加多巴酚丁胺的剂量，才能恢复它的正性肌力作用。

单从血流动力学看，多巴酚丁胺的正性肌力作用增加了磷酸二酯酶抑制剂(PDEI)作用。PDEI和多巴酚丁胺的联合使用能产生比单一用药更强的正性肌力作用。

长时间地持续静脉滴注多巴酚丁胺(24 小时以上)会出现耐药，部分血流动力学效应消失。长时间应用应逐渐减量。

静脉滴注多巴酚丁胺常伴有心律失常发生率的增加，可来源于心室和心房。

这种影响呈剂量依赖性,可能比使用 PDEI 时更明显。在使用利尿剂时应及时补钾。心动过速时使用多巴酚丁胺要慎重,多巴酚丁胺静脉滴注可以促发冠心病患者的胸痛。现在还没有关于急性左心衰竭患者使用多巴酚丁胺的对照试验,一些试验显示它增加不利的心血管事件。

(4)磷酸二酯酶抑制剂:米力农和依诺昔酮是 2 种临床上使用的Ⅲ型磷酸二酯酶抑制剂(PDEI)。在急性左心衰竭时,它们能产生明显的正性肌力、松弛性及外周扩血管效应,由此增加心排血量和搏出量,同时伴随有肺动脉压、肺毛细血管楔压的下降,全身和肺血管阻力下降。它在血流动力学方面,介于纯粹的扩血管剂(如硝普钠)和正性肌力药(如多巴酚丁胺)之间。因为它们的作用部位远离 β 受体,所以在使用 β 受体阻滞剂的同时,PDEI 仍能够保留其效应。

Ⅲ型 PDEI 用于低灌注伴或不伴有淤血,使用最佳剂量的利尿剂和扩血管剂无效时应用。

当患者在使用 β 受体阻滞剂时和(或)对多巴酚丁胺没有足够的反应时,Ⅲ型 PDEIs 可能优于多巴酚丁胺。

由于其过度的外周扩血管效应可引起的低血压,静脉推注较静脉滴注时更常见。有关 PDEI 治疗对急性左心衰竭患者的远期疗效目前数据尚不充分,但人们已提高了对其安全性的重视,特别是在缺血性心脏病心力衰竭患者。

(5)左西孟旦:这是一种钙增敏剂,通过结合于心肌细胞上的肌钙蛋白 C 促进心肌收缩,还通过介导 ATP 敏感的钾通道而发挥血管舒张作用和轻度抑制磷酸二酯酶的效应。其正性肌力作用独立于 β 肾上腺素能刺激,可用于正接受 β 受体阻滞剂治疗的患者。左西孟旦的乙酰化代谢产物,仍然具有药理活性,半衰期约 80 小时,停药后作用可持续 48 小时。

临床研究表明,急性左心衰竭患者应用本药静脉滴注可明显增加 CO 和每搏输出量,降低 PCWP、全身血管阻力和肺血管阻力;冠心病患者不会增加病死率。用法:首剂 $12\sim24~\mu g/kg$ 静脉注射(>10 分钟),继以 $0.1~\mu g/(kg \cdot min)$ 静脉滴注,可酌情减半或加倍。对于收缩压 $<13.3~kPa(100~mmHg)$ 的患者,不需要负荷剂量,可直接用维持剂量,以防止发生低血压。

在比较左西孟旦和多巴酚丁胺的随机对照试验中,已显示左西孟旦能改善呼吸困难和疲劳等症状,并产生很好的结果。不同于多巴酚丁胺的是,当联合使用 β 受体阻滞剂时,左西孟旦的血流动力学效应不会减弱,甚至会更强。

在大剂量使用左西孟旦静脉滴注时,可能会出现心动过速、低血压,对收缩压 $<11.3~kPa(85~mmHg)$ 的患者不推荐使用。在与其他安慰剂或多巴酚丁胺比

较的对照试验中显示,左西孟旦并没有增加恶性心律失常的发生率。

8.IABP

临床研究表明,这是一种有效改善心肌灌注同时又降低心肌耗氧量和增加CO 的治疗手段。

IABP 的适应证:①急性心肌梗死或严重心肌缺血并发心源性休克,且不能由药物治疗纠正。②伴血流动力学障碍的严重冠心病(如急性心肌梗死伴机械并发症)。③心肌缺血伴顽固性肺水肿。

IABP 的禁忌证:①存在严重的外周血管疾病。②主动脉瘤。③主动脉瓣关闭不全。④活动性出血或其他抗凝禁忌证。⑤严重血小板缺乏。

9.机械通气

急性左心衰竭者行机械通气的指征:①出现心跳、呼吸骤停而进行心肺复苏时。②合并Ⅰ型或Ⅱ型呼吸衰竭。机械通气的方式有下列2 种。

(1)无创呼吸机辅助通气:这是一种无须气管插管、经口/鼻面罩给患者供氧、由患者自主呼吸触发的机械通气治疗。分为持续气道正压通气(CPAP)和双相间歇气道正压通气(BiPAP)两种模式。

作用机制:通过气道正压通气可改善患者的通气状况,减轻肺水肿,纠正缺氧和二氧化碳潴留,从而缓解Ⅰ型或Ⅱ型呼吸衰竭。

适用对象:Ⅰ型或Ⅱ型呼吸衰竭患者经常规吸氧和药物治疗仍不能纠正时应及早应用。主要用于呼吸频率≤25 次/分、能配合呼吸机通气的早期呼吸衰竭患者。在下列情况下应用受限:不能耐受和合作的患者、有严重认知障碍和焦虑的患者、呼吸急促(频率>25 次/分)、呼吸微弱和呼吸道分泌物多的患者。

(2)气道插管和人工机械通气:应用指征为心肺复苏时、严重呼吸衰竭经常规治疗不能改善者,尤其是出现明显的呼吸性和代谢性酸中毒并影响到意识状态的患者。

10.血液净化治疗

(1)机制:此法不仅可维持水、电解质和酸碱平衡,稳定内环境,还可清除尿毒症毒素(肌酐、尿素、尿酸等)、细胞因子、炎症介质及心脏抑制因子等。治疗中的物质交换可通过血液滤过(超滤)、血液透析、连续血液净化和血液灌流等来完成。

(2)适应证:本法对急性左心衰竭有益,但并非常规应用的手段。出现下列情况之一时可以考虑采用:①高容量负荷如肺水肿或严重的外周组织水肿,且对襻利尿剂和噻嗪类利尿剂抵抗。②低钠血症(血钠<110 mmol/L)且有相应的

临床症状,如神志障碍、肌张力减退、腱反射减弱或消失、呕吐及肺水肿等,在上述 2 种情况应用单纯血液滤过即可。③肾功能进行性减退,血肌酐＞500 μmol/L 或符合急性血液透析指征的其他情况。

（3）不良反应和处理:建立体外循环的血液净化均存在与体外循环相关的不良反应,如生物不相容、出血、凝血、血管通路相关并发症、感染、机器相关并发症等。应避免出现新的内环境紊乱,连续血液净化治疗时应注意热量及蛋白的丢失。

11.心室机械辅助装置

急性左心衰竭经常规药物治疗无明显改善时,有条件的可应用此种技术。此类装置有体外膜式氧合(ECMO)、心室辅助泵(如可置入式电动左心辅助泵、全人工心脏)。根据急性左心衰竭的不同类型,可选择应用心室辅助装置,在积极纠治基础心脏病的前提下,短期辅助心脏功能,可作为心脏移植或心肺移植的过渡。ECMO 可以部分或全部代替心肺功能。临床研究表明,短期循环、呼吸支持(如应用 ECMO)可以明显改善预后。

第三节　急性右心衰竭

急性右心功能不全又称急性右心衰竭,它是由于某些原因使患者的心脏在短时间内发生急性功能障碍,同时其代偿功能不能满足实际需要而导致的以急性右心排血量降低和体循环淤血为主要表现的临床综合征。该病很少单独出现,多见于急性大面积肺栓塞、急性右心室心肌梗死等,或继发于急性左心衰竭及慢性右心功能不全者由于各种诱因病情加重所致。因临床较为多见,若处理不及时也可威胁生命,故需引起临床医师特别是心血管病专科医师的足够重视。

一、病因

(一)急性肺栓塞

在急性右心功能不全的病因中,急性肺栓塞占有十分重要的地位。患者由于下肢静脉曲张、长时间卧床、机体高凝状态及手术、创伤、肿瘤甚至矛盾性栓塞等原因,使右心或周围静脉系统内栓子(矛盾性栓塞除外)脱落,回心后突然阻塞主肺动脉或左、右肺动脉主干,造成肺循环阻力急剧升高,心排血量显著降低,引起右心室迅速扩张,一般认为栓塞造成肺血流减少＞50％时临床上即可发生急性右心衰竭。

(二)急性右心室心肌梗死

在急性心肌梗死累及右心室时,可造成右心排血量下降,右心室充盈压升高,容量负荷增大。上述变化发生迅速,右心室尚无代偿能力,易出现急性右心衰竭。

(三)特发性肺动脉高压

特发性肺动脉高压的基本病变是致丛性肺动脉病,即由动脉中层肥厚、细胞性内膜增生、向心性板层性内膜纤维化、扩张性病变、类纤维素坏死和丛样病变形成等构成的疾病,迄今其病因不明。该病存在广泛的肺肌型动脉和细动脉管腔狭窄和阻塞,导致肺循环阻力明显增加,可超过正常的 12～18 倍,由于右心室后负荷增加,右心室肥厚和扩张,当心室代偿功能低下时,右心室舒张末期压和右心房压明显升高,心排血量逐渐下降,病情加重时即可出现急性右心功能不全。

(四)慢性肺源性心脏病急性加重

慢性阻塞性肺疾病(COPD)由于低氧性肺血管收缩、继发性红细胞增多、肺血管慢性炎症重构及血管床的破坏等原因可造成肺动脉高压,加重右心室后负荷,造成右心室肥大及扩张,形成肺源性心脏病。当存在感染、右心室容量负荷过重等诱因时,即可出现急性右心功能不全。

(五)瓣膜性心脏病

肺动脉瓣狭窄等造成右心室流出道受阻的疾病可增加右心室收缩阻力;三尖瓣大量反流增加右心室前负荷并造成体循环淤血;二尖瓣或主动脉变使肺静脉压增高,间接增加肺血管阻力,加重右心后负荷。上述原因均可导致右心功能不全,严重时出现急性右心衰竭。

(六)继发于左心系统疾病

如冠心病急性心肌梗死、扩张型心肌病、急性心肌炎等这些疾病由于左心室收缩功能障碍,造成不同程度的肺淤血,使肺静脉压升高,晚期可引起不同程度的肺动脉高压,形成急性右心功能不全。

(七)心脏移植术后急性右心衰竭

急性右心衰竭是当前困扰心脏移植手术的一大难题。据报道,移植术前肺动脉高压是移植的高危因素,因此术前需常规经 Swan-Ganz 导管测定血流动力学参数。术前正常的肺血管阻力并不绝对预示术后不发生右心衰竭。因为离体心脏的损伤,体外循环对心肌、肺血管的影响等,也可引起植入心脏不适应绝对或相对的肺动脉高压、肺血管高阻力而发生右心衰竭。右心衰竭所致心腔扩大,心肌缺血、肺循环血量减少及向左偏移的室间隔等又能干扰左心回血,从而诱发全心衰竭。

二、病理生理

正常肺循环包括右心室、肺动脉、毛细血管及肺静脉,其主要功能是进行气体交换,血流动力学有以下 4 个特点:第一,压力低,肺动脉压力为正常主动脉压力的 1/7~1/10;第二,阻力小,正常人肺血管阻力为体循环阻力的 1/5~1/10;第三,流速快,肺接受心脏搏出的全部血液,但其流程远较体循环短,故流速快;第四,容量大,肺血管床面积大,可容纳 900 mL 血液,约占全血量的 9%。由于肺血管有适应其生理需要的不同于体循环的自身特点,所以其血管的组织结构功能也与体循环血管不同。此外,右心室室壁较薄,心腔较小,心室顺应性良好,其解剖结构特点有利于右心室射血,适应高容量及低压力的肺循环系统,却不耐受高压力。同时右心室与左心室拥有共同的室间隔和心包,其过度扩张会改变室间隔的位置及心腔构形,影响左心室的容积和压力,从而使左心室回心血量及射血能力发生变化,因此左、右心室在功能上是相互依赖的。

当各种原因造成体循环重度淤血,右心室前/后负荷迅速增加,或原有的异常负荷在某种诱因下突然加重,及右心室急性缺血功能障碍时,均可出现急性右心功能不全。临床常见如前负荷增加的急性水钠潴留、三尖瓣大量反流,后负荷增加的急性肺栓塞、慢性肺动脉高压急性加重,急性左心衰竭致肺循环阻力明显升高,及右心功能受损的急性右心室心肌梗死等。急性右心衰竭发生时肺毛细血管楔压和左心房压可正常或升高,多数出现右心室肥厚和扩张,当超出心室代偿功能时(右心室心肌梗死则为右心室本身功能下降),右心室舒张末期压和右心房压明显升高,表现为体循环淤血的体征,扩大的右心室还可压迫左心室造成心排血量逐渐下降,重症患者常低于正常的 50%,同时体循环血压下降,收缩压常降至 12.0~13.3 kPa(90~100 mmHg)或更低,脉压变窄,组织灌注不良,甚至会出现周围性发绀。对于心脏移植的患者,术前均存在严重的心力衰竭,肺动脉压力可有一定程度的升高,受体心脏(尤其是右心室)已对其产生了部分代偿能力,而供体是一个完全正常的心脏,当开始工作时右心室对增加的后负荷无任何适应性,加之离体心脏的损伤,体外循环对心肌、肺血管的影响等,也可引起植入心脏不适应绝对或相对的肺动脉高压、肺血管高阻力而发生右心衰竭。

三、临床表现

(一)症状

1.胸闷气短,活动耐量下降

可由于肺通气/血流比例失调,低氧血症造成,多见于急性肺栓塞、肺心病等。

2.上腹部胀痛

上腹部胀痛是右心衰竭较早的症状。常伴有食欲缺乏、恶心、呕吐,此多由于肝、脾及胃肠道淤血所引起,腹痛严重时可被误诊为急腹症。

3.周围性水肿

右心衰竭早期,由于体内先有水、钠潴留,故在水肿出现前先有体重的增加,随后可出现双下肢、会阴及腰骶部等下垂部位的凹陷性水肿,重症者可波及全身。

4.胸腔积液

急性右心衰竭时,由于静脉压的急剧升高,常出现胸腔积液及腹水,一般为漏出液。胸腔积液可同时见于左、右两侧胸腔,但以右侧较多,其原因不甚明了。由于壁层胸膜静脉回流至腔静脉,脏层胸膜静脉回流至肺静脉,因而胸腔积液多见于全心衰竭者。腹水大多发生于晚期,由于心源性肝硬化所致。

5.发绀

右心衰竭者可有不同程度的发绀,最早见于指端、口唇和耳郭,较左心衰竭者明显。其原因除血液中血红蛋白在肺部氧合不全外,常因血流缓慢,组织从毛细血管中摄取较多的氧而使血液中还原血红蛋白增加有关(周围型发绀)。严重贫血者发绀可不明显。

6.神经系统症状

可有神经过敏、失眠、嗜睡等症状,重者可发生精神错乱。此可能由脑出血、缺氧或电解质紊乱等原因引起。

7.不同原发病各自的症状

如急性肺栓塞可有呼吸困难、胸痛、咯血、血压下降,右心室心肌梗死可有胸痛,慢性肺心病可有咳嗽、咳痰、发热,瓣膜病可有活动耐力下降等。

(二)体征

1.皮肤及巩膜黄染

长期慢性肝淤血缺氧,可引起肝细胞变性、坏死、最终发展为心源性肝硬化,肝功能呈现不正常,胆红素异常升高并出现黄疸。

2.颈静脉怒张

颈静脉怒张是右心衰竭的一个较明显征象。其出现常较皮下水肿或肝大早,同时可见舌下、手臂等浅表静脉异常充盈,压迫充血肿大的肝脏时,颈静脉怒张更加明显,此称肝-颈静脉回流征阳性。

3.心脏体征

主要为原有心脏病表现,由于右心衰竭常继发于左心衰竭,因而左、右心均可扩大。右心室扩大引起三尖瓣关闭不全时,在三尖瓣听诊可听到吹风性收缩期杂音,剑突下可有收缩期抬举性搏动。在肺动脉压升高时可出现肺动脉瓣区第二心音增强及分裂,有响亮收缩期喷射性杂音伴震颤,可有舒张期杂音,心前区可有奔马律,可有阵发性心动过速,心房扑动或颤动等心律失常。由左心衰竭引起的肺淤血症状和肺动脉瓣区第二心音亢进,可因右心衰竭的出现而减轻。

4.胸腔积液、腹水

可有单侧或双侧下肺呼吸音减低,叩诊呈浊音;腹水征可为阳性。

5.肝大、脾大

肝脏肿大、质硬并有压痛。若有三尖瓣关闭不全并存,触诊肝脏可感到有扩张性搏动。

6.外周水肿

由于体内水、钠潴留,可于下垂部位(如双下肢、会阴及腰骶部等)出现凹陷性水肿。

7.发绀

慢性右心功能不全急性加重时常因基础病的不同存在发绀,甚至可有杵状指。

四、实验室检查

(一)血常规

缺乏特异性。长期缺氧者可有红细胞计数、血红蛋白含量的升高,白细胞计数可正常或增高。

(二)血生化

血清丙氨酸氨基转移酶及胆红素常升高,乳酸脱氢酶、肌酸激酶亦可增高,常伴有低蛋白血症、电解质紊乱等。

(三)凝血指标

血液多处于高凝状态,国际标准化比值(INR)可正常或缩短,急性肺栓塞时 D-二聚体明显升高。

(四)血气分析

动脉血氧分压、氧饱和度多降低,二氧化碳分压在急性肺栓塞时降低,在肺心病、先天性心脏病时可升高。

五、辅助检查

(一)心电图检查

多显示右心房、室的增大或肥厚。此外还可见肺型 P 波、电轴右偏、右束支传导阻滞和Ⅱ、Ⅲ、aVF 及右胸前导联 ST-T 改变。急性肺栓塞时心电图变化由急性右心室扩张所致,常示电轴显著右偏,极度顺钟向转位。I导联 S 波深、ST 段呈 J 点压低,Ⅲ导联 Q 波显著和 T 波倒置,呈 $S_I Q_{III} T_{III}$ 波形。aVF 和Ⅲ导联相似,aVR 导联 R 波常增高,右胸导联 R 波增高、T 波倒置。可出现房性或室性心律失常。急性右心室心肌梗死时右胸导联可有 ST 段抬高。

(二)胸部 X 线检查

急性右心功能不全 X 线表现的特异性不强,可具有各自基础病的特征。肺动脉高压时可有肺动脉段突出(>3 mm),右下肺动脉横径增宽(>15 mm),肺门动脉扩张与外围纹理纤细形成鲜明的对比或呈"残根状";右心房、室扩大,心胸比率增加,右心回流障碍致奇静脉和上腔静脉扩张。肺栓塞在起病 $12\sim36$ 小时后肺部可出现肺下叶卵圆形或三角形浸润阴影,底部常与胸膜相连;也可有肋膈角模糊或胸腔积液阴影;膈肌提升及呼吸幅度减弱。

(三)超声心动图检查

急性右心功能不全时,UCG 检查可发现右心室收缩期和舒张期超负荷,表现为右心室壁增厚及运动异常,右心排血量减少,右心室增大(右心室舒张末面积/左心室舒张末面积比值>0.6),室间隔运动障碍,三尖瓣反流和肺动脉高压。常见的肺动脉高压征象:右心室肥厚和扩大,中心肺动脉扩张,肺动脉壁顺应性随压力的增加而下降,三尖瓣和肺动脉瓣反流。右心室心肌梗死除右心室腔增大外,常出现左心室后壁或下壁运动异常。心脏瓣膜病或扩张型心肌病引起慢性左心室扩张时,不能通过测定心室舒张面积比率评价右心室扩张程度。某些基础心脏病,如先心病、瓣膜病等心脏结构的异常,也可经超声心动图明确诊断。

(四)其他检查

肺部放射性核素通气/灌注扫描显示不匹配及肺血管增强 CT 对肺栓塞的诊断有指导意义。CT 检查亦可帮助鉴别心肌炎、心肌病等疾病,是临床常用的检查方法。做选择性肺动脉造影可准确地了解栓塞所在部位和范围,但此检查属有创伤性,存在一定的危险,只宜在有条件的医院及考虑手术治疗的患者中做术前检查。

六、鉴别诊断

急性右心功能不全是一组较为常见的临床综合征,包括腹胀、肝大、脾大、胸腔积液、腹水、下肢水肿等。由于病因的不同,其主要表现存在一定的差异。除急性右心衰竭表现外,如突然发病、呼吸困难、窒息、心悸、发绀、剧烈胸痛、晕厥和休克,尤其是发生于长期卧床或手术后的患者,应考虑大块肺动脉栓塞引起急性肺源性心脏病的可能;如胸骨后呈压榨性或窒息性疼痛并放射至左肩、臂,一般无咯血,心电图有右心导联 ST-T 特征性改变,伴心肌酶学或特异性标志物的升高,应考虑急性右心室心肌梗死;如既往有慢性支气管炎、肺气肿病史,此次为各种诱因病情加重,应考虑慢性肺心病急性发作;如结合体格检查及超声心动图资料,发现有先天性心脏病或瓣膜病证据,应考虑为原有基础心脏病所致。限制型心肌病或缩窄性心包炎等疾病由于心室舒张功能下降或心室充盈受限,使得静脉回流障碍,在肺静脉压升高的同时体循环重度淤血,某些诱因下(如入量过多或出量不足)即出现肝大、脾大、下肢水肿等症状,也应与急性右心功能不全相鉴别。

七、治疗

(一)一般治疗

应卧床休息及吸氧,并严格限制液体入量。若急性心肌梗死或肺栓塞剧烈胸痛时,可给予吗啡 3～5 mg 静脉推注或罂粟碱 30～60 mg 皮下或肌内注射以止痛及解痉。存在低蛋白血症时应静脉输入清蛋白治疗,同时注意纠正电解质及酸碱平衡紊乱。

(二)强心治疗

心力衰竭时应使用直接加强心肌收缩力的洋地黄类药物,如快速作用的去乙酰毛花苷注射液 0.4 mg 加入 5%的葡萄糖注射液 20 mL 中,缓慢静脉注射,必要时 2～4 小时再给 0.2～0.4 mg;同时可给予地高辛0.125～0.25 mg,每天

1 次治疗。

(三)抗休克治疗

出现心源性休克症状时可应用直接兴奋心脏 β 肾上腺素受体,增强心肌收缩力和心搏量的药物,如多巴胺 20～40 mg 加入 200 mL 5％葡萄糖注射液中静脉滴注,或 2～10 $\mu g/(kg \cdot min)$ 以微量泵静脉维持输入,依血压情况逐渐调整剂量;也可用多巴酚丁胺 2.5～15 $\mu g/(kg \cdot min)$ 微量泵静脉输入或滴注。

(四)利尿治疗

急性期多应用襻利尿剂,如呋塞米 20～80 mg、布美他尼 1～3 mg、托拉塞米 20～60 mg 等静脉推注以减轻前负荷,并每天口服上述药物辅助利尿。同时可服用有醛固酮拮抗作用的保钾利尿剂,如螺内酯 20 mg,每天 3 次,以加强利尿效果,减少电解质紊乱。症状稳定后可应用噻嗪类利尿剂,如氢氯噻嗪 50～100 mg 与上述襻利尿剂隔天交替口服,减少耐药性。

(五)扩血管治疗

应从小剂量起谨慎应用,以免引起低血压。若合并左心衰竭可应用硝普钠 6.25 $\mu g/min$ 起微量泵静脉维持输入,依病情及血压数值逐渐调整剂量,起到同时扩张小动脉和静脉的作用,有效地减低心室前、后负荷;合并急性心肌梗死可应用硝酸甘油 5～10 $\mu g/min$ 或硝酸异山梨酯 50～100 $\mu g/min$ 静脉滴注或微量泵维持输入,以扩张静脉系统,降低心脏前负荷。口服硝酸酯类或 ACEI 类等药物也可根据病情适当加用,剂量依个体调整。

(六)保肝治疗

对于肝脏淤血肿大,肝功能异常伴黄疸或腹水的患者,可应用还原型谷胱甘肽 600 mg 加入 250 mL 5％葡萄糖溶液中每天 2 次静脉滴注,或多烯磷脂酰胆碱 465 mg(10 mL)加入 250 mL 5％葡萄糖注射液中每天 1～2 次静脉滴注,可同时静脉注射维生素 C 5～10 g,每天 1 次,并辅以口服葡醛内酯、肌苷等药物,加强肝脏保护作用,逆传肝细胞损害。

(七)针对原发病的治疗

由于引起急性右心功能不全的原发疾病各不相同,治疗时需有一定针对性。如急性肺栓塞应考虑 rt-PA 或尿激酶溶栓及抗凝治疗,必要时行急诊介入或外科手术;特发性肺动脉高压应考虑前列环素、内皮素-1 受体拮抗剂、磷酸二酯酶抑制剂、一氧化氮吸入等针对性降低肺动脉压及扩血管治疗;急性右心室心肌梗死应考虑急诊介入或 rt-PA、尿激酶溶栓治疗;慢性肺源性心脏病急性发作应考虑抗感染及改善通气、稀释痰液等治疗;先心病、瓣膜性心脏病应考虑在心力衰竭症状改善后进一步外科手术治疗;心脏移植患者,术前应严格评价血流的动力学参数,判断肺血管阻力及经扩血管治疗的可逆性,并要求术前肺血管处于最大限度的舒张状态,术后长时间应用血管活性药物,如前列环素等。

总之,随着诊断及治疗水平的提高,急性右心功能不全已在临床工作中得到广泛认识,且治疗效果明显改善,对患者整体病情的控制起到了一定的帮助。

参考文献

[1] 张培生.解剖学[M].成都:电子科技大学出版社,2020.

[2] 王政.人体解剖学[M].北京:人民卫生出版社,2020.

[3] 胡剑峰.生理学[M].武汉:湖北科学技术出版社,2019.

[4] 肖爱娇.生理学[M].南昌:江西科学技术出版社,2019.

[5] 陈晓庆.临床内科诊治技术[M].长春:吉林科学技术出版社,2020.

[6] 张新民.临床心电图分析与诊断[M].北京:科学出版社,2020.

[7] 马春丽.临床内科诊疗学[M].长春:吉林大学出版社,2020.

[8] 翟向红.临床心电图诊断与应用[M].长春:吉林科学技术出版社,2019.

[9] 刘培霖.临床心电图应用与新进展[M].北京:科学技术文献出版社,2020.

[10] 王桥霞.临床内科疾病诊疗[M].北京:科学技术文献出版社,2020.

[11] 张晓立,刘慧慧,宫霖.临床内科诊疗学[M].天津:天津科学技术出版社,
2020.

[12] 刘燕.新编心血管内科诊治学[M].开封:河南大学出版社,2019.

[13] 龚辉.心血管内科基础与临床实践[M].长春:吉林科学技术出版社,2019.

[14] 李阳.心血管内科诊疗精要[M].南昌:江西科学技术出版社,2020.

[15] 刘琼.临床内科与心血管疾病[M].北京:科学技术文献出版社,2018.

[16] 马术魁.心血管疾病临床诊疗[M].长春:吉林科学技术出版社,2020.

[17] 杨国良.临床心血管疾病诊疗学[M].天津:天津科学技术出版社,2018.

[18] 隋红.实用心血管疾病诊疗[M].北京:科学技术文献出版社,2019.

[19] 赵文静.心血管内科治疗学[M].哈尔滨:黑龙江科学技术出版社,2020.

[20] 宫鹏飞.现代心血管疾病诊疗学[M].长春:吉林科学技术出版社,2018.

[21] 那荣妹,司晓云.心血管疾病诊疗精要[M].贵阳:贵州科学技术出版社,
2020.

[22] 叶红.心血管疾病诊治与预防[M].北京:科学技术文献出版社,2019.

［23］张健.心血管疾病的诊断与治疗[M].北京:北京工业大学出版社,2020.

［24］张小丽.心血管疾病诊治理论与实践[M].长春:吉林科学技术出版社,2019.

［25］顾磊.心血管疾病治疗实践[M].哈尔滨:黑龙江科学技术出版社,2020.

［26］刘玉庆.临床内科与心血管疾病诊疗[M].北京:科学技术文献出版社,2019.

［27］罗群.心血管疾病临床诊治[M].上海:上海交通大学出版社,2019.

［28］赵建国.现代心血管疾病诊疗学[M].北京:科学技术文献出版社,2018.

［29］杨天和.实用心血管疾病诊疗手册[M].昆明:云南科技出版社,2018.

［30］邹国良.临床心血管疾病治疗与重症监护[M].长春:吉林科学技术出版社,2018.

［31］郭三强.心血管疾病诊疗与介入应用[M].北京:科学技术文献出版社,2018.

［32］于海波.新编心血管疾病及介入治疗[M].长春:吉林科学技术出版社,2019.

［33］屠洪,陈晓峰.现代心血管病康复治疗[M].上海:上海交通大学出版社,2019.

［34］李雅慧.实用临床内科诊疗[M].北京:科学技术文献出版社,2020.

［35］何建桂,柳俊.心血管疾病预防与康复[M].广州:中山大学出版社,2020.

［36］张雪鹤,赵倩,宋宁,等.稳定型心绞痛患者冠状动脉功能性缺血的影响因素[J].中国介入心脏病学杂志,2020,28(12):680-684.

［37］吕明智,宁彬.冠状动脉钙化性病变旋磨治疗策略的研究进展[J].中南医学科学杂志,2020,48(03):311-314.

［38］金波.观察阿托伐他汀联合曲美他嗪治疗不稳定型心绞痛的临床疗效[J].中国现代药物应用,2020,14(24):164-165.

［39］赵明.培哚普利联合卡维地洛对难治性心力衰竭患者心功能的影响分析[J].中国现代药物应用,2020,14(16):129-131.

［40］刘红娟.左西孟旦联合 rh-BNP 对脓毒症致急性心力衰竭患者心功能及细胞凋亡蛋白的影响分析[J].中南医学科学杂志,2019,47(06):606-609.